寝たきりゼロへ進化中

# 実践！離床完全マニュアル 2

本書は日本離床学会の全面協力により作成されました．

## 推薦のことば
### Recommendation

昭和大学医学部　麻酔科学講座／Showa University School of Medicine
小谷　透／Toru Kotani

　私が医師になった頃，がんの告知が社会的話題であった．今や，がんを公表し，共に生活し，乗り越えられる時代になった．科学の進歩とは素晴らしい．

　かつて入院は「絶対安静」を意味したが，そんな時代はもう終わった．この著書は，患者を元どおりに笑顔で家庭に返そうとする人々の英知を集結した力作である．この1冊を読めば患者の完全社会復帰に必要な知識とスキルが全て理解できる．読み応えがある．こんなにいろんなことを勉強しなければならないのか，と驚く．でも大丈夫．全編わかりやすい解説とイラストで丁寧に説明されている．実に多くのことを読んだのに，スッキリと整理されて頭の中に入って来る．

　日本は長寿国であり少子国でもある．元気に歳をとり最期まで自立して生活するのだ！もし患者になっても自分からスタッフにこう告げるのだ．退院したらすぐに働きたいから早く離床させてね，いい本があるからさ，と．

## 世界から日本の皆さんへのメッセージ
### Message to Japanese Medical Staffs

医師より　　🇺🇸アメリカ
ジョンズ・ホプキンス大学　デール・ニーダム／Johns Hopkins University　Dale Needham

　近年，重症な患者さんであっても，寝たきりを避けて離床する動きが強まっています．それは，寝たきりのままでいると，患者さんの予後が悪くなることを，皆が理解してきているからではないでしょうか．多くの文献やガイドラインは，離床やリハビリテーションのベネフィット（利点）を証明しています．またエビデンスが示しているように，しっかり教育を受けたスタッフと強いチームワークがあれば，離床は安全に実行が可能です．未来のリーダーである皆さんに，私からのアドバイスです．「勇気をもって離床を進めてください」．

看護師より　　🇩🇪ドイツ
ドイツ離床ネットワーク　ピーター・ニューダイル／German Network for Early Mobilization　Peter Nydahl

　看護師はいつも忙しい．そして，いつも患者さんの心配をしています．「患者さんはよくなっているのかな？」と．理学療法士さんが病棟に来てくれると，彼らは上手に離床を支援します．それを見て，看護師は「そんなに上手く離床できない」と不安になるかもしれません．でも，そんな心配はいりません．私たち看護師にも，とても良い特長があるからです．リハビリスタッフの皆さんは，週末も夜も24時間いてくれるでしょうか？いえ，そうではありません．いつも患者さんのそばにいるのは看護師です．理学療法士のようなハイレベルな離床はできなくても，看護師は離床を援助することはできるのです．夜も，眠れない時も，夕方家族が来た時も，週末であっても，です．

　私は離床を援助するすべての看護師に告げたい．安全基準を活用して，もっと患者さんをリハビリしてください，と．離床する時，患者さんは「つらい」と訴えるかもしれません．でも，私たちはスポーツのコーチのように，つらくても身体を動かすことを勧め，より良い回復のために挑戦し続けなくてはなりません．24時間365日，看護師は患者さんのためにベストを尽くすことができるのです．看護師である特徴を活かし，その親切な心を存分に放って離床を進めてください．私からのメッセージは「最も患者さんに寄り添う援助者であれ！」です．

**理学療法士より** 🇦🇺 オーストラリア

モナシュ大学　キャロル・ホジソン／Monash University　Carol Hodgson

　離床は多職種チームみんなの努力で成り立ちます．理学療法士はその多職種エキスパートの中心的存在です．自分が離床を行うだけでなく，看護師さんや患者家族の皆さんが安全に離床を行えるゴールを設定しましょう．離床を行う前に，安全基準などに照らし合わせながら，注意深く観察することも伝えましょう．もしゴールが達成できない時のために，別な離床プランも準備しておきましょう．患者さんにとって，集中治療室をはじめとする急性期の離床は挑戦であり，多くのエネルギーと強いモチベーション，時には我慢も必要です．でも覚えておきましょう．あなたには，多くのエクササイズの選択肢があります．よりよい将来のために，患者さんと家族とともにゴールを設定することもできます．入院前の活動レベルを確かめ，同様のレベルまで戻すことを常に狙いましょう．専門知識で現実的なゴールを設定すること，そのことこそが患者さんとその家族の回復を援助する近道であると考えます．

# はじめに
**Introduction**

　いよいよ「離床完全マニュアル2」が発行となりました．元祖「完全マニュアル」が出版されて10年，本当に時間が経つのは早いものです．この間，離床を取り巻く環境は大きく変化しました．世界を驚かせる離床のエビデンスが次々と発表され，保険点数も付与されました．これまで，なるべくやったほうが良いという"おすすめ"レベルだった離床が，行うべき必須のアプローチに変わったのです．離床を進める動きは急性期にとどまらず，回復期や在宅にも広がりを見せています．

　一方で「みんながやっているから」という理由で離床を進めるのは危険です．離床は有用ですが，タイミングを間違えれば，患者さんの状態を悪くする可能性もあることを忘れてはなりません．安全な離床の実現には，的確に状態を捉えるアセスメント力とみんなで支えあうチーム力が必要となります．本書では，初めて離床に取り組む方でもしっかり学べるよう，アセスメントのポイントや臨床での注意点を多く盛り込みました．加えて，できるだけ多くのイラストを用いてイメージしやすいよう工夫し，平易な表現を心がけて執筆しました．急性期だけでなく，機器が少ない回復期や在宅のチームでも円滑に離床が進められるよう，随所にアイデアが盛り込まれています．是非，本書を臨床や介護の現場で役立てていただき，患者さんの一刻も早い回復のため離床に取り組んでいただけたら幸いです．

　医師・看護師・リハビリテーションスタッフが一丸となっての離床啓発活動は，十余年経った今も進化を続け，世界と連携をとってさらに広がりを見せています．患者さんのために労を惜しまぬ臨床家の善意は，世界の仲間と共に大きな力となって「寝たきりゼロ」への推進力となるでしょう．

　離床にかかわる全ての職種が，長所を発揮しながら協力し，理想のアプローチが実現することを願っています．

日本離床学会　曷川 元

# 寝たきりゼロへ進化中
# 実践！離床完全マニュアル 2

## Contents

- 推薦のことば ……………………… 2
- はじめに …………………………… 3
- 執筆者一覧・写真協力 …………… 8

## Chapter 1　離床を科学する 〜エビデンスと基礎理論〜

### 01　まずはここをおさえよう！離床の基礎 …… 10
曷川　元
- A. 意外に深い離床の意味 …………… 10
- B. 今，どうしてこんなに離床が注目されているのか 〜歴史的な流れからみた現在における離床の意義〜 …………… 11

### 02　2日間寝ているだけでも危険！臥床が身体に悪い理由 …… 12
曷川　元
- A. 寝たきりが身体に与える影響 〜デコンディショニングと廃用症候群の違い〜 …… 12
- B. 呼吸器への影響 …………………… 13
- C. 循環器への影響 …………………… 15
- D. 運動器への影響 …………………… 17
- E. 脳・認知機能への影響 …………… 19
- F. 栄養・代謝への影響 ……………… 20

### 03　攻めの姿勢で回復を助ける！エビデンスからみた早期離床の効果 …… 21
曷川　元
- A. 離床は回復を助ける最良のアプローチ …… 21
- B. エビデンスから見る離床の効果 …… 22
- C. エビデンスから読み取る離床の落とし穴 …… 23
- D. 離床時に併せて行う体位変換の考え方 …… 25

## Chapter 2　あなたの評価力が変わる！とっておきのフィジカルアセスメント

### 01　呼吸状態 …………………………… 28
入江　将考
- A. 呼吸アセスメントの基礎 視診・触診・聴診・打診 …… 28
- B. 離床の対象者別にみたアセスメントのコツ …………… 35
- C. 呼吸状態から考える離床の安全基準とリスク管理 …… 37
- D. 重症患者に対する体位変換の考え方 …… 39
- E. 重症患者の離床におけるフィジカルアセスメントの活用 …… 40

### 02　循環状態 …………………………… 42
原田　真二
- A. 循環の安定は離床の前提条件 …… 42
- B. 離床のための循環アセスメントのポイント 〜3Bサインが重要〜 …… 42
- C. 循環が不安定な患者さんのアセスメント …… 44
- D. 心不全患者のアセスメントに必須「ノーリア分類」と離床の留意点 …… 45

### 03　疼　痛 …………………………… 46
櫻木　聡
- A. 離床に関連する疼痛とは …………… 46
- B. 疼痛のアセスメントの方法 ………… 49

### 04　運動機能 …………………………… 51
鯨津　吾一・森川　明
- A. なぜ運動機能のアセスメントが必要なのか …… 51

B. すぐに使える！
　　　 運動機能のスクリーニング ・・・・・・・・・ 51
　　C. ICU-AWの評価 ・・・・・・・・・・・・・・・・・・・・ 54
　　D. 動作レベルの評価 ・・・・・・・・・・・・・・・・・・ 55
　　E. 歩行の安定性予測のテスト ・・・・・・・・・・ 56

**05　意識状態・精神状態・モチベーション**
・・・・・・・・・・・・・・・・・・・・・・・・・・・・・・・・・・・ 57
丹生　竜太郎

　　A. 急変を見逃さない！
　　　 意識状態のアセスメント ・・・・・・・・・・・・ 57
　　B. 離床とは切っても切れない
　　　 鎮静状態のアセスメント ・・・・・・・・・・・・ 58
　　C. ケア・バンドルで防ごう！
　　　 せん妄のアセスメント ・・・・・・・・・・・・・・ 60
　　D. モチベーションのアセスメント ・・・・・・ 62

## Chapter 3　わかりやすい！検査データの読み方と周辺機器の知識

**01　知れば納得！
血液生化学データのみかた** ・・・・・・・・・ 64
大山　美和子・丹生　竜太郎

　　A. 血液検査からわかること ・・・・・・・・・・・・ 64
　　B. 炎症・感染を判定する血清学検査 ・・・・ 66
　　C. 疾患を見極める血液生化学検査 ・・・・・・ 67
　　D. 生化学データからみる離床時の留意点・・ 70

**02　事故抜去はもうサヨナラ！
点滴・ドレーンの知識** ・・・・・・・・・・・・・・ 76
足立　拓也

　　A. 点滴ライン
　　　 末梢静脈カテーテル・末梢動脈カテーテル・
　　　 中心静脈カテーテル ・・・・・・・・・・・・・・・・ 76
　　B. 輸液ポンプとシリンジポンプ ・・・・・・・・ 79
　　C. ドレーン管理
　　　 胸部・腹部ドレナージ・経鼻胃チューブ・
　　　 胃瘻・膀胱留置カテーテル ・・・・・・・・・・ 80

**03　ゼッタイ見逃せない！
心機能評価** ・・・・・・・・・・・・・・・・・・・・・・・・ 87
徳田　雅直・飯田　祥

　　A. 一般病棟における心機能の評価
　　　 血圧・心拍数・酸素飽和度・尿量・体重・
　　　 手足の冷感・水分摂取量 ・・・・・・・・・・・・ 87
　　B. 心エコーのみかた
　　　 断層法・Mモード法・ドプラ法 ・・・・・・ 89
　　C. 集中治療における心機能の評価
　　　 動脈圧モニター・中心静脈圧・
　　　 心内圧測定機器 ・・・・・・・・・・・・・・・・・・・・ 92

**04　カテコラミンの作用と投与量における
病態判断** ・・・・・・・・・・・・・・・・・・・・・・・・・・ 94
原田　真二

　　A. 離床時に確認が必要なカテコラミン系とは？
　　　 アドレナリン・ノルアドレナリン・ドパミン塩
　　　 酸塩・ドブタミン塩酸塩 ・・・・・・・・・・・・ 94
　　B. むずかしいガンマ計算を
　　　 一発理解しよう ・・・・・・・・・・・・・・・・・・・・ 96

**05　"離床時のお守り"
心電図モニターの見方** ・・・・・・・・・・・・・ 97
飯田　祥

　　A. ここだけは知っておきたい心電図の基礎
　　　 刺激伝導系と波形の意味するもの ・・・・ 97
　　B. 離床のリスク管理に活かす不整脈の読み方
　　　 AF・PAC・AFL・PSVT・PVC・VT・VF・
　　　 I度房室ブロック・ウェンケバッハ型ブロック
　　　 モービッツII型ブロック・完全房室ブロック
　　　 ・・・・・・・・・・・・・・・・・・・・・・・・・・・・・・・・・・ 98

**06　ここ数年で大きく変化！最新の体水分
In Outバランスの考え方** ・・・・・・・・・・ 103
鶴　良太

　　A. そもそも体水分
　　　 In Outバランスってなに？ ・・・・・・・・・・ 103
　　B. 周術期の体水分バランス 〜サードスペース
　　　 理論崩壊に伴う新理論〜 ・・・・・・・・・・・・ 104
　　C. 輸液のみかた ・・・・・・・・・・・・・・・・・・・・・・ 106
　　D. 腎機能と尿のみかた ・・・・・・・・・・・・・・・・ 107
　　E. 浮腫のアセスメント ・・・・・・・・・・・・・・・・ 107
　　F. 透析と離床の考え方 ・・・・・・・・・・・・・・・・ 109

**07　これをみてスッキリ整理！
酸素投与デバイスの知識** ・・・・・・・・・・・ 111
丹生　竜太郎

A. 酸素療法が必要な状態とは………… 111
　　B. 酸素投与方法
　　　低流量システム・候流量システム・
　　　ハイフローセラピー…………… 111
　　C. 酸素療法を行なっている時の
　　　離床の留意点……………………… 113

**08** 基礎からまるわかり！
人工呼吸器の知識………………… **114**
　　　　　　　　　　　　　　　宮本　毅治
　　A. 人工呼吸器に必要な3つの駆動源…… 114
　　B. 人工呼吸器回路の仕組み………… 114
　　C. 加温・加湿器…………………… 115
　　D. 設定条件とパネルの見方
　　　強制換気・SIMV・自発換気・プレッシャー
　　　サポート・PEEP・$F_iO_2$…………… 116
　　E. 離床時に必須！アラームが鳴る原因と
　　　トラブル対応のしかた…………… 118

**09** もうマスクも怖くない！
NPPVの知識……………………… **120**
　　　　　　　　　　　　　　　見波　亮
　　A. 気管内挿管とNPPVの違い………… 120
　　B. NPPVの適応…………………… 120
　　C. NPPVの設定条件………………… 121
　　D. マスクの種類を知ろう！………… 122
　　E. マスクフィッテティングの手順…… 123
　　F. NPPVの落とし穴………………… 124
　　G. 離床・体位変換時のチェックポイント… 124

**10** 離床の前に知っておきたい
血液ガスデータの読み方………… **125**
　　　　　　　　　　　　　　　飯田　祥
　　A. まずは基礎データを読もう！
　　　$PaO_2$, $PaCO_2$, P/F比……………… 125
　　B. 隠れた合併症をあぶりだそう！
　　　酸塩基平衡のみかた……………… 127

**11** 見えない危険を診る！
胸部X線単純撮影の見方………… **131**
　　　　　　　　　　　　　　　足立　拓也
　　A. 胸部X線は離床にこう活かそう…… 131
　　B. 診る順序はコレ！
　　　基礎からわかる読影法…………… 131

　　C. 離床に関する呼吸器病変
　　　無気肺・肺炎・胸水・気胸・
　　　うっ血性心不全…………………… 132
　　D. カテーテル・チューブの位置と確認のしかた
　　　挿管チューブ・胃管チューブ・胸腔ドレーン・
　　　CVカテーテル…………………… 135

**12** 離床の前に知っておきたい
薬剤の知識………………………… **137**
　　　　　　谷　崇史・丹生　竜太郎・原田　真二
　　A. 循環器疾患に使用される薬剤……… 137
　　B. 呼吸器疾患に使用される薬剤……… 141
　　C. 鎮痛薬………………………… 143
　　D. 鎮静薬………………………… 145
　　E. 脳卒中に使用される薬剤………… 147
　　F. 糖尿病に使用される薬剤………… 149

## Chapter 4 ここがポイント！安全な離床の進め方

**01** 離床計画の立てかた……………… **152**
　　　　　　　　　　　　對東　俊介・曷川　元
　　A. 離床を阻害している原因を考えよう… 152
　　B. 推測した原因についてのアセスメント… 152
　　C. 離床計画の立案と実行…………… 153
　　D. アプローチの有効性を確認しよう… 155
　　E. プロトコルを用いた離床………… 155

**02** 離床のリスク管理………………… **157**
　　　　　　　　　　　　對東　俊介・黒田　智也
　　A. 離床の準備〜5つのポイント〜…… 157
　　B. ココをみよう！離床のレベル別にみた
　　　留意点…………………………… 158
　　C. もし起こってもあわてない！
　　　離床に関連した合併症の知識
　　　起立性低血圧・ICU-AW・DVT・褥瘡… 159

**03** 重症患者における離床の進め方…… **162**
　　A. 人工呼吸器装着患者の場合……… 162
　　　　　　　　　　　　崎元　直樹・黒田　智也
　　B. ECMO装着患者の場合…………… 166
　　　　　　　　　　　　　　　劉　啓文

| 04 | チームで離床を進めよう！ ……… **170**
広田　晋
A. 離床実践における問題点 ………… 170
B. 離床の推進方法 …………………… 170
C. 離床を継続するために …………… 172

## Chapter 5　徹底解説！離床に必須の基礎技術

| 01 | ボディメカニクスに基づいた
体位変換をマスターしよう！ ……… **174**
横山　浩康
A. 効率的かつ安全な体位変換とは？ … 174
B. ベッド上での移動介助
　上方移動・側方移動 ……………… 174
C. 前傾側臥位への体位変換と
　ポジショニングの留意点 ………… 176
D. 腹臥位への体位変換と
　ポジショニングの留意点 ………… 178
E. 側臥位への介助の工夫 …………… 179

| 02 | 離床を促進する攻めの起居・移乗動作を
マスターしよう！ ………………… **180**
黒田　智也
A. ヘッドアップ座位の取りかた …… 180
B. 起き上がり援助 〜側臥位経由と
　ヘッドアップ経由〜 ……………… 181
C. ベッド上での移動動作 …………… 182
D. 車椅子移乗の準備 〜車いすの選定から
　スタートポジションの取りかたまで〜 … 183
E. 移乗介助の実際
　部分介助・Hold & Cover変法・背後からの
　介助・膝もたれ法・かつぎ法・2人での
　介助法 ……………………………… 186

| 03 | 動作時の呼吸法と排痰に有用な呼吸介助
手技をマスターしよう！ ………… **191**
飯田　祥・曷川　元
A. 動作時の呼吸法
　〜口すぼめ呼吸とACBT〜 ……… 191

B. 徒手的呼吸介助手技
　上部胸郭介助・下部胸郭介助・前傾側臥位／
　腹臥位での呼吸介助・端座位での呼吸介助
　……………………………………… 193

| 04 | 関節拘縮を予防しよう！ ………… **198**
中木　哲也・櫻木　聡
A. 関節拘縮とは ……………………… 198
B. 関節可動域運動を行うコツ ……… 198
C. 関節可動域運動の手順
　評価のしかた・手技の選択（マッサージ・
　ストレッチング・ROMex） ……… 199
D. 関節可動域運動の実際
　肩関節・肘関節・手関節のROMex 股関節・
　膝関節・足関節のROMex
　頚部・体幹のROMex ……………… 201

付録：貼って使える！ROMメニュー表

| 05 | 患者さんがひとりでに回復！
病棟で簡単にできる運動療法 …… **205**
鯨津　吾一
A. 病棟で運動療法を実施する際の
　ポイント …………………………… 205
B. 背臥位姿勢での運動 ……………… 205
C. 座位姿勢での運動 ………………… 209
D. 立位姿勢での運動 ………………… 210

付録：貼って使える！病棟リハビリメニュー表

● 本書に出てくるアイコンについて

▶ 詳しくは，P.XX 参照 ………… 本書内の関連記事

DVD ……………………… 付属DVDの関連動画

▼ 当会出版の関連書籍とのリンク

▶ ポケットマニュアル / 循環器ケアと早期離床　P.XX 参照
▶ ポケットマニュアル / 整形外科と早期離床　P.XX 参照
▶ ポケットマニュアル / 呼吸ケアと早期離床　P.XX 参照
▶ ポケットマニュアル / 脳神経ケアと早期離床　P.XX 参照
▶ フィジカルアセスメント完全攻略 Book　P.XX 参照
▶ 脳卒中急性期における看護ケアとリハビリテーション完全ガイド　P.XX 参照

## 謝　辞
### Special Thanks

　この本の制作にあたり，多大なるご理解とご協力をいただきました，熊谷総合病院の皆様，本書の主旨を理解してくださり，写真の撮影・掲載にご協力くださった多くの患者様・企業の皆様に感謝申し上げます．また，臨床家たちの細かい要望に応え，可愛いイラストと共に最高のデザインをして下さいました品川幸人様，ささきみお様，懸命に作業し，この本の編集を底から支えてくださった黒田智也氏に心より御礼を申し上げます．そして最後に，離床の実現を願って力を貸してくださった日本離床学会の皆様と，ご協力いただいた全ての方々に深謝いたします．

## 執筆者一覧
### Authors

**編　著**

| | |
|---|---|
| 曷川　元 | 日本離床学会 |

**編集・校正補助**

| | |
|---|---|
| 黒田　智也 | 日本離床学会 |

**執筆者（五十音順）**

| | | | | |
|---|---|---|---|---|
| 足立　拓也 | 兵庫医科大学病院 | | 徳田　雅直 | 新横浜ハートクリニック |
| 飯田　祥 | 日本離床学会 | | 中木　哲也 | たにぐち整形外科クリニック |
| 入江　将考 | 新小倉病院 | | 丹生　竜太郎 | 済生会八幡総合病院 |
| 大山　美和子 | 川崎市立川崎病院 | | 原田　真二 | 大和成和病院 |
| 黒田　智也 | 日本離床学会 | | 広田　晋 | 岐阜県立多治見病院 |
| 崎元　直樹 | 市立三次中央病院 | | 宮本　毅治 | 東邦大学医療センター大森病院 |
| 櫻木　聡 | 名古屋医療センター | | 見波　亮 | 東京病院 |
| 對東　俊介 | 広島大学病院 | | 森川　明 | 第一東和会病院 |
| 谷　崇史 | 石巻赤十字病院 | | 横山　浩康 | 熊谷総合病院 |
| 鶴　良太 | イムス葛飾ハートセンター | | 劉　啓文 | 前橋赤十字病院 |
| 鯨津　吾一 | 大阪府済生会茨木病院 | | | |

## 写真協力
### Picture Cooperation

| | |
|---|---|
| エドワーズライフサイエンス株式会社 | 日本メディカルネクスト株式会社 |
| 株式会社　小池メディカル | フィリップス・レスピロニクス合同会社 |
| 株式会社　東機貿 | フクダ電子株式会社 |
| 株式会社パラマウントベッド | 平和物産株式会社 |
| 協和発酵キリン株式会社 | 村中医療器株式会社 |
| 共和薬品工業株式会社 | 有限会社　沼津機工 |
| 第一三共株式会社 | 住友ベークライト株式会社 |

# Mobilization
~ Rationale and Evidence ~

## 離床を科学する
~エビデンスと基礎理論~

### Chapter 1

まず，最初は「離床ってなんだろう？」という疑問にお答えしていきます．エビデンス・歴史的背景から，驚きの身体機能低下のメカニズムまで，離床を"科学"していきます．

1. まずはここをおさえよう！ 離床の基礎
2. 2日間寝ているだけでも危険！ 臥床が身体に悪い理由
3. 攻めの姿勢で回復を助ける！ エビデンスからみた早期離床の効果

# Chapter 1 離床を科学する〜エビデンスと基礎理論〜

## Section 01 まずはここをおさえよう！離床の基礎

### A 意外に深い離床の意味

人間は仰向けに寝たままでいると，身体が次第に弱ってしまい，立って歩くことさえできなくなってしまいます．このような悪影響を受けないよう，しっかりと患者さんが起き，座位をとったり，歩いたりすることを離床といいます．本書では，離床を日本離床学会の定義[1]に基づき，「手術や，疾病の罹患によって起こる臥床状態から，座位・立位・歩行を行い，日常生活動作の自立へ導く一連のコンセプト」と定め，稿を進めます．

#### 1. 離床，それは「起こすコンセプト」を指す言葉

離床という二字熟語を直訳すると，ベッドから離れるという意味になります．この離床という言葉は，日本の医療者にとっては，とてもなじみ深く，患者さんを早期から起こし，回復させる一連の手段として長きに渡り使われてきました．日本離床学会による定義からも，離床という言葉は単に起こす動作を示すものではなく，患者さんを回復させるコンセプト全体を示す言葉であることがわかります．堺ら[2]が初めて使った日本人として愛着のある「離床」という言葉を，一つの動作ではなく，大きな概念として捉えることが大切です．

#### 2. 離床は「させる」ものではなく，患者さんが「する」もの

病棟では，「Aさんを離床させておいてね」という言葉をよく耳にします．しかし，筆者はこの表現に違和感を覚えます．離床は医療者が患者さんに「させる」ものではなく，患者さんが自ら「する」ものであるからです．「離床させる」という言葉には医療者側のエゴイズムが入っており，"離床の押し売り"をしている可能性があります．私たちは，患者さんの離床を援助する立場であることを忘れてはいけません．「Bさんが離床しました」「Cさんの離床を援助します」といった表現を心がけましょう．

離床の流れ

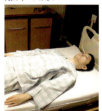 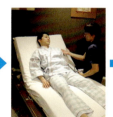 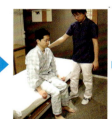 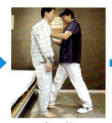 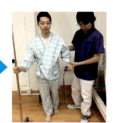

背臥位　　ヘッドアップ　　端座位　　立位　　歩行

## B 今，どうしてこんなに離床が注目されているのか
～歴史的な流れからみた現代における離床の意義～

### 1. 離床の幕開け

離床が初めて世界の注目を集めたのは，第二次世界大戦の頃です．それまで，安静臥床が主流でしたが，戦地から次々と負傷兵が運ばれてくると，病棟が一杯になり，早く起こさなければならなくなったことに始まります．その後，外科手術後にベッド脇の椅子に移乗させる「チェアーポジション」が広がると，その流れは日本にも到来し，離床が行われるようになりました．

### 2. 新たな鎮静剤の出現が離床を変えた

次に離床が花開いたのは，2000年に入ってからのことです．新たに浅い鎮静が可能な薬剤が開発されると，それまで使用していた深い鎮静しかできない薬剤との成績を比較できるようになりました．その結果，浅い鎮静，もしくは鎮静を極力使わない方が，早く離床できることがわかったのです．これが転機となって世界の医療者は離床を行うようになり，好成績 ▶詳しくは，P.22 参照 をおさめています．ひと昔前まで，離床はなるべく行った方が良いという"お勧め"レベルであったのが，現代では，"必須の治療"に変わってきているのです．

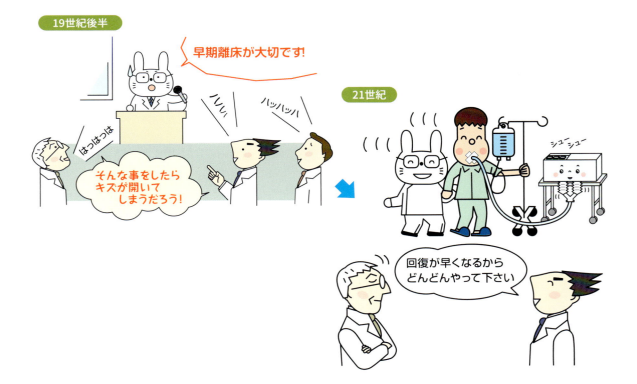

# Chapter 1 離床を科学する〜エビデンスと基礎理論〜

## Section 02 2日間寝ているだけでも危険！臥床が身体に悪い理由

少しの間なら，寝かせきりでも大丈夫，と考えがちですが，それは危険です．実は，短期間の臥床であっても，人間には大きな変化が起こってきます．その変化の原因となるのが，重力と姿勢であると考えられます．
この項では，短期間の寝たきりが，身体に及ぼす悪影響について解説していきます．

### A 寝たきりが身体に与える影響

#### 1. あまりにも大きい重力の影響

屈強な宇宙飛行士と寝たきりの患者さん，一見，全く違うように見えますが実は共通点があります．それは「重力に対抗して活動していない」という点です．人間は重力に逆らって活動することで，立ったり歩いたりすることができます．しかし，寝たきりや無重力環境に置かれると，重力に対する抵抗運動は行われなくなり，結果的に体はどんどん弱っていってしまいます．その変化は，たとえ2，3日の臥床であっても非常に大きく，人間に大きなダメージを与えます．

#### 2. 仰向けに寝る動物は人間だけ 〜姿勢の影響〜

実は，仰向けに寝る動物は人間しかいません．人間以外の動物は外敵から身を守るため，大切な臓器が集中する腹部を守るうつ伏せ姿勢で寝ます．人間はもともと四足歩行の動物でした．そこから手が地から離れ二足で歩けるようになると，手を使えるようになり，穴を掘る，建物を作るなど外敵から身を守れるようになりました．その結果，安心して仰向けに寝ることができるようになったのです．しかし，人間はまだ進化の途中です．その証拠として，人間の横隔

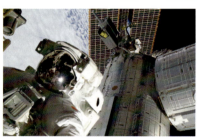

宇宙で船外活動を行う星出宇宙飛行士
（写真提供 JAXA / NASA）

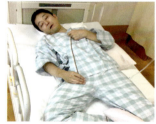

膜は背中側のほうが広いことが挙げられます．四足歩行の時には腹部の臓器が地面側に下がるため，背中側の横隔膜が活動しやすくなった結果といえます．人間の横隔膜も他の動物と同様に背中側が広いことから，まだ人間は二足歩行に順応している途中だと考えられます．まさにこの点が人間の弱点です．普段より長い時間仰向けで寝ていると，呼吸器をはじめとして，様々な問題が起こってきます．病院では「そこにベッドあるから」という理由で寝ている人がほとんどですが，合併症を起こす原因は，臥位姿勢そのものに問題があるからなのです．

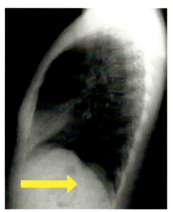

レントゲン画像からも背中側の横隔膜が広いことがわかる

### 3. デコンデショニングと廃用症候群

このように2, 3日寝ているだけでもおきる体の変調をデコンディショニング, と呼びます. 主に臥床によって, 呼吸機能や循環機能が低下した時に用いられる言葉ですが, その影響は運動機能や精神機能まで広く及びます. デコンディショニングによる変調が続くと, 2〜3週間で各器管にはっきりとした症状が現れます. 循環機能であれば起立性低血圧が, 運動器であれば関節拘縮が, その代表例です. これらの症状のことを, 総合して廃用症候群と呼びます. 本書では, 臥床開始1週間以内という早い時期におこす変化をデコンディショニング, 2〜3週間で起こる変化を廃用症候群と整理し, 各器管に与える影響について解説していきます.

臥床2〜3週間でおこる廃用症候群の発生機序とパラメータの変化については,「実践！早期離床完全マニュアル1」をご覧ください.

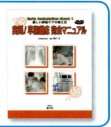

## B 呼吸器への影響

入院後, 臥床がちな患者さんを見た時,「酸素がなかなか外れないな」「痰が出しにくそうだな」と感じたことはありませんか？実は寝ているその姿勢こそが, 呼吸に悪い影響を及ぼしているのです.

### 1. キーワードは腹部臓器

横隔膜は呼吸の筋活動の7割を担う器官です. 図1は座位の時の腹部臓器と横隔膜の位置関係ですが, 重力の影響で腹部臓器は下へさがっているため, 横隔膜を圧迫することはありません. しかし, 臥床状態になると図2のように腹部臓器の圧迫を受けるため, 横隔膜は十分な活動ができなくなってしまいます. 冒頭で述べたように, 背中側の横隔膜は面積が広く, 臥位で最も悪影響を受けるため, 背中側の換気が著しく阻害されます. その結果, 呼気が弱くなって痰が出しにくくなったり, 無気肺が発生したりするのです.

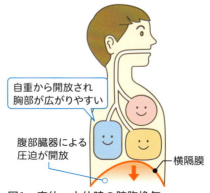

図1　座位・立位時の肺胞換気

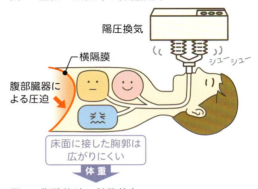

図2　背臥位時の肺胞換気

## 2. 無気肺はなぜ肺炎の原因になるのか

　無気肺と肺炎は手術後における最大の合併症[3]といわれています．1940年代からこうした合併症の予防に，離床が有用である[4]ことは論じられていますが，無気肺が肺炎を引き起こす機序は，未だ解明されていません．しかし，いくつかの研究結果[5,6]と生理学的な推論から，無気肺が肺炎を起こす原因には，マクロファージとサイトカインが深く関連していると考えられます．

　臥床によって換気が悪くなり無気肺を生じると，肺胞は不衛生な状態に追い込まれ，細菌が繁殖します．まず，体はマクロファージを動員して，その細菌を食べようと試みます．ここでマクロファージが細菌に勝てれば良いのですが，形勢不利になると，援軍に頼らざるを得なくなります．その援軍とは好中球です．しかし，好中球はすぐには来てくれません．呼ぶために，伝達役であるサイトカインの活躍が必要です．サイトカインは好中球が来やすいよう，炎症を引き起こして環境を整えます．この炎症が肺炎という訳です．

## 3. 入院期間の臥床による呼吸パラメータの変化

　1週間以内の短い臥床期間であっても，呼吸のパラメータは悪化します．Suesadaら[7]は，検査等で入院した患者さんの呼吸機能を測定しました．その結果，5日間という短い期間であったにもかかわらず，呼吸筋力と努力性肺活量（FVC）は10％以上低下したと報告しています．さらに腋窩レベルでの胸部の動きは39％も低下していたというから驚きです．手術をするとさらに呼吸器はダメージを受けます．全身麻酔をかけると，たった15分で87％の患者さんに無気肺が発生[8]し，麻酔から醒めてもその後2時間臥床しただけで，85％の患者さんに無気肺が残っている[9]ことが確認されています．

## 4. 一度呼吸障害をもつと後が大変

　正常な機能を失った肺はなかなか回復しません．術後では一度無気肺が発生してしまうと，その影響を受け，5日たっても$SpO_2$の値はもとに戻りません[10]．さらに急性肺障害（ALI：

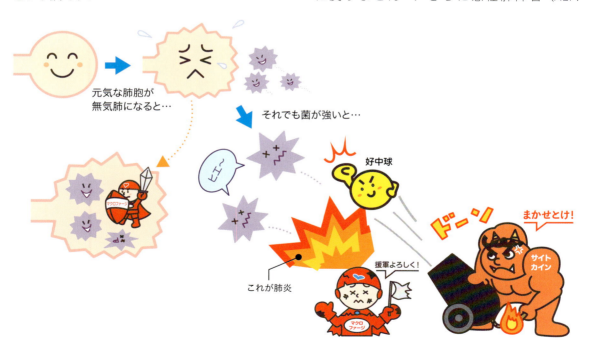

Acute Lung Injury）や急性呼吸窮迫症候群（ARDS : Acute Respiratory Distress Syndrome）という重篤な患者さんでは，長い期間，肺機能の低下[11]が見られ（図3），QOLや運動耐容能も30%低下した状態になります[12]．呼吸器合併症を予防し，もし呼吸障害を持った患者さんがいても，その後の回復をしっかり図るアプローチが重要になります．

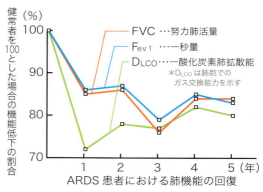

図3　ARDS患者における肺機能の回復（文献11）
5年経っても8割程度しか回復しない

## C 循環器への影響

離床しようと起こした瞬間，「めまいや失神が生じて倒れてしまった」「胸の苦しさを訴えてうずくまってしまった」という経験はありませんか？こうした症状は，離床時に起こる起立性低血圧や肺塞栓と考えられます．こうした合併症は，短期間で起こる循環のデコンディショニングが強く影響しています．

### 1. 起立性低血圧が寝たきりで発生するワケ

寝たその瞬間から，実は脱水が始まっています．人の血液は座位や立位から臥位になると，足から上半身に移動します．その量は2Lに達するとも言われています[13]．その結果，中心静脈や頸動脈・大動脈弓に存在する圧受容器は，体液が過剰であると判断し利尿を促進させます．実際には体の中の水分が移動しただけで，体液は過剰ではないため，利尿が進んだ結果，循環血液量が不足し，脱水になります．この状態で起こすと，脳に回る血流が不足するため起立性低血圧となります．

 **1. 血圧を保つ反射も衰える**

人は起立時の血圧低下を防ぐため，イラストのような防御陣を構えています．下肢への血流が増大したときに心拍数を増加させる動脈圧受容器心臓反射や，末梢血管の収縮を促す心肺圧受容器血管反射などがその代表です．これらは，臥床によって反射が減弱するため，容易にめまいや失神といった症状を起こします．

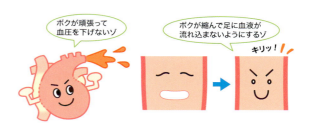

### 2. 深部静脈血栓症（DVT）

「エコノミー症候群」は寝たきりでも発生する

長い時間飛行機に乗っていたり，災害時に狭い避難所で生活していたりする人に多いのが深部静脈血栓症（以下DVT : Deep Vein Thrombosis）です．このDVT，寝たきりの患者さんにも同様に発生します．限られた狭い空間に長時間いることで，下肢の血流がうっ滞し，血が固まって血管を塞いでしまうのです．考えてみれば，入院環境は避難所での生活と同じくらい狭く，動く環境にでないという点ではよく似ています．DVTは剥がれて肺に飛ぶと，肺塞栓症となり命を落とす危険があるため，予防することが大切です．

## 1. どんな患者さんが DVT になるの？

DVTは，動かず長いこと同じ姿勢をとり続けることで発生します．「エコノミー症候群というくらいだから，狭いことが一番問題なのでは？」と考えがちですが，実は違います．飛行機のビジネスクラスとエコノミークラスの乗客で比較した研究[14]では，血栓のリスクに差はなく，狭さよりも飛行時間がリスクに関連する[15]と言われています．長いこと動かないでいる入院環境がDVTを作る一因といえます．

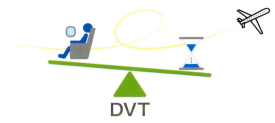

## 2. 寝ていれば誰でも DVT が発生するの？

DVTは怖いものですが，誰でも臥床していればDVTになるわけではありません．健常者を寝たきりにした研究[16,17]では，長時間寝たきりになっていても，血栓を作る血液凝固系の亢進は見られなかったと報告されています．でも，実際は多くの入院患者さんにDVTが発生しています．なぜ，入院している寝たきりの患者さんにはDVTができやすいのでしょうか？ その理由は以下の5つです．

### ① 下肢筋力の低下

血栓ができる根本原因は，下肢血流速度の低下です．通常であれば人間は立ったり歩いたりして足の筋肉を使います．筋肉は収縮した時に下肢の血流を動かすため，動いていれば血栓はできません．しかし，寝たきりになると，この筋肉が動く機会を失ってやせ衰えてしまい，十分血流を動かすことができなくなってしまいます．その結果，血栓ができてしまいます．

### ② 高　齢

年齢はDVT発生のリスク要因に挙げられており[15]，DVTの診療ガイドライン[18]でも，65歳以上の高齢者はリスクが高くなると指摘しています．特に日本の入院患者さんは高齢者が多いという特徴があり，要注意です．

### ③ 血管内皮機能の低下

血管の内側には，内皮細胞があり，一酸化窒素（NO）を発生させて血管を拡張したり，ヘパリンに似た物質を放出して血液を固まりにくくしたりする作用を持っています．怪我をした部位の血が固まるのは，傷ついた部位が血管の外にあるからであり，血管の内側はいつも血流がサラサラでいられるように作られています．しかし，塩分を多く摂取したり，コレステロールの高い食事ばかりしたりしていると，この内皮細胞は壊れ，動脈硬化になります．内皮細胞が壊れると，当然そこには血栓が生じやすくなります．皆さんは多くの動脈硬化の患者さんを見てきたと思いますが，その患者さんはみなDVTのリスクを持っていたということです．

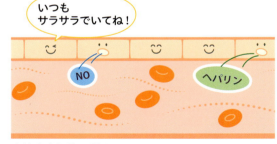

血管内皮細胞の働き

### ④ 循環血流量の低下

前項で，寝たきりの患者さんは循環血流量が低下し，起立性低血圧になりやすいと述べましたが，実はDVTにもなりやすいことがわかっています．Kawalerら[19]は，膨大な電子カルテデータから血栓ができて肺に飛びやすい要因を分析しました．その結果，循環血流量が低下している患者さんはリスクが高いことがわかりました．中心静脈圧（CVP）が低い患者さん，ヘマトクリット（Ht）が高い患者さんは要注意です．

▶ 詳しくは，P.93 参照

## ⑤ タニケットの使用

タニケット（駆血帯）は，下肢の整形外科の手術で用いられます．大腿部に圧をかけることで，膝の手術時に出血しにくくし，術者の視野を保つことが目的で使われます．このタニケットを使用している間は，下肢の血流は乏しくなるため，血栓が生じやすくなります．整形外科術後はこうした機序で血栓ができやすいのです．

## D 運動器への影響

ごく短期間の臥床でも起こる運動器への悪影響は，筋力低下のメカニズムと，重症患者にみられるICU-AWをひも解くことで明らかにできます．

### 1. そもそもどうして寝たきりでいると筋力が落ちるの？

私たちは「寝てばかりいると筋力が落ちるから起きましょう」とよく患者さんに説明しています．でも，あらためてなぜそうなのかと聞かれても，はっきり答えられない人も多いのではないでしょうか．その答えは3つあります．

#### 1. タンパク質から筋肉を作ることができない

人間は臥床状態におかれると筋力を使う機会が著しく減少します．特に脊柱起立筋や大腿四頭筋といった抗重力筋は，重力に対抗して活動する必要がなくなるため，どんどんやせていきます．このやせるメカニズムが問題の核心です．筋肉はタンパク質からできているので，人間が通常の活動を行っている場合，このタンパク質を筋肉へと変化させる「タンパク合成機能」が働きます．しかし，寝たきりになるとこの機能が狂ってしまい，逆に筋肉を壊していく方に働き出す[20]のです（タンパク分解能亢進）．Nikawa[21]らは，この筋タンパク質の分解が進む背景に，筋肉を作る遺伝子シグナル障害があることを発見しました．正常に筋肉を作る指令が，寝たきりだと途絶えてしまうということなのです．

#### 2. 筋肉の使い方を忘れてしまう？

一本の神経が何本の筋線維を支配しているかを，神経・筋支配比といいます．この神経・筋支配比が高い程，一度に大きな力を発揮することができますが，寝たきり下にいると，神経・筋支配比はどんどん低下していきます．また筋肉に「動け」と指令する神経にも変化が起き，筋線維を伝導する速度（Muscle Fiber Conduction Velocity）は，約1割低下してしまいます[22]．こうしてみると私たちの体は寝たきりでいると，あたかも筋肉の使い方を忘れてしまうかのように変化していくということに気づきます．

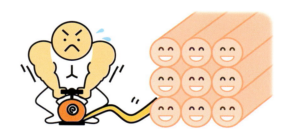

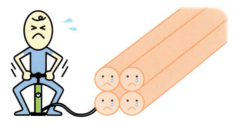

#### 3. 筋肉の赤ちゃん細胞も生まれない

筋肉には筋衛星細胞と呼ばれる赤ちゃんがいます．この赤ちゃんはMyoDと呼ばれる遺伝子系タンパク質と出会って一人前の筋肉へと育ちます．しかし，寝たきりでいると，この筋衛星細胞もMyoDも激減し，2週間で10分の1以下に

なってしまったという報告[23]もあります．寝たきりは新たな筋肉を作る機会も奪ってしまうのです．

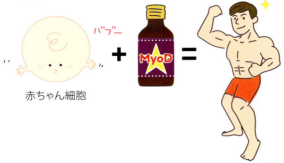

## 2. 患者さんが"疲れた""休みたい"と訴える理由

寝たきりは，患者さんの持久力も低下させてしまいます．人間にはタイプⅠ線維とタイプⅡ線維があります．タイプⅠ線維はマグロのような赤身の筋肉で，持久力に優れています．一方，タイプⅡ線維は，ヒラメのような白身の筋肉で瞬発力に優れています．タイプⅡ線維の収縮の速さはタイプⅠの2倍以上速い[24]ことがわかっています．寝たきりでいると，長いこと座っていたり，歩き回ることがなくなるため，赤身の筋肉は減り，白身の筋肉に変わっていくことが知られています．体は「もう持久力は必要ないから白身の筋肉で十分！」と判断し，寝たきりの環境に順応してしまうのです．少し動いただけで"疲れた"と訴えるのは，持久力に優れた筋肉が失われていくからなのです．

## 3. 高齢者は要注意！寝たきりと筋力低下のエビデンス

筋力に比較的短い期間でも低下することが示されています．Kortnbeinら[25]は，60歳以上の高齢者に10日間ベッド上生活を送ってもらい，その筋力の変化を記録しました．その結果，下肢の筋力は10％以上低下したうえ，筋持久力の指標である最大酸素摂取量も12％低下することがわかりました．さらに一度落ちた筋力や筋持久力は，若年層の場合，リハビリすることによって回復しますが，高齢者の場合は，かなり回復しにくいことも報告されています（図4）[26]．「筋力は低下する前に予防策を打つ」ということが大切です．

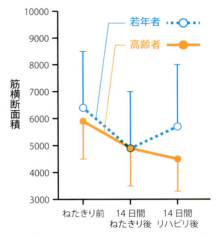

**図4** 寝たきり前後における筋横断面積の変化
（文献26）

## 4. 重症患者に特有の筋力低下 ICU-AW

ICU-AW（ICU-Acquired Weakness 以下ICU-AW）とは，重症疾患に合併して起こる神経筋障害で，たった数日間寝ているだけで四肢不全麻痺のようになってしまう病態です．通常の筋力低下と異なり，短期間で大きく筋力が低下するほか，左右両側の筋力が低下し，筋緊張は上がらないのが特徴です．一度ICU-AWになってしまうと，回復が遅れて入院期間が延びてしまうだけでなく，1年以内に死亡する確率も高くなります[27]．

### ■ 1. どのような患者に発症するの？

ICU-AWは，感染や炎症・外傷といった侵襲が機転となって発症します．敗血症や重度の交通外傷といった大きなダメージを受けた患者さんはもちろん，何らかの疾患で入院していた患者さんに，誤嚥性肺炎など二次的な侵襲が加わった場合でも起こります．また，長く臥床状態が続いた人，高血糖が持続した人，人工呼吸器の離脱が遅れた人，長く鎮静剤を使用した人に多いのも特徴です．

**表1　ICU-AW発症のリスク因子**
- 多臓器不全
- 全身炎症性疾患
- 寝たきり
- 高血糖の持続
- 長期の人工呼吸器管理　など

## 2. ICU-AW 発症のメカニズムは？

ICU-AWの発生機序については，上記のような侵襲によって，血管外へ漏出した水分が神経線維を圧迫する[28,29]という説や，筋肉の収縮に役割を果たすイオンチャンネルが障害を起こす[30]など諸説があります．しかし，現在では，侵襲によってごく短期間でタンパク質の合成機能が低下するメカニズム[3]が，最も大きく関与しているものと考えられています．

## 3. 寝たきりは ICU-AW を助長する

このICU-AWは長く臥床状態にあった人に多く発症するため，現在では鎮静剤を極力用いず，早期離床を図ることが重要とされています[32]．寝たきりの期間を短くすることが，予防の近道です．　▶詳しくは，P.159 参照

---

# E　脳・認知機能への影響

しばらく寝たきりでいると，他の器官のように，脳の機能も落ちるだろう，と皆さんは思うかもしれません．しかし，1960年代から行われている研究報告を総合してみると，2週間以内の短い期間の臥床では認知機能は低下しない，という報告が目立ちます[33]．認知機能が低下してくるのは，3週間以上の長期臥床からという説が一般的です．

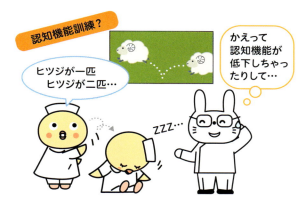

## 1. ワーキングメモリーの研究が解明の糸口になる？

こうした状況の中，ワーキングメモリーと臥床をテーマにした研究が，短い期間の臥床でも起こる認知機能低下を捉えようとしています．ワーキングメモリー（Working Memory）は，作業記憶と呼ばれ，同時に一度のことをこなす能力を指します．Liu[34]らは16人の健常者を臥床させ，このワーキングメモリーにまつわる能力（正確かつ迅速に反応する能力）を測定しました．すると，わずか10日余りの臥床でその能力は低下していたのです．これから更に研究が深まる段階であり，これだけで認知機能が低下するとは言い切れませんが「体を動かすこと」や「臥床しながらでも脳を使う作業を行う」などの対策は必要と考えます．

## 2. 臥床していると脳の神経細胞は減るかもしれない

最先端の研究では，臥床の悪影響を浮き彫りにしています．その1つがBDNFに関する研究です．BDNF（Brain-Derived Neurotrophic Factor：脳由来神経栄養因子）は，脳神経の維持や神経突起の伸びを促進するタンパク質の赤ちゃんです．アルツハイマー病やうつ病では，このBDNFの作用が低下していることが知られています．Soaviら[35]は，老若合せて15名の人を臥床させ，BDNFの値を測定しました．すると，2週間後には脳から血中にBDNFが溶け出していることがわかり，その割合は高齢であるほど著明であったと報告しています．長く臥床していると，脳細胞自身も障害されていくのかもしれません．

# F 栄養・代謝への影響

## 1. 血糖の調整がうまくいかなくなる

血糖値をコントロールするためには，膵臓から出るインシュリンが適切に作用されていることが必要です．しかし，たった一週間臥床しただけでも，インシュリンの効きが悪くなり血糖値をうまく下げることができなくなってしまいます．[36,37] この状態を専門的には「インシュリン抵抗性が高い」と表現するので，覚えておきましょう．臥床によってインシュリン抵抗性が高くなる機序には，ミトコンドリア[38]と脂肪[39]が深く関連していると考えられます．

### 1. どうして臥床で血糖調整が狂うのか

臥床により筋力が低下すると，ワッサーマンの歯車 ▶詳しくは，P.22参照 は回りにくくなり，ミトコンドリアの活動性は低下します．ミトコンドリアの働きが鈍ると，筋肉には脂肪細胞が多くなります．実は，脂肪細胞はエネルギー貯蔵だけでなく，炎症を抑える作用をあわせ持っていますが，脂肪細胞が増えすぎると，この状態に異常をきたし，炎症状態を引き起こします．炎症によって分泌されるホルモンは，組織への糖の取り込みを阻害するため，血液内に糖分が多く残ってしまうという訳です．（図5）

## 2. たんぱく質を摂っても筋肉にできない

皆さんはサルコペニアという言葉を聞いたことがあるでしょうか．サルコペニアとは，筋肉減少症[40]のことで，入院時の大きな問題となっています．サルコペニアの原因は，臥床による活動不足，絶食等による栄養不足などが挙げられ，高齢であるほど筋力低下は著明になります．さらに前項で述べた通り，臥床しているとたんぱく質の合成能が低下するため，通常と同じような食事でたんぱく質を摂取しても，筋肉に変換することができにくいと言えます．短期間であっても入院環境はサルコペニアになりやすい環境であるということです．

## 3. 傷や褥瘡も治りにくくなる

創傷の治癒には亜鉛や銅といったミネラルが不可欠です．これらのミネラルは傷が治る際に，肉芽の形成や架橋結合を助ける働きをしており，不足すると治癒が遅れます．1週間程度の短い臥床であれば影響は少ないものの，3週間以上の長期臥床では，亜鉛と銅の尿・便への排出量が上がる[41]ことが示されており，体内に残るミネラルが減ることが証明されています．「褥瘡が悪化するから」という理由でヘッドアップは行わない，と考えがちですが，このエビデンスを基に考えると，褥瘡をしっかり保護しつつ起こすことで，治癒が早まる可能性があるため，積極的にアプローチしていきましょう．

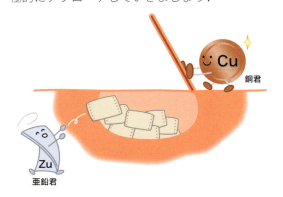

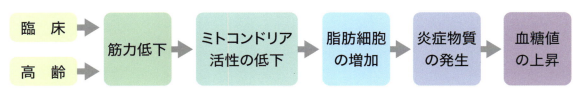

図5 血糖調節能低下のメカニズム（現時点で出ている論文からの推論）

# Chapter 1 離床を科学する〜エビデンスと基礎理論〜

## Section 03 攻めの姿勢で回復を助ける！エビデンスからみた離床の効果

寝たきりによる身体への悪影響は，離床することによって予防することができます．また，起こってしまった合併症も，早い段階で対処すれば，改善することもできます．この項では，積極的に起こすことによって得られる好影響と，臨床での留意点について解説していきます．

### A 離床は回復を助ける最良のアプローチ

離床の第一歩は，背臥位から頭を起こすこと（ヘッドアップ）です．デコンディショニングは臥床することによって起こるため，いち早く，元気に生活している時と同じ状態に戻してあげることが大切です．患者さんの状態が許せば，端座位・立位・歩行へと段階的に進めていきます．

#### 1. 離床が各器官に与える好影響

人間は起きて動くことで，表1のような好影響を受けます．寝ている状態で機能が低下するのですから，起きて活動することで機能低下が改善したり，予防できるのは当然と言えるでしょう．

表1 離床が各器官に与える好影響

- 呼吸機能→肺における換気の改善，無気肺の改善・予防，肺炎の予防
- 循環機能→起立耐性の向上，深部静脈血栓症（DVT）の予防
- 運動機能→筋力の改善，骨粗鬆症の予防，ICU-AW の予防，関節拘縮の改善・予防
- 精神機能→せん妄の予防

## 2. どうして離床は患者さんの回復を助けるのか

離床は，様々な疾患で寝たきりになった患者さんの回復を早めることができます．その理由は図1に示したワッサーマンの歯車で説明することができます．

人間は，細胞の中に蓄えられたアデノシン三リン酸（ATP：Adenosine Triphosphate）を原動力として動いています．このATPを作るためには酸素が必要です．そのため，人間は口から酸素を取り入れ，循環系を通して細胞まで送り届けています．しかし，何らかの原因で寝たきりになると，デコンディショニングが進んで，呼吸・循環・筋肉の歯車は回らなくなります．当然，酸素を運べないため，人間はさらに動けなくなってしまいます．

ここで，体を動かし，離床を進めるとどうなるでしょう？呼吸の歯車は，腹部臓器の圧迫から解放され回りだします．循環の歯車も，下肢から上半身に血流を戻すために一生懸命動き出します．起きて体を支えるためには，抗重力筋を使うため筋肉の歯車も回ります．まさしく，離床は全ての歯車を回し，酸素運搬系の代謝のメカニズムにアプローチするため，患者さんの回復を助けることができるのです．

図1 ワッサーマンの歯車（文献42）

## B エビデンスから見る離床の効果

離床を行うことによって，実際の臨床ではどのような効果が得られるのでしょうか．

### 1. ADLの回復が早まる

早期から離床を図ると，患者さんの座る・立つ・歩くといった日常生活動作（ADL）の自立が早まります[43-45]．離床すると，ADLの基礎となる動作を練習する機会が増え，自立へとつながる，ということです．また，Schallerら[46]は外科術後の患者さんに対し，日々の離床達成目標を立てながら，離床を行いました．その結果，離床群は退院時点でのADLレベルは60％改善したと報告しています．臨床では，その日の達成目標を，チームで共有することが効果的と思われます．

### 2. 入院期間が短くなる

ADLの自立が早まると，もちろん退院時期も早まります．多くの報告をまとめてみると，離床を行うことで，入院期間は約30％短くなるとされています[46-49]．入院期間が短くなれば，入院コス

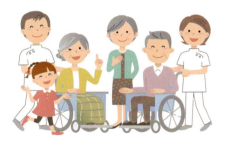

トもおさえることができます．Corcoranら[50]は，多職種によって，1日1時間介入量を増やしたところ，ICUでは20％，一般病棟では40％入院期間が短くなり，結果的に1日あたりの入院コストは，約160万円削減できたと報告しています．

### 3. 自宅に直接退院する人が増える

現在，日本政府は，急性期の病院から，極力，直接自宅に戻ることができるよう，地域包括ケア病棟の拡充など，様々な対策を打っています．こうした自宅への直接退院を促すためには，離床が有用となります．入院後，早期から離床した複数の報告[46,47]で，自宅への直接退院率は20％以上あがるとされています．いずれの報告も，離床によりADLの回復が早まっていることから，自宅復帰に必要な機能が改善するためと考えられます．

### 4. せん妄を予防する

せん妄は重症な患者さんによく発生します．意識状態が変動したり，注意が続かなくなったり，時には暴れて不穏状態に陥ったりします．このせん妄は一度発生すると2割も死亡率が上がる[51]との報告もあり，予防が大切です．図2に示す通り，鎮静剤の投与などで臥床状態が続くと，せん妄は悪化します．しかし，鎮静剤はなるべく使用せず離床するとせん妄は改善していきます．実際に，浅い鎮静と早期離床の組み合わせにより，せん妄の発生率を減少させたという報告は数多く[44,52]，2018年に米国集中治療学会から出されたPADISガイドライン[54]でも，せん妄予防の一環として離床を行うことが推奨されています．

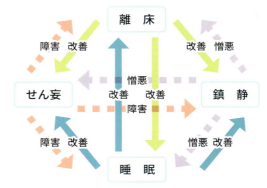

図2　離床・鎮静・せん妄の連関図（文献53）

## C　エビデンスから読み取る離床の落とし穴

様々な効果が期待できる離床ですが，行うにあたって注意すべき点があります．

### 1. 離床は安全と思い込まない

多くの論文で，重症な患者さんに対し早期から離床を行っても安全であり，生命に危険を及ぼすほどの有害事象は起こらない[55-57]，とされています．4章で述べている離床基準を整備し，しっかり教育を受けたスタッフが離床を図れば，安全にアプローチが可能です．しかし，これから離床に取り組む施設や，スタッフが未熟な病棟でも同様の結果が得られるかというと，そうではありません．ライントラブルや思わぬバイタルサインの変化から，急変を招く恐れもあります．流行だからとか，保険点数を取るためだからやるのではなく，「本当にこのアプローチは患者さんのためになるのか」ということをよく考え，チームのスタッフをしっかり育てつつ行うことが，安全な離床の第一歩になるものと考えます．

### 2. 病棟が変わっても続けることが大切

ICUのような人員が十分そろっている病棟から，一般の病棟に移ると，人手が不足し，離床がうまく進まないことをよく経験します．実際のデータ[58]でも50％以上の患者さんの活動量が，一般病棟に移った後に低下していることが示されています．病棟が変わったり，退院した後も離床を継続するための工夫が大切です．Grutherら[59]は，ICUに入室した重症患者さんに対し，1日2時間（週5回）の集中介入を行い，それを一般病棟に移ってからも継続しました．その結果，

こうした介入を受けた患者さんは，一般の患者さんに比べて一週間早く退院ができ，入院コストも一人あたり50万円削減できたということです．また，退院後にも自宅で活動量を上げるための指導を行い，月1回の訪問と週2-3回の電話フォローを続けた研究[60]では，生活の質（QOL）が大きく改善したと報告されています．ICUで看護師さんが中心に離床している場合や，病棟から地域への申し送りが円滑にいかない場合は，患者さんの環境が変わった時に活動量が著しく低下するリスクがあるため，しっかり対策を行いましょう．

## 3. 循環動態が不安定だからといってあきらめない

循環が不安定な症例は，端座位や立位といった積極的な離床はできません．しかし，この時期に介入をやめるのではなく，以下の2つの対策を行うことが重要です．

### 1. どうすれば安定するかチームで考える

循環が不安定なのであれば，どうすれば安定するのか考えましょう．昇圧剤を投与する，輸液を考慮するなど，様々な対策が考えられます．起こせる将来をチームで想像し，対策することが大切です．

### 2. 臥位で運動する方法を考える ～オートファジーを意識した離床～

起こせないのであれば，ベッド上で寝ながらできる運動を検討しましょう．Hickmannら[61]は循環が不安定な敗血症性ショックの患者さんに対し，入院直後の治療と併行して毎日1時間の運動（ベッド上エルゴメーターによる）を行い，可能な限り離床を試みました．すると，運動や離床を行わなかった群は筋萎縮が進んでいたのに対し，行った群は萎縮するどころか，むしろ筋線維が太くなっていたのです（表2）．これにはオートファジーが大きく関連しているものと思われます．

オートファジー（Autophasy）とは，タンパク質を自分の体内で分解する仕組みのことです．日本の大隅良典さんが，このメカニズムの全容を明らかにし，ノーベル医学生理賞に輝きました．オートファジーは不要になったタンパク質を分解し，身体をきれいに保つよう働いています．しかし，身体に強い侵襲が加わると，オートファジーは良質なタンパク質をも攻撃し，分解していってしまいます．

ICU-AW ▶詳しくは，P.18参照 で筋力が低下するメカニズムが，このオートファジーと関係している可能性があり，侵襲時におけるオートファジーの過活動をおさえることが重要です．

この研究では，筋萎縮の度合いと併せ，このオートファジーの活動性を評価しています．その結果，臥位で運動し，早くから離床した群は，良質なタンパク質を攻撃してしまうオートファジーの過活動はおさえられていたと報告されています．運動や離床には，オートファジーを正常時の良い活動レベルに戻す効果があるのかもしれません．

これらのことから，循環が不安定だから動かさない，と決めつけて臥位のまま放置すると，患者さんが回復する可能性を奪う危険があることがわかります．どんな時でも動かす可能性を考え，前向きに検討することが大切です．

表2 敗血症患者に対する運動と離床の効果（文献61） 平均値±標準偏差，単位（μm²）

| 筋線維の種類 | 運動・離床群 | | 対象群 | | P値 |
| --- | --- | --- | --- | --- | --- |
| | 1日目 | 7日目 | 1日目 | 7日目 | |
| タイプⅠ線維 | 4,250±1,977 | 4,687±1,189 | 4,236±1,379 | 3,135±1,103 | 0.02 |
| タイプⅡa線維 | 2,574±856 | 2,920±745 | 3,949±1,447 | 2,744±1,260 | 0.003 |
| タイプⅡb線維 | 2,084±1,083 | 2,576±948 | 2,624±1,243 | 2,006±1,286 | 0.04 |
| 全ての線維 | 3,448±1,993 | 3,770±1,473 | 3,603±1,284 | 2,629±1,174 | 0.01 |

## D 離床時に併せて行う体位変換の考え方

### 1. 体位変換は呼吸にいいのか

日本では1990年代に，呼吸が悪い患者さんに"体位ドレナージ"と称して盛んに，腹臥位や前傾側臥位への体位変換が行われてきました．この"ドレナージ"という言葉には「体の外に排出する」という意味から来ており，当時は痰を排出させる目的で行われてきました．しかし，次第にアプローチの目的は，痰を出すことではなく，患者さんの呼吸状態を改善させることであると考えられるようになり，前述のように起こせる症例は，ヘッドアップ・端座位へと進めることが主体となってきました．そのため，**現代においては，すべての患者さんが体位変換から離床を開始する訳ではありません．**では，どのような場合に体位変換を優先させるべきなのでしょうか．

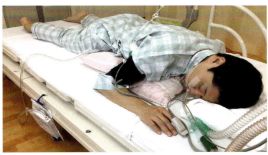
腹臥位

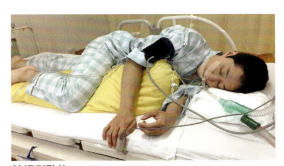
前傾側臥位

### 1. エビデンスと日常ケアからひも解く腹臥位の適応

腹臥位への体位変換は，酸素化を改善させる[62,63]，というエビデンスがあります．うつ伏せにすると，サーチュレーションモニターの値が上がる，ということは皆さんもよく経験することではないでしょうか．長年，この効果以外に，腹臥位をはじめとする体位変換に，目立ったエビデンスはありませんでした．しかし，2010年 Guerin, Gattinoniらのグループ[64]が，P/F比100以下の重度のARDS（成人呼吸窮迫症候群）患者を分析し，腹臥位を行うことにより死亡率が下がることを報告すると，その後も様々な研究者によって追証[65,66]され，現在ではARDSのガイドライン[67]でもP/F比100以下重症例に腹臥位を行うことが強く推奨されています．重度の呼吸障害の患者に限って，腹臥位を進めることが大切です．

#### ①なぜ腹臥位は重症患者の死亡率を下げるのか

腹臥位は背臥位よりも肺の中の換気を均等に行うことができる点がその理由であると考えられます．図3は肺の中の換気状態を画像化したもので，色の付いているところに空気が入っていることを示しています．背臥位の時には，背中側に空気が入っていない部位がありますが，腹臥位にするとその部分にも空気が入り，肺全体で換気が行われている様子が見られます．背臥位でいると空気の入りやすい部分に換気が集中し，余計な圧がかかることで肺胞が損傷してしまいます．腹臥位にすると，均等に換気されることで，局所的に圧がかかることを避けることができます．こうした機序により肺が守られ，なるべく健常な肺に戻りやすいよう準備ができることが，死亡率低下をもたらす一因と考えられます．

重症呼吸不全例における背臥位時の換気分布

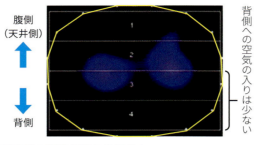

同症例の腹臥位時の換気分布

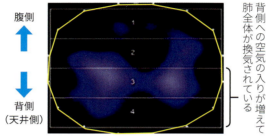

図3　姿勢の違いによる肺内の換気分布（文献68）
（写真提供：昭和大学 小谷透先生）

### ②腹臥位をどのくらいの時間行うべきか

このガイドラインでは，12時間以上の腹臥位が推奨されています．しかし，日本では2時間おきの体位変換が根強く，12時間という長時間の腹臥位実施には課題が多いのが現状です．1日12時間以上の腹臥位を行うと，顔面や胸骨・陰茎といった体の前面に褥瘡が発生するため，普段とは異なる部位の除圧に配慮する必要があります．

## 2. 前傾側臥位を行うタイミング

前傾側臥位は，上側になった肺の換気を改善させることができます．効果は，端座位に及ばないものの，背臥位よりも不均等な換気を是正することができ，大変有用です．ヘッドアップを行いにくい夜間帯や，循環が不安定で起こすと血圧が低下してしまう症例で行うことを検討しましょう．

## 3. 起こすべきか？寝かせるべきか？呼吸障害における離床の考え方

12時間以上の腹臥位を行うためには，患者さんを鎮静状態に置く必要が出てきます．その一方で，呼吸障害を持つ患者さんには，鎮静剤は極力用いず，挿管中から離床を積極的に進めるべき患者さんも存在します．私たち医療スタッフは，どのように考えアプローチすべきなのでしょうか．

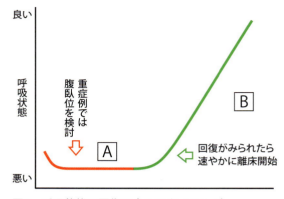

図4　呼吸状態の回復と介入のタイミング

図4は，呼吸障害を持つ患者さんの回復経過を示したものです．赤線Aの時期で離床を行うと，肺胞に余計な圧をかけ，損傷を起こす危険があります．ここでは腹臥位を積極的に用い，背側肺にも均等な換気を行いつつ，肺胞に余計な圧をかけないように配慮することが重要です．

しかし，その状態から回復傾向がみられる緑線Bの時期になれば，自発呼吸をしていても肺損傷のリスクが下がり，離床をどんどん進めることができます．この時期には，鎮静剤は極力用いずに自発呼吸を活かし，気管挿管中であっても離床を進めることで，患者さんの回復を早める効果が期待できます．呼吸障害の回復過程を頭に描き，目の前にいる患者さんは今どの時期にあるのかを考えて，アプローチを選択してきましょう．

### いままでの常識はこれからの常識ではない

医療の世界はいつも進歩しています．そのため，病棟で行われていることを「良いこと」と信じて行っていても，世の中は変わっていて，実は患者さんにとって「良くないこと」をしている可能性があります．自分のしていることは本当に正しいか疑いつつ，いつも謙虚な姿勢で臨床に向かいましょう．

# Mobilization
~ Physical Assessment ~

## あなたの評価力が変わる！とっておきのフィジカルアセスメント

Chapter **2**

フィジカルアセスメントは特別な機器を使わなくても，視る・聴く・触るといった五感で評価できるため，急性期のみならず，回復期や在宅でも活用できます．この章では離床の阻害因子別にアセスメントのポイントについて解説していきます．

1. 呼吸状態のフィジカルアセスメント
2. 循環状態のフィジカルアセスメント
3. 疼痛のアセスメント
4. 運動機能のフィジカルアセスメント
5. 意識状態・精神状態・モチベーションのアセスメント

# Chapter 2 あなたの評価力が変わる！フィジカルアセスメント

## Section 01 呼吸状態

> 呼吸機能のアセスメントは，視診・触診・聴診・打診といった聴診器以外に特殊な機器を必要せずに，非侵襲的に肺内の状態を知ることのできる有用な方法です．さらに，検査データの結果を待つよりも，よりリアルタイムな病態をアセスメントできる利点があります．この項では，離床前だけではなく，体位変換や離床を行った後にも必須である呼吸機能の評価を紹介します．

### A 呼吸アセスメントの基礎

#### 1. アセスメントする前に知っておきたい胸部の体表解剖学

胸部の骨格と肺葉の位置関係は図1のようになっています．前・後面で比較すると分かりますが，下葉はその殆どが後面に位置しています．臥床による悪影響を受けやすい下葉を，前面から評価しても意味が無いことが分かります．

#### 2. フィジカルアセスメントの手順

いきなり，視診・聴診・打診を行うのではなく，可能な限り医学的情報を収集して，患者さんの呼吸状態と病態を想像・予測しておきましょう．とりあえず聴診器を胸に当てるのではなく，次の順序で行いましょう．不慣れな人ほど，決まった順序で系統的に行うことが大切です．

①視診 → ②触診 → ③聴診 → ④打診

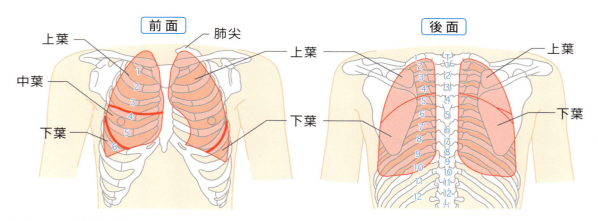

図1　胸部の体表解剖

## 3. 視診のポイント

▶ フィジカルアセスメント完全攻略 Book P.14～18 参照

少し患者さんから離れて，全体が見渡せるようにします．呼吸パターンに関しては，まず正常呼吸を把握しておく必要があります．

### 1. 正常呼吸パターン

正常呼吸パターンは，表1に示す6つの特徴を有しています．評価する上で大切なことは，ただ異常に気付けば良いということではありません．①〜⑥の中で異常が確認できたら，その原因は何なのかを推測することです．もう一つ重要なことは，昨日または数時間前と比べてどうなのか，という経時的な比較です．このことは，全てのアセスメントに当てはまる，とても重要な臨床推論です．

表1　正常呼吸パターン

| | |
|---|---|
| ① | 呼吸数が12〜20回/分 |
| ② | 換気の70%は横隔膜が担う |
| ③ | 吸気は横隔膜と肋間筋の収縮によって行われ，呼気では筋収縮は伴わない |
| ④ | 吸気：呼気の時間比は，1：1.5〜2 |
| ⑤ | 吸気終末に呼吸運動の小休止がある |
| ⑥ | 胸郭と上腹部の呼吸性運動が協調し，胸郭の拡張性に左右差はない |

### 2. 頸部の観察

頸部の呼吸補助筋（胸鎖乳突筋，中斜角筋）の収縮や筋緊張亢進の有無を確認します．安静時から亢進している患者さんでは，呼吸仕事量が増大しているので，吸気時に強い胸腔内陰圧を生じるため，鎖骨上窩のリトラクションを認めることがあります．また，気管が左右のどちらかに偏位していれば，偏位側の肺容量の減少を示唆します（例：無気肺，気胸，肺炎など）．気管の偏位は，胸部Ｘ線写真の方が分かりやすいので，併せて確認しましょう．

### 3. 胸部の観察

胸郭変形の有無をチェックします．閉塞性換気障害の代表的疾患である慢性閉塞性肺疾患（COPD：Chronic Obstructive Pulmonary Disease）によって，肺の過膨張が重度であれば，ビア樽状胸郭を呈していることがあります．同時に胸郭の可動性が低下しているため，ポンプハンドルモーションや，バケットハンドルモーションが低下しています．脊椎の整形外科疾患を有している患者さんにおいては，脊椎・胸郭の変形により，拘束性換気障害を呈する[1]ことが予測されます．視診で呼吸数や呼吸パターンを正確に評価しにくい場合は，次の触診で確認します．

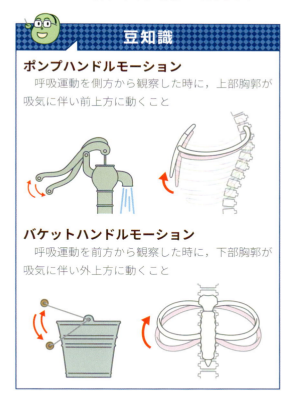

**豆知識**

**ポンプハンドルモーション**
呼吸運動を側方から観察した時に，上部胸郭が吸気に伴い前上方に動くこと

**バケットハンドルモーション**
呼吸運動を前方から観察した時に，下部胸郭が吸気に伴い外上方に動くこと

## 4. 触診のポイント

▶ フィジカルアセスメント完全攻略Book P.19～25 参照

触診は，視診と同時進行で行うことで，補完的に呼吸状態の情報を得ることが出来ます．用手全面接触（指尖から手掌まで）を意識して，患者さんの胸壁に手を当ててみます．

### 1. 呼吸数・呼吸パターン

写真1のように手を当てて，口元や胸郭の動きを目で確認しながら，1分あたりの呼吸数（吸気＋呼気で1回）を測定します．同時にリズムや呼吸の深さの異常（表2）を確認します．

写真1　呼吸数・呼吸パターンの触診

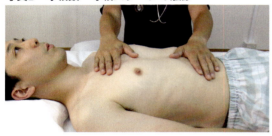

### 2. 肺葉別の触診

体表解剖を意識して肺葉別に手を密着させます（写真2）．この際，密着はさせますが，手で胸壁を圧迫して，患者さんの呼吸を阻害したり，息切れを生じさせたりしないように注意します．ラトリングや握雪感といった異常所見があれば手に感じることが出来ます．吸気時に当てた手の移動範囲を左右で比較することにより，肺容量の減少を確認することが出来ます．肺容量に差があっても，肋間筋の筋収縮は，左右差を認めないことが多いので，純粋に拡張度合い（手の移動範囲）で判断するようにしましょう．

> **豆知識**
>
> **ラトリング**
>
> 中枢気道に分泌物が移動してきて貯留していると，気流によって振動が発生し，それが胸壁に伝達する状態．
>
>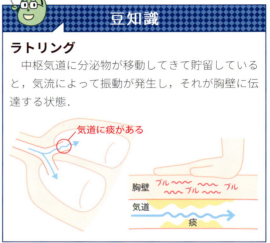

## 5. 聴診のポイント

▶ フィジカルアセスメント完全攻略Book P.26～32 参照

聴診は，最も基本的かつ重要な胸部診察法の1つです．聴診器を用いて，肺や気道に何が起こっているのかを解き明かしていきます．聴診器のチェストピースには，ベル型と膜型がありますが，呼吸音のような比較的高いピッチの音

表2　呼吸数・呼吸パターンの異常

| 項目 | | 状態 | 呼吸の型 | 症状出現時の状況・代表疾患 |
|---|---|---|---|---|
| 呼吸数の異常 | 頻呼吸 | ・深さは変わらず呼吸数増加（25回/分以上） | | 発熱，肺炎，間質性肺炎，気管支喘息，ARDS，呼吸不全，代償性・呼吸性アルカローシス，など |
| | 徐呼吸 | ・深さは変わらず呼吸数減少（12回/分以下） | | 頭蓋内圧亢進，アルコール摂取時，麻酔・睡眠薬投与時，など |
| リズムの異常 | チェーン-ストークス呼吸 | ・呼吸の深さが周期的に変化を繰り返す | | 中枢神経系疾患，麻酔など，尿毒症，重症心不全 |
| | ビオー呼吸 | ・周期性はなく，不規則な呼吸である | | 脳腫瘍・髄膜炎・脳外傷など，中枢神経疾患による呼吸中枢活動の低下 |
| | クスマウル呼吸 | ・深くゆっくりとした規則的な呼吸が発作性に見られる | | 糖尿病性ケトアシドーシス，昏睡時，尿毒症，など |

写真2　肺葉別の触診

| | | |
|---|---|---|
| 上葉および中葉（舌区） | 体表解剖（図1）を意識して中指尖を鎖骨中点にあわせて左右対称に手を当てます．上部が上葉で下部が中葉（右肺）および舌区（左肺）に相当します． | 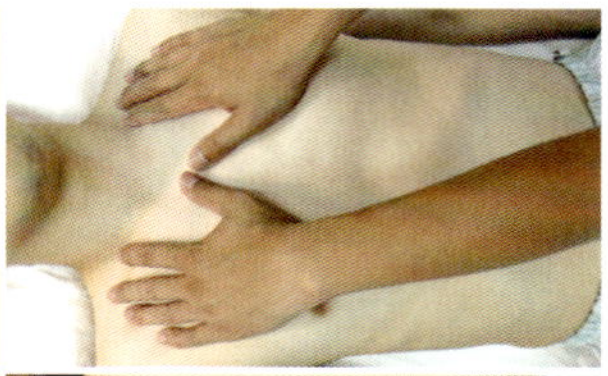 |
| 下葉（座位） | 下葉は殆どが背側に位置しています．肺の下限は，胸骨の剣状突起のレベルに相当するので，その延長線上を意識して手を当てます． | 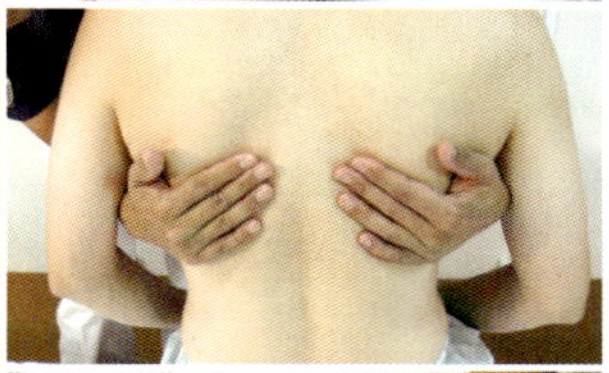 |
| 下葉（背臥位） | 背臥位で寝ている患者さんに対しては，ベッドを押し下げて手を背面に滑り込ませます．胸骨剣状突起が肺の下限なので，それを意識して手を当てます． | 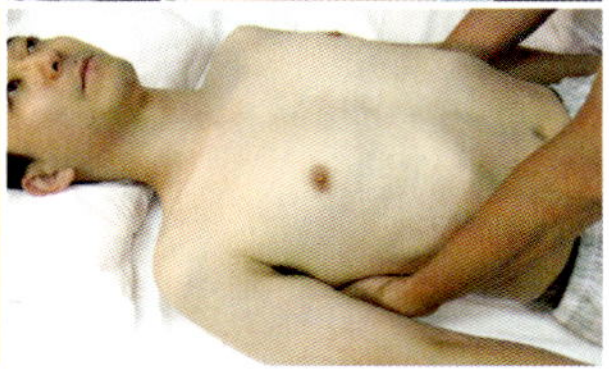 |

を聴取する際は，膜型が適しています．導管の長さは，患者さんとの距離が適度になる程度（〜50cm）とし，音の伝達が低下しないように，長すぎない方が好ましいです[2]．聴診器の性能は価格に比例しています．血圧測定用のものは集音能力が低いため，呼吸音や心音の聴診には適していません．

患者さんが座れる場合は，胸壁の前面・側面・後面を聴取できるように検者はその横に位置します．ベッドレストの患者さんに対して，背側の聴診を行いたいときは，側臥位にしたり，ベッ

ドマットを押し下げて空間を作ったりしてから，聴診器を胸壁の後面に当てるようにしましょう．起き上がれない患者さんほど，下葉に問題を生じやすいため，背側の聴診は必ず行いましょう．聴診の手順は表3の通りです[2]．

### 1. 正常呼吸音

異常を知るには，まず正常呼吸音を知っておかなければなりません．正常とは，音響学的な特徴と，聴取されるべき部位（図2）で決まります．

#### ① 肺胞呼吸音（図2の1〜6）

肺胞内に空気が流入する際に生じます．音は最もソフトで，弱くて低い特徴を有します．吸気と呼気は連続し，長さの比はおよそ3：1です．

表3　聴診の手順

| | |
|---|---|
| ① | 患者さんに聴診することを伝え，リラックスして軽く開口させて呼吸させる．この時，チェストピースをアルコールで消毒してから手で温めておく． |
| ② | チェストピースは衣服の上からではなく，可能な限り直接肌に当て，雑音の原因となるような衣服のこすれを生じないようにする． |
| ③ | 図2の順序で，頸部，前胸部，背部を左右交互で比較しながら，上から下へ聴取する． |
| ④ | 吸気・呼気の呼吸位相を確認しながら，最低1〜2呼吸ずつ深呼吸させ聴取する．チェストピースの移動は呼気終末のタイミングで行う． |
| ⑤ | 途中で異常を確認しても，手順通りに最後まで進め，再度異常部位に戻り詳細に評価するようにする． |

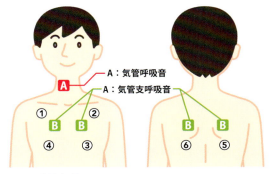

図2　聴診部位

大きさは吸気の方が明らかに大きく，呼気は短く・弱く・低くなります．聴取部位の局所換気と関連し，肺胞呼吸音が小さい場合は，他の肺野より換気が低下していることを示唆しています．

### ② 気管呼吸音（図2のA）

声門を発生源としているため，音は荒く・大きく・高いのが特徴です．吸気と呼気を明確に区別でき，吸気より呼気の方がかなり大きく聴取されます．

### ③ 気管支呼吸音（図2のB）

太い気管支での乱流によって生じます．音は肺胞呼吸音に比べて，比較的大きく高いのが特徴です．吸気と呼気の間に休止期があり，長さの比は1：1～3です．吸気より呼気の方が大きくなります．

## 2. 副雑音（異常呼吸音）

副雑音には，肺内で発生する「ラ音」と胸膜摩擦音のように肺外で発生するものに分けられます．呼吸ケア・リハの現場で重要な副雑音は以下の4つ（表4）です．笛（様）音（wheeze，ウィーズ），いびき（様）音（rhonchi，ロンカイ），水泡音（coarse crackle，コースクラックル），捻髪音（fine crackle，ファインクラックル）．前者2つは連続性ラ音に分類され，発生原因に基づいて説明すると，気道の狭窄によって生じます．その狭窄が末梢側（区域気管支～亜々区域気管支）ならwheezeで，比較的中枢側ならrhonchiです．coarse crackleとfine crackleの2つは，断続性ラ音に分類されます．痰などの気道内の分泌物が発生源の場合は，coarse crackleが聴取されます．閉塞していた末梢気道・肺胞が，再開通・再膨張する際に発生するラ音は，fine crackleです．

## 3. 呼吸音の異常が意味すること

胸部聴診における異常所見は，2つに分けられます．1つ目は異常な呼吸音である副雑音が聴取されることです．一見すると表4は，覚えにくいように感じます．しかし，前述した副雑音の発生機序と，肺の状態（病態）を結びつければ，理解しやすくなります．吸気と呼気とでは，どちらの方が大きく聴こえるのか，各々の疾患・病態に特徴的な副雑音は何なのか，などのポイントを押さえながら聴取すればいいでしょう．

2つ目の異常所見とは，正常呼吸音の異常です．いいかえると，"聴こえるべき音が，決められた場所で聴こえるか"ということになります．もう少し具体的に説明します．正常な呼吸音とは肺胞呼吸音と気管（支）呼吸音ですから，これらが，消失したり，強弱・長さに異変を来した

**表4 副雑音**

| | | |
|---|---|---|
| **連続性ラ音**<br>・発生源：気道の狭窄<br>・大きさ：呼気＞吸気 | **笛（様）音（wheeze）**<br>・気道が大きく狭窄・閉塞した場合<br>・「ピーピー」と高い音で，呼気で聴取されることが多い | |
| | **いびき（様）音（rhonchi）**<br>・気道が部分的に狭窄・閉塞した場合，中枢側の問題であることが多い<br>・「グーグー」といびきの様な音で，吸気・呼気両方聴取される | |
| **断続性ラ音**<br>・発生源：気道の開通や分泌物<br>・大きさ：吸気＞呼気 | **水泡音（coarse crackle）**<br>・水様性の分泌物が存在する場合で，比較的中枢側の問題であることが多い<br>・「ブクブク」という音で，吸気のはじめから呼気にかけて聴取される | |
| | **捻髪音（fine crackle）**<br>・肺胞が開き始めた場合，末梢気道が閉塞していた場合が多い<br>・「パリパリ」と乾いた音で，吸気終末が最も聴取しやすい | |

ら異常ということになります．つまり，聴取部位における何らかの異常を意味します．臨床的には，非病変部位と比較して，肺胞呼吸音の消失・減弱を認めることが多いです．"決められた場所"の異常とは，音伝達の特徴（空気は音を伝達しにくく，水はしやすい）を考えると分かりやすいでしょう．本来，肺内は空気で満たされていて，音は伝達しにくいはずです．気管（支）呼吸音は，気管（支）内の乱流により発生するものですから，本来は気管（支）の直上（図2のAおよびB）でしか聴取されません．ところが，肺内が空気ではなく，音を良く伝達する水成分で置換されると，肺野上で本来聞こえるはずのない気管（支）呼吸音が聴取されてしまいます．つまり，その部分では，肺内が空気ではなく，肺炎や無気肺，胸水などによって水成分で置換されていることを示しているのです．

### ここがポイント

**聴診における注意点**

実際に患者さんを聴診してみると，教科書的な聴診所見を示さないことも少なくありません．検者側の要因として，チェストピースの当て方が不適切（衣服の上，肋骨部で膜が浮いている）であったり，当てる場所が体表解剖を反映していなかったりする場合が多いと思われます．胸部の前面（上葉，中葉，舌区）に当てる場合は，胸骨の剣状突起のレベルが肺の下端になります．更に無気肺や肺切除後などによって，肺容量減少があれば，体表解剖の関係性（図1）が通用しないことがあります．胸部X線写真や打診によって，肺の位置を確認する必要があります．

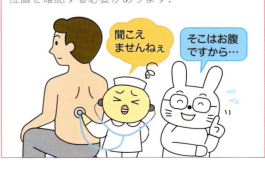

## 6. 打診のポイント

▶ フィジカルアセスメント完全攻略Book P.32〜34参照

打診では，叩打した胸壁部位の深さ3〜4cm以内の空気や水成分の含量の情報が得られます．打診音からは，①肺と周辺臓器の境界線，②横隔膜の高さ，③肺や胸腔内の状態，を知ることが出来ます．しかし，局所的・限定的な情報しか得られないので，聴診や画像所見などと併せて，補助的に活用するようにしましょう．

### 1. 打診の方法

肺尖部では，直接鎖骨を叩打します．それ以外の胸壁では，肋間に非利き手の中指を置きます．利き手の中指の先端で，肋間に置いた中指の遠位指節間関節（DIP）を叩きます．上手に行うコツは，肋間に置く中指をしっかり密着させることと，手首のスナップをきかせることと，叩打した瞬間に跳ね返るようにすぐに離すこと，耳を近づけて聞きやすくすることです．

### 2. 打診音の種類

打診音は，正常肺野で聴かれる「清音」と，過度に空気が貯留している「鼓音」と，水成分や実質臓器を反映する「濁音」に分類されます（表5）．1つの打診音で音質を絶対的に判読するのは困難です．ピッチや響き方の相対的な違いを意識して聴きましょう．

**表5 肺の打診音の種類**

| 打診音 | 音質 | 特徴・病態 |
|---|---|---|
| 清音（正常音） | 響く | 正常肺野の打診音で，適度な含気を反映している． |
| 鼓音 | よく響く | 腹部ガス，気腫肺，胸腔内の含気など過度な含気を反映している．肺気腫，巨大肺嚢胞，気胸など． |
| 濁音 | 響かない | 水成分で置換されている状態を反映し，肝臓や横隔膜でも聴取される．無気肺，肺炎，肺水腫，胸水，胸膜肥厚など． |

### 3. 打診の臨床活用例

#### ① 横隔膜の高さ
鎖骨中線（胸壁前面）に沿って，肋間を上から叩打していくと，正常では第6肋間で清音から濁音へと変わります．ここが横隔膜の高さを表しますが，横隔神経麻痺や無気肺によって横隔膜の位置が上昇していると，もっと上のポイントで濁音が聴取されます．

#### ② 肺の含気範囲
胸水，無気肺，肺炎，肺水腫などにより肺の含気量が低下している病変部位では，濁音が聴取されます．清音が聴取される部分から，順に叩打していくと，濁音に変わるポイントがあり，そこが正常部分との境界線に相当します．下葉が問題になることが多いので，胸壁の側面を頭側から尾側へ，腹側から背側へと叩打します．被包化されていない胸水がある場合は，体位により胸水が移動するので，境界域が変化することがあります．

## 7. 各種疾患・病態と聴診・打診による所見の特徴

表6は，各種肺疾患・病態と所見の特徴をまとめたものですが，丸暗記が必ず役に立つとは限りません．まず，各種疾患の解剖学的特徴や病態生理学的特徴がイメージできなければなりません．次に，前述した聴診所見や打診の所見が，肺内のどのような状態を反映しているかを聞き分けられることが大切です．この2点を結びつけることができれば，この表6は自ずと理解できるはずです．臨床においては，このようにイメージしながら，アセスメントを行うことが重要です．

## 8. 離床とフィジカルアセスメント

### 1. 本来の目的を見失わない

ここまでは，呼吸器のフィジカルアセスメントのイロハについて，説明してきました．しかし臨床的には，離床を安全かつ効果的に実践するため，どのようにフィジカルアセスメントを活用するのか，という視点を持つことが大切です．フィジカルアセスメント技術を熱心に習得するあまり，その異常所見を改善または正常化させることだけに，没頭しないようにしましょう．私達に課せられた使命は，患者さんの聴診所見を改善することでしょうか．違いますよね．安全かつ効果的な離床によって，患者さんが元気になり，病院から退院できるように支援することが最終目標です．

表6 各種疾患・病態と聴診・打診の特徴

| 疾患・病態 | 聴診所見 | 打診所見 | 疾患・病態 | 聴診所見 | 打診所見 |
|---|---|---|---|---|---|
| 肺気腫 | ・肺胞呼吸音の減弱<br>・副雑音は通常なし | 鼓音 | 無気肺 | ・病変部位の気管支呼吸音聴取，肺胞呼吸音消失<br>・副雑音は通常なし | 濁音（病変部位のみ） |
| 肺炎 | ・病変部位の気管支呼吸音聴取<br>・水泡音，いびき音 | 濁音（病変部位のみ） | 肺水腫 | ・肺胞呼吸音減弱，気管支呼吸音化<br>・水泡音/捻髪音（病期による） | 濁音（病変部位のみ） |
| 間質性肺疾患 | ・肺胞呼吸音減弱，気管支呼吸音化<br>・捻髪音（吸気時） | 清音 | 気胸 | ・肺胞呼吸音消失<br>・副雑音なし | 鼓音 |
| 気管支炎 | ・肺胞呼吸音<br>・水泡音（ときに連続性ラ音） | 清音（〜鼓音） | 胸水貯留 | ・病変部位の気管支呼吸音聴取，肺胞呼吸音消失<br>・胸膜摩擦音（直上部位のみ） | 濁音（体位で変化） |
| 気管支拡張症 | ・肺胞呼吸音<br>・水泡音 | 清音 | | | |
| 気管支喘息 | ・肺胞呼吸音（減弱）<br>・呼気の延長と笛様音 | 清音（〜鼓音） | | | |

## 2. "診断"が目的ではなく，病態を把握する手段の1つ

私達コメディカルスタッフが，患者さんに接する時は，既に診断名，併存疾患，合併症を確認できることが多いと思います．病名だけでなく，血液検査データや画像所見などの情報も同時進行で得られます．これらの医学的情報を念頭に置いた状態で，アセスメントができる訳です．これはフィジカルアセスメントが苦手な新人さんなどにとっては，大きなアドバンテージです．表6のように，現在の呼吸状態がどうなっているかを想定しながら，視診，聴診，打診を行えば，見えないものが見え，聞こえないものも聞こえてくることが期待できます．したがって，診断学に基づくようなボトムアップ式のフィジカルアセスメントを行うのは，現場では現実的ではありません．あくまでも既知の情報に付け加えて，病態を把握するための一助にするのです．

### 臨床のコツ

しかし，医学的情報を念頭に置いて行うことは，諸刃の剣で，固定観念だけに囚われていれば，重要で微かなサインを逃してしまう可能性があります．可能な限り，先輩スタッフや医師に確認（答え合わせ）を求めることが，リスクを回避する上でも，技術を習得する上でも重要であることはいうまでもありません．

## B 離床の対象者別にみたアセスメントのコツ

### 1. ワッサーマンの歯車から見た離床の対象者とは

第1章にあるように，離床はワッサーマンの歯車の回転を促進させます．▶詳しくは，P.22参照 つまり，全身に影響を与える治療介入ということになります．したがって，離床を実践する場面では，対象患者さんは，確定診断がつき，治療が開始または治療方針がある程度定まっていることが多いと思います．その目処が立っていない段階で，重症患者さんに，あえて離床を行うことはしません．もちろん，軽症な患者さんを除いての話ですが．

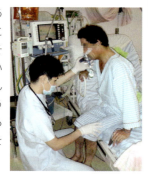

### 2. 重症患者におけるワッサーマンの歯車

では，重症疾患の患者さんの歯車はどうなっているでしょうか．重症感染症である敗血症を例に考えてみましょう．簡便な敗血症のスクリーニングに，qSOFA（quick Sequential Organ Failure Assessment）[3]というものがあります．

**qSOFA**

| 呼吸数22回以上 |
|---|
| 意識の変容 |
| 収縮期血圧100mmHg以下 |

上記の3項目からなる敗血症のスクリーニング．ICU以外の医療現場でも簡便に行え，2点以上がカットオフ値となっている．改訂前の基準よりも，院内死亡の予測精度に優れていた[4]．

この中に呼吸数増加という項目が含まれています．この呼吸数増加は，末梢循環不全の指標として用いられています．どういうことなのか，噛み砕いて説明してみます．敗血症になると，体内に侵入した細菌が放出する外毒素などが血管内皮細胞に作用して血管が拡張し，血圧が低下してしまいます．血圧が低下すると全身の末梢組織の血流が減少してしまい，臓器の循環不全が起こってしまいます．組織への酸素供給が減るため，嫌気性代謝でエネルギーを産生し，その代謝物である乳酸が産生され，体液が酸性に傾いてしまいます（アシドーシス）．そのため，体内の二酸化炭素を排出してpHを正常域に戻そうとする代償機構 ▶詳しくは，P.128参照 が働いて，呼吸数が増加してしまうのです．また，カテコー

ルアミンやサイトカインの作用で心拍出量も増大します．

つまり，重症疾患や高度侵襲によって，既に患者さんのワッサーマンの歯車は過度に回転してしまっているのです．このような患者さんにおいては，早期離床を実践するか否かの判断は，とても慎重に行う必要があります．

この判断は，2つの臨床推論からなされます．1つ目は，歯車を加速させられるだけの予備能（＝各臓器の余力のようなものです）を，患者さんが備えているかということです．これは離床開始基準や，離床の安全基準などに，集約されています．もう一つは，問題となっている疾患の病勢・病態が，安定または改善傾向にあるかどうか，ということです．呼吸状態の安全基準に関してはC項で後述しますので，ここでは病態を把握するコツについて説明します．

## 3. 早期離床のための病態把握

### ■ 1. 病態把握のポイント

病態を把握するには，表7の3点に着目すると良いでしょう．同時進行で行われている治療内容を確認して，それらの優先順位がどうなっているのか，各々の治療内容の理由（何に対してなのか）を理解しましょう．入院治療のきっかけとなった主病名の治療だけなら分かりやすいですが，それを契機にした併存疾患の急性増悪，手術後の合併症などと，様々な状況があり得ます．そして，治療が奏功して改善しているのかを確認します．新たな問題が生じていないかどうかも，リアルタイムで押さえていかねばなりません．

当然，主治医はこれらを踏まえて診療していることになりますので，新人さんなどは，直接主治医に確認しても良いでしょう．しかし，カルテ記載，各種検査・画像所見，治療内容などから，病態が把握できるようにトレーニングを積みましょう．

### ■ 2. 病勢（臨床経過）の察知が不可欠

離床を念頭に置いた場合は，最も問題視している病態に着目せねばなりません．これが，改善傾向なのか，悪化傾向なのか，良い状態で安定しているのか，悪いなりに安定しているのか，というような病勢（臨床経過）を察知する能力が不可欠です．例えば，敗血症によって，呼吸，循環状態が著明に悪化した患者さんが，集中治療によってそれらが改善したとします．しかし本質的には，低酸素血症や血圧低下が起こるのは，感染により炎症が生じて血管透過性が亢進し，血管内水分が間質に漏出することが原因になっています．つまり，酸素投与や昇圧剤以上に，原疾患に対する根本治療である抗菌薬投与が重要[5]というわけです．患者さんに起きている"改善"が，根治的治療である抗菌薬が奏功して，得られたものなら，病態は改善のトレンドに乗っているといえるでしょう．逆に一時的に改善傾向または小康状態にあったとしても，感染症がコントロール出来ていないのならば，それは本当の意味での病態改善とはいえないはずです．そのような状態の患者さんに，敢えて歯車を加速させることが本当に有効なのかどうかは，高度な判断が求められます．ですから，患者さんの病態を適切に把握することが，早期離床を安全に行うための必要条件になります．

表7 病態を把握する時のポイント

- 今，何が一番問題なのか？
- 治療の内容・優先順位と，その理由は？
- 治療効果と臨床経過は？

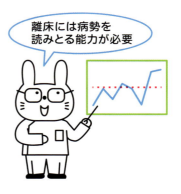
離床には病勢を読みとる能力が必要

## C 呼吸状態から考える離床の安全基準とリスク管理

離床を実践するか否かの臨床推論のもう1つは、離床を行えるだけの予備能があるかを、アセスメントすることです。2段構えで考える必要があります。1つ目は、離床の開始基準  や離床除外基準[6]に当てはまらないことと、安静時で呼吸循環器系のパラメータが一定水準以上か、というものです。これらは、事前のアセスメントで情報収集でき、明らかに予備能に欠けているかどうかが、安静臥床（ベッドレスト）の状態で判断を下せます。明らかに離床不可ということですね。2つ目は、いわゆるグレーゾーンに位置していて、安静時パラメータが基準の前後値を示すものの、どれくらいの予備能を有しているのかが、ベッドレストの状態では判断できかねる状態のことです。まず次項では、離床不可の方から解説いたします。

### 1. 離床の安全基準

重症患者に対する離床の安全基準に関しては、諸家から報告されています。表8は呼吸状態の基準を抜粋してまとめたものです[6-8]。集中治療領域においては、対象患者の背景因子が多種多様なので、エビデンスに基づく手法で、画一的な数値設定による安全基準を作成するのは難しいようです。そこで、世界中の専門家の意見を、社会学的アプローチで集約して、コンセンサスを形成するようにまとめられています[8-9]。

人工呼吸器管理そのものは、気管内挿管や気管切開に関わらず、離床実施の阻害因子にはなってなく、むしろ推奨されています。可否の判断は、装着の有無ではなく、$F_IO_2$やPEEPといった人工呼吸器の設定で決まっています。ARDSネットワーク（ARDS: acute respiratory distress syndrome、成人呼吸促迫症候群）の研究報告[10]における、$F_IO_2$とPEEPの組み合わせ例（低いPEEP圧の方）では、$F_IO_2$が0.6の時、PEEPは10cmH$_2$Oと設定されています。それぞれ高濃度

表8 モビライゼーションの安全/除外基準（呼吸状態のみ）

| 出典 | 安全基準／除外基準 |
|---|---|
| Gosselink (2008)[7] | 【望ましい予備能】<br>・$PaO_2/F_IO_2$＞300，$SpO_2$＞90%で4%未満の低下<br>・異常呼吸パターンを認めない<br>・モビライゼーション中に機械換気が可能 |
| Engel (2013)[6] | 【除外基準】<br>・人工呼吸器管理が$F_IO_2$＞0.8またはPEEP＞12cmH$_2$O<br>・急速な呼吸不全の悪化 |
| Hodgson (2014)[8] | 【安全基準】<br>・気管内挿管　　　　　ベッド上…○　ベッド外…○<br>・$F_IO_2$＞0.6　　　　　ベッド上…△　ベッド外…△<br>・呼吸数＞30bpm　　　ベッド上…△　ベッド外…△<br>・呼吸器非同調　　　　ベッド上…△　ベッド外…△<br>・気管切開　　　　　　ベッド上…○　ベッド外…○<br>・$SpO_2$＜90%　　　　　ベッド上…△　ベッド外…□<br>・PEEP＞10cmH$_2$O　ベッド上…△　ベッド外…△<br>・腹臥位療法　　　　　ベッド上…□　ベッド外…□ |

ベッド上：ベッド上での四肢の運動やエルゴメーター
ベッド外：端座位、立位、歩行などの離床
○：有害事象のリスクが少なく運動・離床可能
△：有害事象のリスクより運動・離床の効果が上回る場合。予防策や禁忌事項を事前に明確にしておく
□：リスクが高くベテランスタッフへの相談を必要とし、専門医から特別に了解を得ない限りは、運動・離床はするべきではない

$PaO_2$：動脈血酸素分圧，$F_IO_2$：吸入気酸素濃度，$SpO_2$：酸素飽和度，PEEP：呼気終末陽圧

酸素による酸素中毒[11]や，胸腔内圧上昇による循環抑制や圧損傷[10]のリスクを犠牲にしてもなお，"高度に人工呼吸器に依存しないと，生命を維持させることができないくらい重篤な状態"，ということを意味しています．腹臥位療法を導入している患者さんも，離床は推奨されていません．これはレスキュー的に腹臥位療法を導入せざるを得ない程，肺障害が重篤ということです．（逆説的には，離床ができる患者さんに対して，腹臥位療法を強要する必要はないということもいえるでしょう）

> **注意**
>
> 表8のように箇条書きに出来るような基準は，初学者にとってはありがたいものかもしれません．しかし，これらを丸暗記してもあまり意味がありません．上に述べたように，その数値や各種治療・設定が，何を意味しているのか，患者さんの病態をどう反映しているのか，という所にまで考えを及ばせて，どの位重症なのか，なぜその治療が必要なのかを知ることが病態把握にも繋がるのです．

## 2. 予備能とは

次にグレーゾーンにあたるケースについての説明です．離床を実施する前のアセスメントとして，明らかにできる場合と，明らかにしない方がよい場合の判断は比較的簡単ですが，どっちつかずのケースの場合は判断に迷うところです．ここで鍵となる考え方は，患者さんの予備能を反映する"見えないリスク"と，"安静によるリスク"の2つです．

### 1. 見えないリスクは存在するか？

潜在的なリスク，つまり見えないリスクというのは，離床によって有害事象を引き起こす可能性を意味します．この場合は，やみくもに離床をやっていいという訳ではありません．安全基準で取り上げたHodgsonらの推奨[8]では，グレーゾーン（△印）に該当する患者の状態は，"離床によって潜在的なリスク（有害事象を引き起こす）の可能性は比較的高いが，恐らく離床による効果の方が勝る状態である．いずれの離床にしても，有害事象の予防策や禁忌事項を事前に明確にしておく必要がある"，と，説明されています．特に後半の下線部分が重要になります．各患者さんの疾患や病態を考慮し，離床によって引き起こされる有害事象を予想することができる病態把握能力が重要です．例えば，呼吸不全の急性増悪ならば，呼吸器系のパラメータに特に着目する必要がありますし，循環動態が不安定な患者さんならば，心電図モニターや血圧を注視しなければならないでしょう．ICU-AW（intensive-care unit acquired weakness, ▶詳しくは，P.17参照）によって，全身の筋消耗が著しい患者さんならば，離床に伴う姿勢の保持が困難かもしれないので，環境設定やマンパワーの充実で対応する必要があるでしょう．

### 2. 過度な安静によるリスクとは？

ベッドレストや身体的不活動といった安静によって引き起こされる多臓器系に生じる生理学的現象のことを"ディコンディショニング（deconditioning）"といいます．

疾患の急性期や重症例においては，起立耐性能の低下（orthostatic intolerance）が，ディコンディショニングの端緒として認められ[12]，不動だけでなく種々の要因が重なって合併します[13]．

不動以外の要因として，重症疾患による臓器障害に起因する呼吸・循環障害や，ICU-AWによる骨格筋消耗が挙げられます．これらは基本病態に伴うディコンディショニングとして，患者さんの予備能を低下させてしまいます．一方，離床のターゲットとなるディコンディショニングとは，このような疾患原因によるものではなく，不動が要因となっている部分を指します．つまり，予備能がある人に対して過度な安静を強いていないか常に考え，慎重に離床を選択することが大切です．

# D 重症患者に対する体位変換の考え方

## 1. どのような患者さんに行うか

重症患者に対するポジショニング（体位変換）は，主として呼吸状態の改善か，離床の第一歩か，またはその両者を目的として行われます．臨床場面でポジショニングに精を出さねばならないのは，"病態が不安定で離床よりも安静を優先させなければならない"患者さんを担当したときです．ここでの大原則は2つあります．「出来るだけ背臥位にさせない」ことと「病態が許せば，体位変換（側臥位・腹臥位）よりもヘッドアップ（離床の第一歩）を優先させる」ことです．

### 豆知識

**体位ドレナージかポジショニングか**

重症患者の体位ドレナージとは，気道クリアランスの改善を目的に，病変部位に相当する肺区域または肺葉を上側にして，気管支の走行と重力を利用して気道内分泌物を排出するものです[14]．しかし重症患者においては，体位変換＝体位ドレナージではなく，"ポジショニング"として位置付けられています[7]．その目的は，なるべく起こした姿勢（upright position）にして，体液のシフトを引き起こし，重力負荷をかけることです．同時に肺気量の増大とガス交換能改善も図ることができます[15]．更に，30°～45°のヘッドアップは，人工呼吸器関連肺炎（VAP：Ventilator Associated Pneumonia）を予防するために米国胸部疾患学会や米国感染症学会からも推奨[16]されており，"人工呼吸管理中は背臥位のまま寝かさずにヘッドアップしておく"ことは当たり前のことになっています（医学的な禁忌がない限り）．重症患者においては，排痰以外にもやるべき事（VAP予防，呼吸状態改善，離床）があるので，それらを目的とした"ポジショニング"という呼称の方が相応しいでしょう．

### ここがポイント

**Upright Position**

介助の有無に関わらず，重力に抗して起き上がった姿勢のことをUpright Positionといいます．具体的にはヘッドアップ，端座位，立位のことを指します．

## 2. 体位変換の優先順位

側臥位に関するシステマティック・レビューでは，両側性病変ではない場合，病変側を上にした側臥位（角度は60度以上）は，酸素化を改善させるとされています[17]．エビデンスだけでなく，実際に側臥位にすることで，酸素化が改善したり，呼吸音が改善したり，排痰が促されたりと，臨床でもその効果を認める場面があると思います．でも，ここに落とし穴が潜んでいるのです．このような胸部の理学的所見の改善は，あくまでも局所的なものに過ぎません．ワッサーマンの歯車のように，全身状態を反映している訳ではないのです．前述のシステマティック・レビューでも，側臥位がVAP，ICU在室日数，死亡率といった臨床的に重要なアウトカムを改善させたというエビデンスは認められませんでした[17]．これは何を示唆しているかというと，局所的な改善を認めるくらいでは，その先にある患者さん本位のエビデンス（patient centered evidence）に貢献することは難しいということではないでしょうか．

一方，ヘッドアップが端緒となる積極的な離床に関しては，第1章で述べているように，多くの臨床的に重要なアウトカムにおいて，エビデンスが認められています．したがって，病態が許すならば，側臥位よりもヘッドアップを優先して行うべきでしょう．冒頭の「病態が許せば，体位変換よりもヘッドアップを優先させる」とはそういう意味です．

# E 重症患者の離床におけるフィジカルアセスメントの活用

## 1. 離床の実践とアセスメント

　離床を導入する場合は，①除外基準（禁忌）に該当せず，②病態・病勢が安定または改善傾向で，③予備能を有している（離床による効果の方が勝る，または安静によるリスクの可能性がある）ということになります．①と②は事前のアセスメント（医師との連携を含む）で，判断できます．しかし，③に関しては，動かしてみて，その反応を評価しないとわかりません．ここでフィジカルアセスメントのスキルが役に立ちます．以下に段階的離床におけるフィジカルアセスメントの活用法を解説します．

## 2. 第1選択としてヘッドアップ

　前述の通り，病態・病勢が安定していれば体位変換よりもヘッドアップを優先させていきます．ヘッドアップをするだけで機能的残気量が約38％も増加します[15]．しかし，ヘッドアップのように縦に離床するということは，吸気時に胸郭を重力に抗して，上方向に持ち上げる必要があるため，呼吸補助筋の仕事量をさらに増やしてしまうことがあります．この負荷に耐えうる予備能がない場合には，フィジカルアセスメントの所見として呼吸困難感，呼吸数上昇，$SpO_2$低下，さらには$PaCO_2$の上昇から$CO_2$ナルコーシスといった症状が出現します．しかし，日を追うごとにヘッドアップや座位の耐久時間が伸びていけば，徐々に予備能が増えるため，こうした所見は変化します．日々しっかりとしたフィジカルアセスメントを行う必要があります．

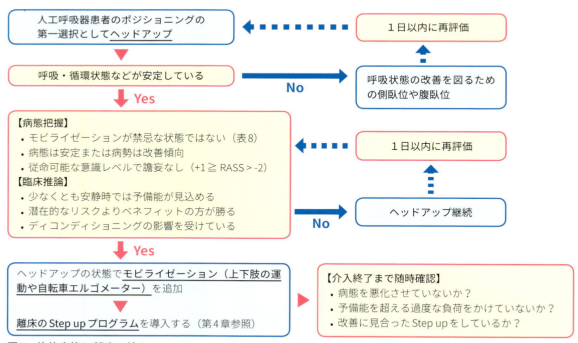

図3　体位変換と離床の流れ

## 3. 治療を優先させる時期

　第1選択としてヘッドアップを選択し，フィジカルアセスメントを行った結果，呼吸・循環が安定していないと判断した場合は，治療を優先させます．しかし，ただ安静に臥床していることは，ディコンディショニングの原因となります．そのため，治療の一環として，側臥位や腹臥位を検討し呼吸・循環状態の改善を図ります．このような場面でも，体位変換前後で背中側の機能が改善しているか，リトラクションなどの所見は変化したか，などを評価しましょう．

### 臨床のコツ

#### ベッド上での運動

　ディコンディショニングの対策は，ベッド上で身体活動を促すことが中心になります[18]．つまり，縦に起こせない患者さんであっても，可能であれば，ワッサーマンの歯車を加速させるような自転車運動などの介入は，重症患者にとって有益です[19]．加速とは酸素消費量を増やすことを意味しており，その加速こそが，全身，特に下肢の骨格筋に負荷を与え，換気量を増やし，心拍数を上昇させる治療効果を生みます．そのためには，どの程度の酸素消費量を増やしていいのか，予備能をしっかりとアセスメントする能力が必要となります．

### ここがポイント

#### 呼吸予備能が低い患者さんの対応策

　離床によって，患者さんの酸素消費量が上昇すると，動脈血酸素飽和度も低下しやすくなります．特に呼吸器疾患患者さんでは，$SpO_2$が著明に低下してしまいます（4%以上の低下または90%未満）．したがって，呼吸器疾患を有し予備能が低そうな患者さんに対して離床を行う時には，肺胞内の酸素分圧を上げるために，$F_IO_2$や酸素流量を予め上げておきましょう．

## 4. 離床中のフィジカルアセスメントのポイント

　ここでは呼吸器系の予備能を把握するフィジカルアセスメントのポイントを解説します．まず，客観的に重症患者における妥当性・反応性が証明されている活動スケール[20]，であるICU Mobility Scale（IMS）[21] ▶詳しくは，P.55参照　などを参考に，その時の病態や身体機能を評価・記録するとよいでしょう．

　段階的離床における呼吸器のフィジカルアセスメントの活用は，離床をステップアップさせたら，まず視診を行います．意識レベル低下や顔面蒼白，苦悶表情，発汗度合い，呼吸数・リズムの異常，特に呼吸補助筋の過活動はないか，など一瞬のうちにアセスメントします．次いで，離床前に触診・聴診した部位を，離床後に変化はないか再度確認をします（特に下葉肺底区）．離床は，ポジショニング効果と身体活動による酸素消費量の増加により，換気量が増えて気道内分泌物がドレナージされるため，重症患者であっても気道クリアランス改善の手段として推奨されています[7]．

### おわりに

　離床における，端座位以降のプロセスは，座位の耐久時間を増やすというのも，1つの目的ではあります．しかし，長時間の座位に固執して，数日のあいだ停滞するよりは，速やかに立位以降に進ませることの方が，メリットがあるように思えます．起立や歩行に進まないと，下肢の抗重力筋に負荷がかからないからです．さらに「立てるようになった」「歩けるようになった」という事実が，心理的に良い方向に働きます．いつもトライする気持ちを持って患者さんを良くしていきましょう．

# Chapter 2 あなたの評価力が変わる！フィジカルアセスメント

## Section 02 循環状態

循環が不安定な患者さんを離床させることは大変危険です．循環機能を十分に評価し安全に離床を進めることが大切です．しかし，臨床では評価する機器が十分にそろっていないことも多くあります．この項では，特別な機器がなくても評価することが可能な循環機能の評価を紹介します．

### A 循環の安定は離床の前提条件

臥位から座位へと離床を進めるためには，起き上がったときに足部から頭部へと血流を戻すだけの十分なポンプ機能と臓器に酸素供給を行う体液循環機能の両方が正常に機能していなくてはなりません．

表1は難しい機器を用いなくても評価できる循環安定の目安です．これらの条件がそろっている時には，ポンプ機能も体液循環機能も良好と判断し，離床を進めます．

表1 循環状態安定の臨床的目安

- 脈拍・血圧の日内変動が少ない
- 脈拍・血圧が体位変換しても大きく変化しない
- 不整脈がコントロールされている

### B 離床のための循環アセスメントのポイント 〜3Bサインが重要〜

循環領域で基本となるフィジカルアセスメントは①血圧（Blood pressure），②心拍数（Beats per minute），③体温（Body temperature）の3つです．覚えやすいように頭文字をとって「3Bサイン」と称します．表2に3Bサインの異常の主な原因を示します．これら3Bサインは心不全にも影響を及ぼします．以下，3Bサインと心不全の関係について述べていきます．

表2 3Bサイン異常の主な原因

| | 上 昇 | 低 下 |
|---|---|---|
| 血 圧<br>Blood pressure | ・動脈硬化<br>・交感神経活性<br>・疼痛，ストレス<br>　　　　　　など | ・脱水，貧血<br>・心機能低下<br>・迷走神経反射<br>・降圧剤の影響<br>　　　　　　など |
| 心拍数<br>Beats per minute | ・出血，貧血<br>・不整脈<br>・疼痛，ストレス<br>・血圧低下の代償<br>・交感神経活性<br>　　　　　　など | ・不整脈<br>・β遮断薬の影響<br>　　　　　　など |
| 体 温<br>Body temperature | ・感　染<br>・肺　炎<br>・炎症反応<br>　　　　　　など | ・筋肉量の低下<br>・甲状腺機能低下<br>・自律神経機能低下<br>　　　　　　など |

#### 1. 血圧（Blood pressure）

血圧上昇の原因は，動脈硬化や交感神経活性・ストレスなどが挙げられ，高血圧を治療せずにいると肺うっ血を呈し，左心不全となります．

血圧低下の原因は，脱水や心機能低下，降圧剤の影響が挙げられます．血圧を維持できない場合には，末梢血管抵抗を上昇させ，中枢部の

血圧を維持するよう働き，手足の触診では冷感を認めます．離床時によく経験する起立性低血圧では，離床前に脱水や心機能のアセスメントと対策 ▶詳しくは，P.159参照 を行ってから離床を行う必要があります．

### 注意

**この数値だったら要注意**
①収縮期血圧：80mmHg以下
②平均血圧：65mmHg以下

　筆者の経験上，これらの状況で離床を行った場合，めまいや立ちくらみ，気分不快を訴えるケースが多いと感じています．平均血圧は臓器血流を反映するといわれ，（収縮期血圧－拡張期血圧）÷3＋拡張期血圧で求める事ができます．

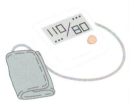

## 2. 心拍数（Beats per minute）

　一般成人の心拍数の正常値は60〜100回/分です．不整脈によって頻拍あるいは徐拍を伴う場合，心拍出量が低下し心不全を発症する事があります．心拍数上昇の原因は，出血やストレス，血圧低下に対する代償反応などが挙げられます．心拍数低下の原因は，房室ブロックなどの不整脈やβ遮断薬の影響が挙げられます．

### ここがポイント

**心拍数と脈拍数は違う！?**

　心拍数は実際の心臓の収縮回数を表し，心音聴取や心電図モニターで確認ができます．一方，脈拍数は動脈が体表近くを走行する拍動を感知するもので，通常は同調しています．しかし，心臓がいわゆる「空打ち」の状態になると，心臓は収縮しても，拍出量が十分でないため，脈拍として伝わりません．結果，両者は同調されず，数値が異なることになります．モニターのみのアセスメントではなく，触知して末梢まで血液が流れているのか，確認することが大切です．

### 注意

**この数値だったら要注意**
心拍数：120拍/分以上または50拍/分以下

　心拍数が120拍/分を超えると動悸を訴えたり心拍出量低下から血圧低下を生じる事があります．また，50拍/分以下ではしばしばペースメーカの適応となる事があるので注意が必要です．

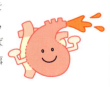

## 3. 体温（Body temperature）

　発熱とは，一般的に38度以上のことをいい，細菌やウィルスなどの外因性物質が生体内に侵入すると，発熱・発赤・腫脹・疼痛といった炎症症状が現れます．高体温によって生じる心不全を高拍出性心不全といい，全身の代謝が亢進し心拍出量が増え，心負荷が強まる事が原因で起こります．

### 臨床のコツ

**体温調節は血圧管理にも効く！**

　人の身体は，寒さを感じると血圧を上昇させ，体温を調節します．そのため，寒暖差が激しいと急激な血圧変動が起こります．日々の生活では，寒くなればエアコンを使用するなどして保温を心掛け，逆に入浴時には急激な体温変化を防ぐために，脱衣所を暖かくしておくことで大きな血圧変動を防ぐことができます．

### 注意

**この数値だったら要注意**
体温：38.0℃以上

　臨床では体温が38.0℃を超えると倦怠感が強く積極的な離床は困難になります．ベッドサイドでの離床やコンディショニング程度の介入にとどめます．

## C 循環が不安定な患者さんのアセスメント

循環動態の管理には，客観的なデータを表す機器が必要不可欠です．しかし，機器のみに頼るのではなく，自分自身で状態を確認すること（見て，聴いて，触って）が大切です．

診る側の「見る」「聴く」「触る」の基本的側面から得られた情報をもとに，その背景に何があるのかを，見出していきます．

### 1. 問　診

コミュニケーションが可能か，質問に対して適応に回答できているか，などを確認します．

訴えが多い，落ち着きがない，何回も同じ事を言うなどの「せん妄状態」の根底には，心拍出量低下に基づく脳血流の不足も考えられます．

### 2. 視　診

循環不安定の所見は身体の様々な箇所に現れます．イラストは心原性ショックの時に出る所見です．心原性ショックは心筋梗塞や不整脈など心臓自体のポンプ機能障害によって起こります．特徴的な症状は①蒼白（pallor），②虚脱（prostration），③冷汗（perspiration），④脈拍触知不能（pulseless），⑤呼吸不全（pulmonary insufficiency）の5点で，英語の頭文字を取って「ショックの5P」といわれています．心原性ショックによって血圧が低下すると，何とか血圧を維持しようと交感神経が緊張し末梢動脈を収縮させ皮膚の血流が低下する事で冷汗や頻脈，顔面蒼白がみられます．血圧を保てなくなると脳血流が低下し虚脱症状が出現し，さらに脈拍触知が困難になります．また，循環不全によって肺うっ血が起こると，湿性ラ音や喘鳴，ピンク色の泡沫状痰がみられることもあります．

### 3. 触　診
～循環が悪い!? と感じたら手足をさわろう～

前述の通り，循環動態が悪くなると末梢動脈を収縮させ血圧を維持しよとします．つまり，四肢末梢部の状態は，循環の中枢である心臓の機能を反映しています．四肢の状態に異常があれば，それは心臓の異常のサインかもしれません．

#### ショックの5P

① 蒼　白・・・・・・・・**p**allor
② 虚　脱・・・・・・・・**p**rostration
③ 冷　汗・・・・・・・・**p**erspiration
④ 脈拍触知不能・・・**p**ulseless
⑤ 呼吸不全・・・・・・**p**ulmonary insufficiency

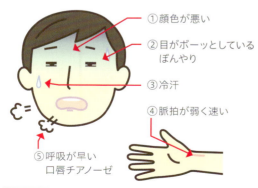

- ① 顔色が悪い
- ② 目がボーッとしている ぼんやり
- ③ 冷汗
- ④ 脈拍が弱く速い
- ⑤ 呼吸が早い 口唇チアノーゼ

▶ フィジカルアセスメント完全攻略Book P.57 参照

#### 観察の方法

- 検者の手掌で患者さんの手もしくは足を触ります．

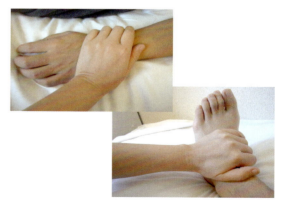

- 患者さんの手もしくは足が「温かいのか，冷たいのか」，「乾いているのか，湿っているのか」を評価します．

▶ フィジカルアセスメント完全攻略Book P.46 参照

## D 心不全患者のアセスメントに必須「ノーリア分類」と離床の留意点

心不全をフィジカルアセスメントや臨床症状より4つの病型にグループ化したものがノーリア分類[22]です．

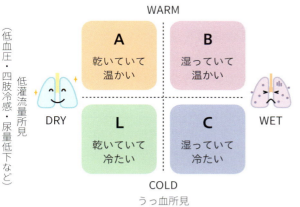

図1 ノーリア分類

### 1. ノーリア分類「A：手足が温かく肺や体がむくんでいない」〜攻めの離床の時期〜

うっ血所見も低灌流所見も認めない理想的な管理状況であり，心不全治療はこの状態を目指して行われます．末梢循環が保たれていて，息切れやむくみなどの心不全症状を訴えることがないので，離床を積極的に進めADLを拡大していくことが重要です．また退院前の最終調整を行う段階であるので，心不全再発予防のための患者教育が重要です．

### 2. ノーリア分類「B：手足が温かく肺や体がむくんでいる」〜積極的離床の時期〜

末梢循環が保たれているため，手足は温かいが，肺うっ血を呈し，湿性ラ音や起座呼吸である「うっ血所見」が認められる状態です．安静時および離床時の呼吸困難感や気道分泌物の増加が予測されます．座位や立位をとり，離床を進めることで血液を下肢静脈に貯留させ，肺うっ血を緩和し，呼吸を楽にすることができます．また，排痰法を指導し気道のクリアランスを保つことも大切です．

### 3. ノーリア分類「L：手足が冷たく肺や体がむくんでいない」〜段階的離床の時期〜

低心拍出量により，四肢冷感，尿量低下，傾眠などの「低灌流所見」が認められる状態です．離床を進めることはできますが，脱水による低血圧や不整脈の出現などが原因で，起立性低血圧を呈することが予想されます．まずは座位獲得を目標とし，めまい・生あくび・気分不快などの患者さんからの訴えに注意しながら，血圧を評価し段階的に離床を進める時期といえます．

### 4. ノーリア分類「C：手足が冷たく肺や体がむくんでいる」〜守りの離床の時期〜

うっ血所見，低灌流所見の両方を認める重症の状態です．原則，積極的な離床は見合わせ，心不全の初期治療を優先します．強力な昇圧作用を持つアドレナリンやノルアドレナリンの投与がなく，塩酸ドパミン（DOA）や塩酸ドブタミン（DOB）が減量傾向にあればベッド上でのコンディショニングに努めます．しかし，心機能は低下していることが予想されるため，血圧・脈拍を常にアセスメントしながら，主にベッドサイドでの他動運動や低負荷の自動運動，体位ドレナージによる呼吸器合併症の予防などが行われます．

### おわりに

臨床では循環機能の低下，心不全の増悪はさまざまな症状が絡み合って出現します．そのため，ある程度「こうなれば，こうなる」と予測を立てられることが重要です．

そのためにも，循環機能をノーリア分類に代表されるフィジカルアセスメントから得た情報によって的確に把握できるようにしましょう．

# Chapter 2 あなたの評価力が変わる! フィジカルアセスメント

## Section 03 　疼　痛

　疼痛は体からの危険信号です．疼痛がある場合は原因検索し，離床が可能かどうかを評価する必要があります．例えば術後疼痛であれば鎮痛薬を使用して離床を進めることが推奨されますが，がんの骨転移による痛みであれば鎮痛薬で痛みがおさまっていても離床をやめたほうが良い場合もあります．ここでは，疼痛に関する安全面，評価法，早期離床における留意点などを紹介します．

## A　離床に関連する疼痛とは

### 1. 胸　痛

　離床が危険となる緊急性の高い疼痛に「胸痛」があります．疼痛の強さと原因疾患の重症度は必ずしも相関しません．ただし，適切な処置を施さないと致死的になる心血管系疾患などの危険性があるため，胸痛は最も重要な症候の1つといえます．胸痛は，①心臓の疼痛，②心臓以外の胸腔内臓器（大動脈，気管・気管支，胸膜，縦隔，食道）の疼痛，③胸壁の疼痛，④腹部臓器の関連痛，に分類できます[23]．代表的な胸痛の原因・特徴などを（表1）に示します．

表1　主要な胸痛の疾患・検査項目・臨床的特徴

| 疾　患 | 検査項目 | 臨床的特徴 |
|---|---|---|
| 心筋梗塞§ | 心電図・心エコー・心筋逸脱酵素測定 | 動脈硬化のリスクファクター |
| 肺血栓塞栓症§ | 血液ガス分析・造影CT・肺動脈造影・D-ダイマー測定・肺血流シンチグラフィー | 長期臥床・下肢静脈瘤・悪性疾患 |
| 大動脈解離§ | 造影CT・血管造影・MRI | 背部痛・間欠期あり |
| 緊張性気胸§ | 胸部X線単純撮影 | 患側の呼吸音減弱・鼓音・心音減弱・頸静脈怒張 |
| 気胸☆ | 胸部X線単純撮影 | 患側の呼吸音減弱・鼓音 |
| 心膜炎☆ | 心電図・心エコー | 発熱・心膜摩擦音 |
| 胸膜炎☆ | 胸部X線単純撮影 | 発熱・心膜摩擦音 |
| 食道炎 | 消化管内視鏡 | おくび・胸やけ・背臥位による増悪 |

§緊急性が高い　☆呼吸によって胸痛が変動する

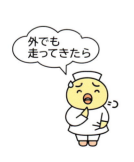
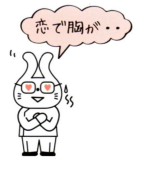

### ここがポイント

　ケアやリハビリ中に強い胸痛が出現した場合はこれらのリスクを考え，直ちに安静にして急変に備えた対応を行います．疼痛が20分以上続く場合は心筋梗塞，左右の血圧の差が20mmHg以上あれば胸部大動脈解離，$SpO_2$が90%以下で気胸や肺塞栓などの可能性が疑われます[24]．これらの症状が出た場合は離床を控え治療を優先します．

### 臨床のコツ

高齢の患者さんなどでは「術後の痛みは我慢して当然」「鎮痛薬はできるだけ用いないほうがいい」と誤解している方が少なくありません．そのような誤解を解き「痛むから動かない」ではなく「痛みを止めて動くこと」の重要性を説明しましょう．疼痛を我慢している患者さんの場合，交感神経亢進症状（表2）が生じていないか注意深く観察・評価します．咳嗽時に疼痛がある場合は上肢や枕で創部を圧迫する，Active Cycle or Breathing Techniques（ACBT）を行う ▶詳しくは，P.191参照，起き上がるときにはヘッドアップを利用する，などの工夫も効果が期待できます．また，これらの方法を術前に説明しパンフレットを渡しておくことも有効です．

## 2. 術後疼痛

術後疼痛は急性の体性痛となり，一般的には軟部組織の修復とともに改善します．術後の早期離床はさまざまな術後合併症の予防効果が期待できるため重要ですが，疼痛コントロールがなされていないと早期離床は非常に困難になります．術後疼痛は交感神経を刺激するため，呼吸状態だけでなく全身に悪影響（表2）を及ぼします[25]．疼痛コントロールの考え方として疼痛が出てからではなく，痛む前に先取りして鎮痛薬を投与すること（先行鎮痛）が重要です．

表2 術後疼痛の悪影響

| | | |
|---|---|---|
| 呼 吸 | ・呼吸運動の抑制<br>・機能的残気量の減少<br>・換気量の減少 | ・咳嗽の抑制<br>・喀痰喀出困難<br>・無気肺<br>・肺炎 |
| 循 環 | ・頻脈<br>・血圧上昇 | ・心筋酸素消費量増加<br>・心筋虚血の誘発 |
| 精神面 | ・抑うつ状態<br>・不穏<br>・睡眠障害 | ・せん妄<br>・ICU症候群 |
| 内分泌・代謝など | ・ストレスホルモン分泌<br>・異化亢進<br>・血液凝固能亢進 | ・免疫機能の障害<br>・腸管蠕動運動の抑制 |

## 3. 悪性腫瘍および骨転移による疼痛

がんの痛みは主に体性痛，内臓痛，神経障害性疼痛，に分けられます[26]．悪性腫瘍や骨転移による疼痛コントロールは，原病の治療と鎮痛薬の使用が基本となります．

### 1. 体性痛

体性痛は転移性骨腫瘍（骨転移）などでみられます．骨転移の治療は放射線療法・骨修飾薬（ビスホスホネート・抗RANKL抗体）を使用し，場合によっては手術を行います．治療によって，鎮痛と骨硬化をはかることができますが，骨の強度が完全に元に戻るわけではないため，病的骨折や脊髄圧迫，高カルシウム血症などの骨関連事象（SRE：Skeletal-Related-Events）の発生リスクは常に考えておく必要があります．また多発性骨髄腫もSREを引き起こすリスクが高いため注意が必要です．

### 臨床のコツ

疼痛部位が脊椎であればできるだけ屈伸や回旋の動きを避け，下肢長管骨であれば荷重制限や免荷を行う必要があります．体幹装具（コルセットなど）や下肢骨の免荷装具が必要な場合は，医師，義肢装具士，リハビリスタッフなどで相談して使用する自助具を決定していきます．

### 豆知識

がんによる痛みは，進行とともに強くなります．その理由は，腫瘍細胞や骨損傷から出る炎症性サイトカインが神経線維を刺激し，疼痛閾値を下げるためです．鎮痛薬は疼痛の程度によって使い分けます．弱い痛みの場合は非オピオイド鎮痛薬（NSAIDs，アセトアミノフェン）を使用し，がんによる痛みのように強い痛みの場合はオピオイド鎮痛薬を使用します．動作時に強い痛みがある場合は，オピオイド速放薬などのレスキュー薬を使用します ▶詳しくは，P.143参照．

## 安全に離床を進めるためには？

離床時には重力に抗した姿勢をとるため，脊椎・骨盤・下肢に荷重がかかります．したがってSREを発生させないようなリスク管理が必要です．骨転移が疑われる患者さんに離床を促す際はまずは整形外科に精査してもらう必要があります．

SREを予防するためには，必ず評価を行いましょう．例えば長管骨や骨盤転移がある場合は，Harrington[27]らによる定義として，1）病変の径が2.5cm以上かつ骨全周の50％以上の破壊かつ放射線治療後に荷重痛が持続あるいは増強する場合，2）場所や疼痛の強さを点数化したMirelsスコア[28] 9点以上（表3），3）脊椎転移であれば場所や疼痛の強さを点数化したSINS（Spinal Instability Neoplastic Score）スコア[29] 7点以上（表4），などに当てはまればSREのリスクが高いことになります[30]．その場合は主治医，整形外科医などによる治療方針に従い離床を進めていく事になります．これらのリスクが高く治療が無効，もしくは有効な治療方法が無い場合は，疾患の治療，進行度，余命，QOLなどをトータル的に考えて離床の方針を決定していきます．このようなケースは高用量の鎮痛薬を使用している場合が多いため，疼痛が骨折のリスク指標となりえない場合もみられますので注意が必要です．

## 臨床のコツ

痛みでコミュニケーションが十分に取れない患者さんの場合は，苦悶・苦痛の表情はないか，疼痛部位を触っていないか，疼痛を避けるような姿勢ではないか，など声にならない訴えを注意深く観察しましょう．また，疼痛によって交感神経が優位となり，血圧や脈拍数，呼吸数が上昇することがあります．バイタルサインにも目を向け，疼痛の程度や鎮痛薬の効果判定を行いましょう．

表3 Mirels スコア[28,30]

| | | 点数 |
|---|---|---|
| 場所 | 上肢 | 1 |
| | 下肢 | 2 |
| | 転子部 | 3 |
| 疼痛 | 軽度 | 1 |
| | 中等度 | 2 |
| | 重度 | 3 |
| タイプ | 造骨性 | 1 |
| | 混合性 | 2 |
| | 溶骨性 | 3 |
| 直径に占める割合 | <1/3 | 1 |
| | 1/3〜2/3 | 2 |
| | >2/3 | 3 |

表4 SINS[29,30]

| | | 点数 |
|---|---|---|
| 転移部位 | 後頭部-C2　C7-T2　T11-L1　L5-S1 | 3 |
| | C3-6　L2-4 | 2 |
| | T3-10 | 1 |
| | S2-5 | 0 |
| 動作時痛 | ある | 3 |
| | 時々 | 1 |
| | なし | 0 |
| 腫瘍の性状 | 溶骨性 | 2 |
| | 混合性 | 1 |
| | 造骨性 | 0 |
| 脊椎アライメント | 亜脱臼/脱臼あり | 4 |
| | 後弯/側弯あり | 2 |
| | 正常 | 0 |
| 椎体圧壊 | 50％より大きい | 3 |
| | 50％より小さい | 2 |
| | 腫瘍はあるが圧壊なし | 1 |
| | いずれもない | 0 |
| 椎間関節，椎弓根，肋椎関節の骨折や腫瘍浸潤 | 両側性 | 3 |
| | 片側性 | 1 |
| | なし | 0 |

## 2. 内臓痛

内臓痛は肝臓がんや膵臓がんなどの固形がんで多くみられます．管腔臓器の内圧上昇や臓器皮膜の伸展刺激，炎症によって痛みが起こります．局在が不明で深く絞られるような重い痛みが特徴です．

### 臨床のコツ

鎮痛薬を使用し離床を進めていきます．オピオイド鎮痛薬が有効といわれています．臓器によっては悪心・嘔吐などを伴う場合があるため必要に応じて支持療法薬を使用します．

## 3. 神経障害性疼痛

神経障害性疼痛はがん細胞の末梢神経への浸潤や病的骨折による神経圧迫などで多くみられます．化学療法後にも見られることがあります．電気が走るような痛みが特徴です．

### 臨床のコツ

抗けいれん薬などの鎮痛補助薬が有効といわれていますので必要に応じて離床を進めていきます．脊椎転移による神経圧迫であればSREのリスクを考える必要があります．化学療法による手や足の知覚低下がみられる場合は転倒リスクも高くなるため注意が必要です．

## 4. 悪性腫瘍による疼痛の特徴

がん患者さんが抱える疼痛の特徴として，病変による疼痛に加えて，先の見えない不安や恐怖，怒りなどさまざまな感情を抱いていることがあげられます．疼痛は，疼痛受容器からの感覚的側面（体性感覚野）だけでなく，不快感など気分による情動的側面（大脳辺縁系），注意や予測など認知・評価的側面（前頭葉）で脳内神経が活性化すると言われています[31]．急性腰痛患者では，視床や島皮質での活動が亢進しますが，慢性では扁桃体や前帯状回など大脳辺縁系での活動が亢進しているとの報告もあり[32]，疼痛，特に長く続く慢性疼痛は，情動的側面の影響が強いと言われています．このような痛みの場合は集団心理療法，バイオフィードバック法，認知行動療法などを行います[33]．がん患者さんの場合は，身体的な部分のみならず精神的，社会的な部分を含めて痛みを評価するトータルペインの考え方が重要です．

リハビリテーションとして運動を行うことで関節可動域の改善，筋力増強，不活動の防止だけでなく，気分転換や自己効力感の獲得，客観的な気づきなど，気分や情動面にもアプローチできることが知られており効果が期待できます．

## B 疼痛のアセスメントの方法

疼痛のアセスメントの方法は，まず問診から開始し，1）いつ，2）どこが，3）どのように，の順でアセスメントを行い全体像の把握をします．次に主観的である疼痛の訴えをツールにて定量化していきます．疼痛は①強さ，②パターン，③性状・性質，④日常生活支障度，⑤心理状態，⑥生活の質（QOL）と，多面的な評価が必要です[34]．アセスメントに用いられる評価方法や代表的なツールを以下に示します[34,35]．

### ①強さの評価

▶ フィジカルアセスメント完全攻略Book P.100 参照

- **VAS（Visual Analog Scale）：**
10～20cmの線を使用しメモリ上の部位を選ばせる評価法．視力障害や指が動かせないと使用できない（図1）

10cmの線を見せて次のように説明します．『下の10cmの線の左端が痛みがない状態，右端が耐えがたい最悪の痛みです．現在の痛みがどこにあるか，下の線上に印をつけてください』

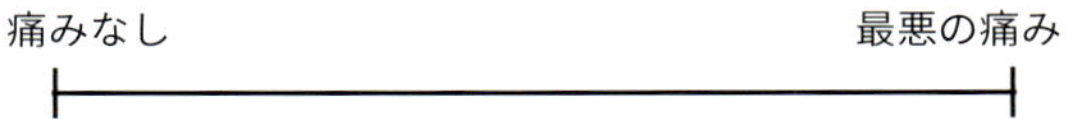

痛みなし　　　　　　　　　　　　　　最悪の痛み
├─────────────────────────┤

図1　VAS

- **NRS（Numeric Rating Scale）：**
  0〜10の目盛と数値を使用した評価法．日常臨床で頻用されている
- **FRS（Wong-Baker Face Rating Scale）：**
  顔の表情で選ばせる評価法．小児や高齢者で使われることが多くVASと相関するといわれているが感情が含まれやすいという欠点がある（図2）

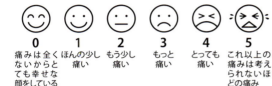

図2　フェイススケール

- **BPS（Behavioral Pain Scale）：**
  表情，上肢の動き，呼吸器との同調で評価する人工呼吸器患者の評価法

表5　BPS（Behavioral Pain Scale）[36]

| 項　目 | 説　明 | スコア |
|---|---|---|
| 表　情 | 穏やかな | 1 |
|  | 一部硬い（たとえば，まゆが下がっている） | 2 |
|  | 全く硬い（たとえば，まぶたを閉じている） | 3 |
|  | しかめ面 | 4 |
| 上　肢 | 全く動かない | 1 |
|  | 一部曲げている | 2 |
|  | 指を曲げて完全に曲げている | 3 |
|  | ずっと引っ込めている | 4 |
| 呼吸器との同調性 | 同調している | 1 |
|  | 同時に咳嗽，大部分は呼吸器に同調している | 2 |
|  | 呼吸器とファイティング | 3 |
|  | 呼吸器の調節がきかない | 4 |

スコア範囲は3〜12

### ②パターンの評価

- 持続痛や突出痛，安静時痛や体動時痛を評価する

### ③性状・性質の評価

- **短縮版マギル痛み質問表日本語版：**
  「ズキンズキン」「しめつけられるような」などの疼痛にかかわる表現で評価する方法

### ④日常生活支障度の評価

- **疼痛生活障害評価尺度（PDAS）：**
  日常生活動作を20項目に分けて評価する方法

### ⑤心理状態の評価

- **抑うつと不安尺度（HADS）：**
  14項目で点数化する評価法

### ⑥生活の質（QOL）

- **SF36（Short-Form36-Item-Health Survey）：**
  疼痛を含めたQOLの評価法．大きく身体的健康度と精神的健康度の二つの尺度から成り包括的尺度として評価可能

### 臨床のコツ

#### 疼痛のアセスメント方法を用いた考え方

腰椎圧迫骨折を受傷し，腰部痛で①NRS 7，②安静時から③ズキズキする連続感のある痛みのため，日常生活は介助を要し④PDAS 58/60，そのため，表情が乏しく⑤HADS不安 17/21 抑うつ 19/21 と離床が進みません．現在，⑥本人は自分らしい生活が送れず，身体面だけでなく精神面まで影響している状況です．まずは疼痛管理を行い身体と精神の両者に対する包括的なフォローが必要と考えられます．

### おわりに

疼痛があるということは体に何らかの異常があるということです．「主治医が許可しているから大丈夫」ではなく，疼痛がどのようなメカニズムで起きているのか，リスクが高い疼痛なのか，どのような鎮痛薬を使用しているのか，ということを常に考えて離床を進めるようにしましょう．

# Chapter 2 あなたの評価力が変わる！フィジカルアセスメント

## Section 04 運動機能

> 離床を進める際には，患者さんの残存機能を最大限に用いることで，日々の離床が効果的な運動となります．そのためには，患者さんがどこまで動けるのか把握できる運動機能のアセスメントを効率的に行う必要があります．この項では，臨床的で，かつ簡易的に用いることのできるスクリーニングやスケールを紹介します．

### A なぜ運動機能のアセスメントが必要なのか

近年，早期離床概念の普及，クリニカルパスの導入などにより臥床期間は短縮されています．しかし高度侵襲や重症感染症などがある場合は，予測以上に患者さんの運動機能が低下してしまうこともあります　▶詳しくは，P.17 参照．

早期離床の概念のみ理解し，あせって離床を進めると，運動機能のわずかな変化に気づけず，転倒転落の事故につながります．事前に患者さんの運動機能や必要介助量を理解しておくと，離床が安全かつスムーズに進められます．患者さんの安全確保と自分の時間管理のためにも，事前のアセスメントはしっかりと行う必要があります．

### B すぐに使える！運動機能のスクリーニング

▶ フィジカルアセスメント完全攻略 Book P.82 参照

#### 1. スクリーニングに必要な 3 要素

離床に求められる運動機能を大まかに確認するためには「関節可動域」「筋力」「中枢神経系」をアセスメントする必要があります．

#### 1. 関節可動域のアセスメント

離床において関節可動域の角度を正確に測定する必要性は低く，離床を阻害するほどの関節拘縮がないかをまず，確認することを優先します．

#### 2. 筋力のアセスメント

離床前の筋力のアセスメントは，意識レベルが回復し，麻酔薬・筋弛緩薬からの回復を確認した後に行います．

ICU-AWのようにたった数日間の臥床で四肢麻痺に近い筋力低下を起こすこともあるため，まずICU-AWの有無を確認し，次に動作能力予測を臥位・座位で行い，事前に介助量の予測をつけ，安全に離床を進めます．

#### 3. 中枢神経系のアセスメント

中枢神経系のアセスメントでは，運動麻痺や協調性の障害，そして平衡機能（バランス能力）障害などがあります．

上記症状が軽度の場合に見落としがあると，起立歩行時の転倒事故を引き起こしてしまいます．以下に示す，上下肢のアセスメントを行い，軽症麻痺などを見逃さないようにしましょう．

ここからは，簡便な運動機能のスクリーニング検査と，術後の患者さんの筋力が著しく低下してしまうケースの対応法などを説明していきます．実際の手順を表1に示します．

**表1　運動機能のフィジカルアセスメントの手順**

① 病前の活動性（筋力や体力），運動器疾患の有無，重症度，侵襲度，臥床期間を確認

② 背臥位のまま上肢と下肢のアセスメント（関節可動域，運動麻痺，協調性など）

③ 座位が可能かどうかスクリーニング（背臥位で実施）

④ 立位が可能かどうかスクリーニング（座位で実施）

⑤ 歩行が安全に可能かどうかスクリーニング

## 2. 寝たままで運動機能アセスメント

患者さんが離床に必要な運動機能を有しているか，関節可動域，運動麻痺，協調性などを簡便かつ円滑にアセスメントする方法です．

### 1. 上肢運動機能のアセスメント

関節可動域と神経系のスクリーニングを同時に行います．

① 両上肢挙上を行った後，90度屈曲位（「前にならえ」の姿勢）で手指を伸展し空中で保持させ，閉眼させます．

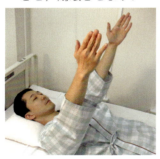

 **ここがポイント**

上肢を挙上できない．もしくは挙上してもどちらか一方が徐々に落ちる場合，上肢の軽い不全麻痺が示唆されます（バレー徴候）．

② そのまま交互に肘を屈曲・伸展させ，自分の額を指尖でタッチさせます（各5回程度）．

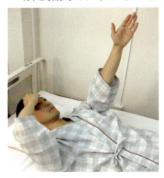

 **ここがポイント**

スムーズにタッチできない場合や，振戦がある場合などには，協調性障害を疑います．

③ 再度90度屈曲位に戻し，手を「パー」にして母指から順に指を屈曲させて「グー」の状態にします．その後，小指から順に指を伸展させて再び「パー」の状態にすれば終了です．

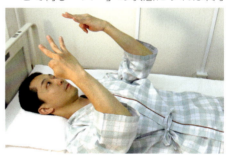

 **ここがポイント**

順序よく指を曲げ伸ばしできない場合には巧緻運動障害，指を動かすことができない場合は手指の運動麻痺を疑います．

## 2. 下肢運動機能のアセスメント

関節可動域のスクリーニングと同時に行います．まずは，左右それぞれの股関節・膝関節・足関節を，最終可動域までしっかりと屈曲伸展させ，各関節に拘縮がないか確認します．

他動的に下肢の屈伸を行い，それに対する抵抗性の有無をみることで筋トーヌスの異常が確認できます．その後のスクリーニングを以下に示します．

① 足関節の背屈角度に左右差がないか，確認します．

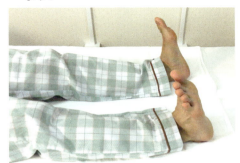

###  ここがポイント

足関節背屈が不十分な場合は，腓骨神経麻痺が疑われます．

▶ ポケットマニュアル / 整形外科と早期離床　P.65 参照

② 膝立て位を保持させます．

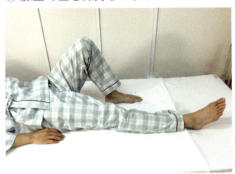

### ここがポイント

膝立て位を保持できず，どちらか一方の股関節が外転して膝が開いてしまう場合，下肢の軽い不全麻痺を示唆します．さらに詳しくみる場合は，両股関節・膝関節を90度として両下肢を空中に保持させます．麻痺がある場合には，徐々に麻痺側の下肢が下がってきます（Mingazzini試験）．

③ 両下肢を伸展させた後，一側の踵で反対側の脛骨前面（膝より約5cm下）を，軽く一定のリズムでトントンと叩かせます．

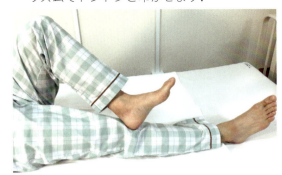

### ここがポイント

一定の場所を叩打できなかったり，そのリズムが不整であったりする場合，下肢の協調性障害を疑います．

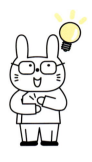

## 3. 動作能力予測テスト

### 1. 背臥位で行う座位保持能力予測テスト

患者さんに背臥位のままブリッジをしてもらい，殿部がどのくらい上がっているかをチェックします．

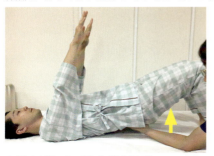

お尻あげによる動作能力予測

| | | |
|---|---|---|
| 不　可 | → | 座位は困難 |
| 不十分 | → | 介助で座れる程度 |
| 充　分 | → | 自力で座位が可能 |

▶ このアセスメントのエビデンスについては，フィジカルアセスメント完全攻略Book P.85を参照ください

### 2. 座位で行う起立動作能力予測テスト

股関節を屈曲して膝を上げる動作，膝を伸ばす動作を指示します．下肢の上がりかたの程度で，起立動作能力が予測できます．

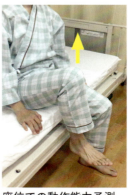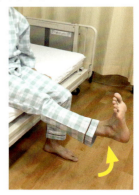

座位での動作能力予測

| | | |
|---|---|---|
| ほとんど上がらない | → | 立てない |
| 上がるが不十分 | → | 介助で立てる程度 |
| 充分上がる | → | 自力で立てる筋力あり |

## C　ICU-AWの評価

ICU MRC score-JはICU-AWの有無を評価する有用なバッテリーです．徒手筋力テスト[37]を基に6つの筋群（表3）の筋力を合計して算出します．48点未満でICU-AWを疑います．

> 各筋群5点満点×6筋群×2（左右）＝60点満点

表2　MRCスケールによるグレード[37]

| Grade 0 | 視診あるいは触診において収縮がない |
|---|---|
| Grade 1 | 視診あるいは触診によりわずかな収縮が認められるが，四肢の動きはみられない |
| Grade 2 | 重力を除いた状態でほぼ全可動域関節を動かせる |
| Grade 3 | 重力に抗してほぼ全可動域を動かせる |
| Grade 4 | 中程度の抵抗に抗してほぼ全可動範囲を動かせる |
| Grade 5 | 正常筋力 |

▶ 詳しくは，P.18,159参照

▶ フィジカルアセスメント完全攻略Book P.94参照

表3　ICU-MRC score-Jで測定する筋群

| 上肢（左右） | 下肢（左右） |
|---|---|
| 肩関節外転 | 股関節屈曲 |
| 肘関節屈曲 | 膝関節伸展 |
| 手関節背屈 | 足関節背屈 |

### トピックス

ICU MRC score-JはベルギーのGosselinkら[38]によってプロトコル化され，著者らによって公式な日本語訳（日本離床学会ホームページよりダウンロード可）が出されました．

このプロトコルは重症で臥床している状態を想定して作られているため，通常の徒手筋力テストと異なる様々な規定があります．

- 覚醒しており従命できる場合のみ評価が可能
- Grade3以上の評価は45度ヘッドアップで行う
- Grade2以下の評価は10度ヘッドアップで行う
- 一側が評価できない場合は対側の結果を推定値とする

## D 動作レベルの評価

安全かつ効果的に離床を進めるためには，その患者さんの身体活動能力を正確に把握することが重要です．しかし，患者さんは個々により年齢や疾患，合併症の有無，手術の有無，臥床期間などが異なります．離床前に動作レベルを客観的に評価できれば，より安全に離床が進められます．ここでは動作レベルの評価ができるスケールの紹介とその使い分けを解説します．

### 1. 集中治療室活動スケール
（IMS：Intensive Care Unit Mobility Scale）

ICUでの患者さんの身体能力を10段階で簡便に評価ができます．離床レベルを表現できるだけでなく，歩行の介助量や自立度も評価することができ，非常に有用です．点数が高いほど活動度が高いことを示します（表4）．

表4 集中治療室活動スケール（IMS）[21]

| | 分類 | |
|---|---|---|
| 0 | 活動無し（ベッド上臥位） | スタッフにより他動的な寝返りや運動は行えるが，能動的な動きはない． |
| 1 | ベッド上座位 ベッド上での運動 | あらゆる活動がベッド内．寝返り，腰上げ（ブリッジ），自動運動，床上自転車エルゴメーターや自動介助運動なども含む．ベッドの外に出たり，ベッドの端を越えない範囲での活動． |
| 2 | 他動的な椅子への移動（立位なし） | 立位や端座位になることはなく，他動的なリフトやスライドによる椅子への移乗． |
| 3 | 端座位 | スタッフによる介助を含み，ある程度体幹コントロールを伴った能動的な端座位． |
| 4 | 立位 | 介助の有無に関わらず立位になって体重を足で支えられる．立位介助用リフトやチルトベッドを使用してもよい． |
| 5 | ベッドから椅子への移乗 | 一度立位になって足を踏み出す．もしくは，すり足での移乗が可能．この動作は，椅子へ移動するために，一方の下肢から他方へ体重を能動的に移動させることを含む．患者が医療機器の補助により立っている場合，椅子に向かって足を上げ，踏み出せなければならない．（患者が立位介助用リフトを使用し，足を踏み出さずに移動した場合を含まない） |
| 6 | その場で足踏み（ベッドサイド） | 介助の有無にかかわらず，足を交互に上げることでその場で足踏みが可能．（少なくとも4回，各足2回ずつの足踏みができなければならない） |
| 7 | 2名以上の介助で歩行 | 2名以上の介助で，ベッドや椅子から離れて少なくとも5メートル歩く． |
| 8 | 1名の介助で歩行 | 1名の介助で，ベッドや椅子から離れて少なくとも5メートル歩く． |
| 9 | 歩行補助具を使って自立して歩行 | 人による介助はなく，歩行補助具を用いて，ベッドや椅子から離れて少なくとも5メートル歩く．車椅子患者の場合は，ベッドや椅子から5メートル自力で車椅子を操作して離れられる． |
| 10 | 歩行補助具なしで自立して歩行 | 人による介助はなく，歩行補助具も用いないで，ベッドや椅子から少なくとも5メートル歩く． |

この集中治療室活動スケール（IMS）日本語版は曷川元，小谷透，對東俊介，渡辺伸一，大野美香，嶋田正子，劉啓文，神津玲，Carol Hodgsonによって作成されました．無断で改訂・転載することを禁じます．

## 2. Performance Status (PS)

全身状態や活動度を0～4の5段階で評価し，世界的に広く使われている動作スケールです．がん患者の動作レベルや手術などの治療適応の参考にも使われることがあります．点数が低いほど活動度が高いことを示します（表5）．

表5　Performance Status (PS) [39]

| | 定　義 |
|---|---|
| 0 | 全く問題なく活動できる．<br>発病前と同じ日常生活が制限なく行える． |
| 1 | 肉体的に激しい活動は制限されるが，歩行可能で，軽作業や座っての作業は行うことができる．<br>例：軽い家事，事務作業 |
| 2 | 歩行可能で自分の身の回りのことはすべて可能だが作業はできない．<br>日中の50％以上はベッド外で過ごす． |
| 3 | 限られた自分の身の回りのことしかできない．<br>日中の50％以上をベッドか椅子で過ごす． |
| 4 | 全く動けない．<br>自分の身の回りのことは全くできない．<br>完全にベッドか椅子で過ごす． |

## 3. バーセルインデックス（BI：Barthel Index）

全10項目の動作を0点から100点で採点し，点数が高いほど自立度が高いとする最も汎用されるADLの評価方法です．簡便に評価ができ，広く使用されている動作スケールです（表6）．

表6　バーセルインデックス（BI）[40]

| | 自　立 | 要介助 |
|---|---|---|
| 食　事 | 10 | 5 |
| 移　乗 | 15 | 10～5 |
| 整　容 | 5 | 0 |
| トイレ動作 | 10 | 5 |
| 入　浴 | 5 | 0 |
| 歩　行 | 15 | 10～5 |
| 階段昇降 | 10 | 5 |
| 着替え | 10 | 5 |
| 排便コントロール | 10 | 5 |
| 排尿コントロール | 10 | 5 |

不能，全介助の場合は0点とする．

## E　歩行の安定性予測テスト

歩行の安定性をみるにはTimed Up and Go Test（TUG）[41]を使いましょう．転倒予測のテストとして立位で行う片足立ちテストやFunctional reach test（FRT），ステップで行うFour square step test（FSST）などがありますが，Timed Up and Go Test（TUG）は実際のADLに近い動作を行うため，臨床で有用です．

### Timed Up and Go Test

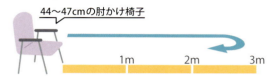

① 肘掛け椅子（44～47cm）から立ち上がる．
② 3m前方へ歩く．
③ Uターンして戻る．
④ 再び椅子に座る．

### ここがポイント

スタート肢位は，深く腰かけ，手は大腿部の上に置いた姿勢とします．その結果，13.5秒以上かかった場合は転倒の可能性が高いと判断します．20秒以内で屋外外出可能，30秒以上では起居動作・ADLに介助を要します．

### おわりに

運動機能というと整形疾患中心のように捉えられがちですが，無理のない離床を実現するためには全疾患共通に運動機能のアセスメントが必要です．そこに疼痛や中枢神経などのアセスメントを併せて行うことで，より正確な結果となります．

是非，今回ご紹介した内容をもとに臨床で活用してください．またそれに加え離床を成功するためには，多職種と情報共有し，チームで取り組むことも意識しましょう．

# Chapter 2 あなたの評価力が変わる！フィジカルアセスメント

## Section 05 意識状態・精神状態・モチベーション

> 患者さんの早期離床を行う上で最初に行うのは意識状態の確認です．この項では離床を進める上で必要な意識状態の評価，急性期人工呼吸器装着患者さんのせん妄の対策，モチベーションの低下の原因などを学んでいきます．

## A 急変を見逃さない！意識状態のアセスメント

### 1. 意識状態のアセスメントが重要な理由

早期離床の際に，病態の重症度の把握（離床可能か否か），薬剤投与量（鎮静剤など）が適切かどうかの判断，また介助量の判断を適切に行うために，意識状態のアセスメントが重要となります．

**表1　意識のアセスメントが重要な理由**

| ① 病態の重症度や進行を知る |
|---|
| 例）脳出血の患者さんが，脳出血の増大に伴い，意識障害を生じた場合など生命の危機につながる可能性ある． |
| ② 人工呼吸器装着患者さんの鎮静深度を知る． |
| 例）鎮静剤投与量が適切でないと，自発呼吸が消失して離床が遅延する． |
| ③ 介助量の判断 |
| 例）意識障害が重度の患者さんの離床を促す場合に，介助者の人数などを調節できる． |

▶ 脳卒中急性期における看護ケアとリハビリテーション完全ガイド P.98 参照

### 2. 意識障害の評価

意識障害の評価としてJCS：Japan Coma Scale（3-3-9度方式）（表2）やGCS：Glasgow Coma Scaleがあります．

JCSは緊急時や救命の場で使用され，簡便に評価可能です．ただし，開眼しても反応に応じない場合などは使用できません．GCSはより詳細な評価が可能です．ただし，運動機能で評価するため，運動機能が障害されている患者さんでは評価困難です．

### 3. 意識状態のアセスメントの方法

原疾患の重症度にもよりますが，JCSで3桁，GCSで計7〜8点以下の場合は重症で予後不良とされ，積極的な早期離床の対象とはなり得ない場合がほとんどです．

原則として，JCSとGCSの両方とも，鎮静されていない状態での評価に用いられることに留意しておきましょう．

**表2　Japan Coma Scale（3-3-9度方式）**

| Ⅰ．覚醒している（1桁で表現） |
|---|
| 1：大体意識清明だが，今ひとつはっきりしない |
| 2：見当識障害がある |
| 3：自分の名前，生年月日が言えない |
| Ⅱ．刺激すると覚醒する−刺激をやめると眠り込む（2桁で表現） |
| 10：普通の呼びかけで容易に開眼する（合目的な運動（離握手など）や発話が可能だが間違いが多い） |
| 20：大きな声，または，体を揺すると開眼する（簡単な命令に応ずる） |
| 30：痛み刺激を加えつつ呼びかけを繰り返すとかろうじて開眼する |
| Ⅲ．刺激をしても覚醒しない（3桁で表現） |
| 100：痛み刺激に対し，払いのけるような動作をする |
| 200：痛み刺激で少し手足を動かしたり，顔をしかめる |
| 300：痛み刺激に反応しない |

R：不穏，I：失禁，A：自発性喪失，（30-I：2-Aなどと記録する）

表3 Glasgow Coma Scale

| | | |
|---|---|---|
| 1. 開眼（eye opening, E） | | |
| | ・自発的に開眼 | E4 |
| | ・呼びかけで開眼 | 3 |
| | ・痛み刺激で開眼 | 2 |
| | ・開眼しない | 1 |
| 2. 発語（verbal response, V） | | |
| | ・正常に会話 | V5 |
| | ・つじつまが合わない・混乱した会話 | 4 |
| | ・でたらめで会話にならない | 3 |
| | ・うめき声などだけで言葉にならない | 2 |
| | ・声を出さない | 1 |
| 3. 手足の動き（motor response, M） | | |
| | ・いわれた通り動かす | V6 |
| | ・痛み刺激を払いのける | 5 |
| | ・痛み刺激に手足を引っ込める | 4 |
| | ・痛み刺激に対して肘を曲げるだけ | 3 |
| | ・痛み刺激に対して腕を伸ばすだけ | 2 |
| | ・動かさない | 1 |

得点　15（満点）　意識清明
　　　7以下　　　昏睡
　　　3　　　　　重篤
　　　（E2V3M5=10 などと記録する）

### ここがポイント

**集中治療領域における意識障害**

集中治療領域で問題になる意識障害は循環不全と急性呼吸不全です．循環不全の場合は，末梢性チアノーゼ，乏尿，興奮，不穏，見当識，痙攣が生じ，急性呼吸不全では，急速な低酸素血症と高炭酸ガス血症が生じます．

いずれも意識障害をきたすので，意識障害の原因を見極めましょう．

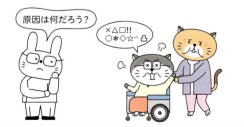

## 4. 意識障害がある患者の離床

意識障害があっても，離床禁忌ではありません．バイタルが安定し，離床開始基準に該当していれば，デコンディショニングを予防するために離床を行いましょう．ただし，急速に発症・進行する意識障害は，意識障害が重篤であればあるほど，生命の危険に直結した所見であることは言うまでもありません．生命の危機に瀕しているわけですから，もちろん離床は禁忌となります．

## 5. 意識の状態から動作能力を予測する

意識障害があれば，ADL能力の低下を招くことが必至です．離床に必要な合目的な動作に対して従命困難であると，介助量が増大し，転倒・転落という事故も引き起こしかねません．

そこで，介助量の不足による事故などのリスクを回避するため，JCSによる簡便な動作能力予測を行います．予測方法を以下に示します．

| |
|---|
| 意識晴明〜JCS Ⅰ-1：動作は自立レベル |
| JCS Ⅰ-2〜Ⅰ-3：動作は監視が必要なレベル |
| JCS Ⅱ-10〜Ⅱ-30：動作は介助が必要なレベル |

ただし，この動作予測は意識障害以外の因子が早期離床を阻害していない場合に限定されます．

## B　離床とは切っても切れない鎮静状態のアセスメント

集中治療領域では，患者さんの不安・興奮を緩和させ，呼吸管理・代謝減少などの目的として，鎮静（sedation）が行われます．鎮静時の早期離床には注意が必要です．鎮静終了後に離床を図る場合には，適度な覚醒状態であることを確認しなければなりません．

## 1. なぜ鎮静が必要なのか？

鎮静は，人工呼吸器装着患者さんの快適性・安全の確保，酸素消費量・基礎代謝量の減少，肺の圧損傷の減少を目的とするために必要と考えられています．一方で，不要な鎮静が人工呼吸期間やICU入室期間を延長させ，ICU退室後の心的外傷後ストレス障害（PTSD：Post Traumatic Stress Disorder）発生と関連することが指摘されるなど，患者の長期アウトカムに悪影響を及ぼすことが明らかとなり，鎮静薬使用を必要最小限にする管理が推奨されています．

## 2. 鎮静の評価

鎮静状態の主観的評価法には，SAS：Sedation-Agitation Score（表4）[42]，RASS：Richmond Agitation Sedation Scale（表5）[43]，が用いられます．

鎮静を終了して初めて早期離床を進める場合，鎮静興奮状態がSAS：4〜5，RASS：0〜+1の範囲内である必要があります．

**表4　Sedation-Agitation Scale** [42]

| スコア | 用語 | 説明 |
|---|---|---|
| 7 | 危険な興奮状態 | 気管チューブやカテーテル類を自己抜去しようとする．ベッド柵を越えようとする．医療スタッフを叩く．手足を左右にバタバタさせる． |
| 6 | 非常に興奮した | 落ち着かない．頻繁に口頭注意しても身体拘束が必要である．気管チューブを噛む． |
| 5 | 興奮した | 不安な，軽度興奮状態．起き上がろうとする．口頭注意で静かになる． |
| 4 | 穏やかで協力的 | 穏やかな，容易に覚醒する．指示に従える． |
| 3 | 鎮静状態 | 覚醒が困難，呼びかけたり軽く揺すると覚醒するが，知らぬ間に再度眠る．簡単な指示に従える． |
| 2 | 深い鎮静状態 | 身体刺激で覚醒するが，会話はできず，指示に従えない．自発的に動くことはある． |
| 1 | 昏睡（覚醒不能） | 侵害刺激に微小または無反応．会話はできず，指示に従えない． |

**表5　Richmond Agitation-Sedation Scale** [43]

| スコア | 状態 | 症状 |
|---|---|---|
| +4 | 闘争的 | 明らかに闘争的，暴力的，医療スタッフに対して直接的に危険な状態 |
| +3 | 過度の不穏状態 | チューブまたはカテーテルを引くもしくは引き抜く．攻撃性あり |
| +2 | 不穏状態 | 頻繁に目的の無い動きがみられる，または，人工呼吸器との非同調がみられる |
| +1 | 不安状態 | 不安はあるが，積極的または激しい体動はない |
| 0 | 覚醒と平静（平穏）状態 | |
| -1 | 傾眠状態 | 完全には覚醒していないが，呼びかけにより覚醒（開眼/視線を合わせる）する（10秒以上） |
| -2 | 浅い鎮静状態 | 短時間（10秒に満たない）覚醒し声に対し目を合わせることができる |
| -3 | 中等度の鎮静状態 | 呼びかけにより動作反応または開眼（ただし視線を合わせることはできない） |
| -4 | 深い鎮静状態 | 呼びかけには応答しないが，身体刺激により動作反応または開眼する |
| -5 | 非覚醒状態 | 呼びかけまたは身体刺激による反応なし |

1. 患者を観察する．患者は覚醒し静穏か？（Score 0）
   患者は落ち着きがない，あるいは不穏とされるような行動がみられるか（Score +1-+4，上記のクライテリアの記述を参照）
2. もし患者が覚醒していない場合，大きな声で患者の名前を呼び，開眼するように指示をしこちらを見るかを確認する．必要であれば再度行う．
   こちらを持続的に見るかを確認する．開眼し，アイコンタクトがとれ，10秒以上継続するのなら，score-1．開眼し，アイコンタクトがとれるが，10秒以上継続しないのなら，score-2．開眼するがアイコンタクトがとれないのならscore-3．
3. 患者が呼びかけに反応しないのなら，肩をゆする．それに反応しないのならば胸骨を圧迫する．患者がこれらに反応するのならば，core-4．反応しないのならば，score-5．

> **ここがポイント**
> 
> 現在は、人工呼吸器患者さんの早期離床を開始するために、鎮静を浅く、もしくは極力使用しない管理とし、鎮痛を優先に行う鎮痛法（Analgesia First Sedation）が提案されています。

### 3. 早期離床を安全・円滑に行うポイント

患者さんの全身状態が安定していれば、自発覚醒トライアル（SAT: Spontaneous Awaking Trial）を行い、鎮静を切っていきます。

▶詳しくは、P.163 参照

鎮静を切って離床を行う際のポイントは、離床前に鎮静を切ってから患者さんが覚醒するまでの時間を予め把握しておくこと、入院前の患者さんの認知面などの情報収集を行っておくことです。

また、覚醒後に血圧や心拍数の上昇、不穏などを生じる場合があるため、多職種で協力し、対応できる体制を取っておきましょう。

## C ケア・バンドルで防ごう！せん妄のアセスメント

### 1. せん妄とは

#### 原因

せん妄の定義は「時間または日単位で変動する認知機能の低下を伴う意識障害」です。

せん妄は、原疾患の重症度や全身状態（素因）を基盤とし、いくつかの要素（危険因子・増悪因子）が契機となって発症する精神症状です。せん妄を急性脳不全（brain failure）の徴候であるとの認識のもと、肝不全や腎不全と同等に扱わなければならないとする考え方もあります。従って「せん妄を呈する患者さんは重篤な状態である」という前提のもとで対処しなくてはなりません。

せん妄の発生頻度や期間を減少させるためには、早期からの積極的な離床（座位、立位、歩行練習など）や運動を実施することが推奨されています[44]。

#### 介入できる因子

せん妄の素因は、原疾患の重症度や過度の鎮静剤の投与などが挙げられます。深い鎮静管理を行うと、筋萎縮、筋力低下、肺炎、人工呼吸器依存、血栓・塞栓、神経圧迫、褥瘡、せん妄など、多くの合併症があることが知られています。さらに、せん妄の発症は死亡リスクを上昇させる[45,46]ため、まずは病棟スタッフによる介入が可能な環境因子や寄与因子に関して考えてみましょう。

### 2. 離床とせん妄との関係

突然病院で暴れ出す、もしくは声をかけても反応が薄く、動こうとしない患者さんを経験したことがあると思います。こういった患者さんはせん妄であり、前述した通りICU患者さんに急性発症する脳の機能障害です。せん妄は鎮静による臥床のみが原因ではなく、ICUでの睡眠障害にも関連があります。 ▶詳しくは、P.23 参照

実は、睡眠障害を訴える患者さんに投与される睡眠導入剤の多くはベンゾジアゼピン系薬であり、せん妄や薬物依存などを誘発させる危険性があります。他にせん妄の危険因子となる薬剤を表6にまとめておきます。良い睡眠をとり、離床することが、せん妄を予防する良策となります。

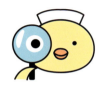

表6　せん妄の危険因子とされる薬物

| 鎮静・鎮痛薬 | 非ステロイド性抗炎症薬，麻薬，ベンゾジアゼピン系薬，バルビツレート系薬 |
|---|---|
| 心血管系薬・降圧薬 | 抗不整脈治療薬，β遮断薬，クロニジン，ジゴキシン，利尿薬，メチルドパ |
| 抗コリン薬 | アトロピン，benztropine，ジフェンヒドラミン，スコポラミン，トリヘキシフェニジル |
| ドパミンアゴニスト | アマンタジン，ブロモクリプチン，レボドパ，ペルゴリド，プラミペキソール，ロピニロール |
| 抗菌薬・抗ウイルス薬 | アシクロビル，アミノグリコシド，アムホテリシンB，抗マラリア薬，セファロスポリン系薬，サイクロセリン，フルオロキノロン系薬，イソニアジド，インターフェロン，リネゾリド，マクロライド系薬，メトロニダゾール，ナリジクス酸，ペニシリン系薬，リファンピン，サルファ剤 |
| 消化器系作用薬 | 制吐薬，鎮痙薬，H2拮抗薬，ロペラミド |
| 抗痙攣薬 | カルバマゼピン，レベチラセタム，フェニトイン，バルプロ酸，vigabatrin |
| 抗うつ薬 | ミルタザピン，選択的セロトニン再取り込み阻害薬，三環系抗うつ薬 |
| コルチコステロイド | |
| その他中枢神経作用薬 | ジスルフィラム，コリンエステラーゼ阻害薬，インターロイキン2，リチウム，フェノチアジン系薬 |

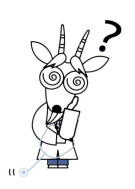

## 3. せん妄のアセスメントの実際

### 1.CAM-ICU（Confusion Assessment Method in ICU）による診断

CAM-ICUでは，下記の①②③，あるいは①②④の症状がそろうことによって，せん妄と診断されます．

① 急性に発症し変動する精神状態の異常
② 注意を集中する能力の低下
③ 論理性と脈略を欠いた思考
④ 意識レベルの低下と
　 精神運動活動の増加または低下

### 2.ICDSC（Intensive Care Delirium Screening Checklist）による診断

ICDSCでは，8項目（意識レベルの変化，注意力欠如，失見当識，幻覚・妄想，精神運動的な興奮あるいは遅滞，不適切な会話あるいは情緒，睡眠/覚醒のサイクルの障害，症状の変動）のうち，4項目以上が陽性の場合をせん妄と診断します．

### 原因の同定・他疾患との鑑別

せん妄の原因を同定する為には，精神症状をきたす他疾患（認知症，統合失調症，うつ病，など）との鑑別が必要です．

特に認知症とせん妄は，「認知機能の全般的障害」という共通点を持つこと，合併しやすいことから，クリアカットに判別し難いとされています．もともと認知症を有する患者さんの認知機能が急に悪化した場合は，「せん妄が付加された」と判断する方が妥当です．

精神科疾患が疑われるケースでは，専門医へのコンサルトを進言するべきでしょう．

## 4. せん妄予防の対策

病棟スタッフによる介入できる因子としては，毎日のケアプラン「ABCDEF」（表7）を使用します．

### 表7　ケアプラン「ABCDEF」

**A：毎日の鎮静覚醒トライアル**
Awakening（眼を覚ます）

鎮静剤を減量，中止することを毎日試みて過剰な鎮静を避けます．

**B：毎日の呼吸器離脱トライアル**
Breathing（呼吸）

人工呼吸器離脱条件を満たした患者さんの人工呼吸器への依存をできるだけ少なくしていきます．

**C：A，Bのコーディネーション，鎮静剤の選択**
Coordination and choice of sedation
（鎮静の調整と選択）

鎮静覚醒トライアルと呼吸器離脱トライアルを統合したABCトライアルと，鎮静剤の選択を目指します．

**D：せん妄モニタリングとマネジメント**
Delirium monitoring and management
（精神科疾患の既往と精神状態管理）

CAM-ICU，ICDSCなどの評価ツールを用いたせん妄モニタリングを行い，せん妄リスクファクターの管理を行います．

**E：早期離床**
Early mobility（早期離床）

早期離床開始基準を満たした患者さんに対して段階的に離床を促します．

**F：患者家族**
Family（患者家族）

患者さんや患者家族にあった治療法や環境整備などを考えていきます．

### ここがポイント

**睡眠状況の把握**

睡眠の断片化，ノンレム睡眠の減少，軽睡眠の増加，正常REM睡眠の減少，昼夜サイクルの逆転などが，睡眠障害の原因になります．

ICUや回復室は，睡眠障害を引き起こしやすい環境にあります．夜間の鎮静深度が適切か照明や騒音（スタッフの会話やアラーム音）などの環境因子が睡眠障害を助長していないか，日中の覚醒が確実か，など，対応可能な因子を明確にしておきましょう．

## D　モチベーションのアセスメント

### 早期離床におけるアセスメントのポイント

早期離床は，患者さんの能動的な動作を必要とします．そのため，離床に対する患者さんのモチベーションの保持が不可欠な要素となります．

### 1. モチベーション低下の原因

倦怠感・疲労感を呈する代表的な病態が，低栄養や貧血です．表8にモチベーション低下の原因となる低栄養・貧血の指標を示します．

▶詳しくは，P.71,72参照

### 表8　モチベーションが低下する栄養・貧血の指標

| | |
|---|---|
| TP： | 6.0g/dL |
| Alb： | 3.0g/dL |
| Hb： | 8.0g/dL |

### 2. モチベーション低下時の離床と対策

モチベーション向上に不可欠なのが，まずは栄養と貧血の改善となります．毎日の食事摂取量や排便状況（下痢など），血液生化学データをチェックしましょう．

次にラポール形成が必要となります．モチベーションが低下している患者さんの離床を進めるコツは①傾聴，②インフォームド・コンセント，③家族やキーパーソンを巻き込む，④患者さんを頻繁に褒める，などです．

各職種間での連携をはかり，チームでアプローチすることも重要です．

### おわりに

離床開始時にまずアセスメントを行うのが，「意識」です．離床可能な状況か，それとも離床を待つべきかをしっかりと判断できるようにしましょう．また，意識状態が不良の場合でも，可能な限り離床を検討し，あきらめない姿勢をもつことが大切です．

# Mobilization
~ Labo-Data and Devices ~

## わかりやすい！
## 検査データの読み方と
## 周辺機器の知識

### Chapter 3

検査データや医療機器の英字をみると「いやだな～」と感じる人も多いはず．そんな苦手意識がなくなるよう，検査データ・周辺機器・写真読影・薬剤などの知識をわかりやすく解説します．

1. 知れば納得！血液生化学データのみかた
2. 事故抜去はもうサヨナラ！点滴・ドレーンの知識
3. ゼッタイ見逃せない！心機能評価
4. カテコラミンの作用と投与量における病態判断
5. "離床時のお守り" 心電図モニターの見方
6. ここ数年で大きく変化！最新の体水分 In Out バランスの考え方
7. これをみてスッキリ整理！酸素投与デバイスの知識
8. 基礎からまるわかり！人工呼吸器の知識
9. もうマスクも怖くない！NPPV の知識
10. 離床の前に知っておきたい血液ガスデータの読み方
11. 見えない危険を診る！胸部 X 線単純撮影の見方
12. 離床の前に知っておきたい薬剤の知識

# Chapter 3 わかりやすい！検査データの読み方と周辺機器の知識

## Section 01 知れば納得！血液生化学データのみかた

血液は，心臓から末梢循環を通じて酸素や栄養を骨格筋や各臓器に運搬する役目を担っています．血液の運搬状況を知る手がかりが血液生化学データであり，身体機能の正常や異常がそのまま反映されるため，その人の健康状態がわかります．
この項では，安全な離床を進める上で必要な血液検査の知識や注意すべきデータを示します．

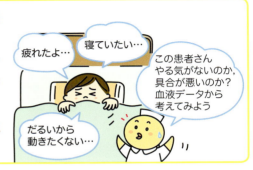

## A 血液検査からわかること

血液は，血球と血清（血漿）に大別され，それぞれ成分が異なります．

血清（血漿）には，蛋白質・各種ホルモンが含まれます．その主な働きは，血液量の維持，全身への栄養分の搬送などです．

血球には，赤血球・白血球・血小板などが含まれます．その主な働きは，全身への酸素配給，生体にとって有害な細菌や異物の排除です．

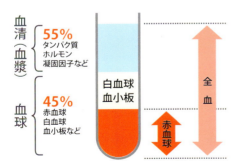

血球検査は，血液中の有形成分（赤血球・白血球・血小板）の形態や数量・濃度などを調べる基本的なスクリーニング検査です．貧血・出血傾向・炎症・血液疾患などがわかります．

表1 血球検査の基準値

| 検査項目 | 略 | 基準値（成人） |
|---|---|---|
| 赤血球数 | RBC | 男性427〜570×10$^4$/μL<br>女性376〜500×10$^4$/μL |
| 白血球数 | WBC | 4,000〜8,000/μg |
| ヘモグロビン | Hb | 男性13.5〜17.6g/dL<br>女性11.3〜15.2g/dL |
| ヘマトクット | Ht | 男性39.8〜51.8%<br>女性33.4〜44.9% |

### 1. 赤血球系

貧血や多血症のスクリーニングと経過観察を目的としています．

#### 1. 赤血球数（RBC）

骨髄から生成される血液成分で，構成物質である鉄・葉酸・ビタミンB12の不足やエリスロポエチン分泌低下よって貧血となります．

#### 2. ヘモグロビン（Hb）

ヘモグロビンは，赤血球に含まれる蛋白質で，酸素運搬の主役です．Hb値が，10g/dL以下〔WHOでは，女性（妊婦以外）Hb12g/dL以下・男性13g/dL以下〕の時に貧血と診断されます．

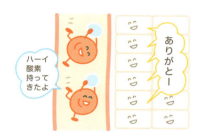

### 3. ヘマトクリット（Ht）

全血液中に占める赤血球の割合です．基準値を下回る時は貧血を，上回る時は脱水を疑います．

## 2. 白血球

白血球の増加は炎症や細菌感染の存在を知る重要な手がかりとなります．

白血球は，好中球・リンパ球・単球・好酸球・好塩基球で構成され，炎症が強いほど，多くの好中球が放出され白血球の増加をきたします．

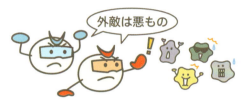

10,000〜50,000/μLの軽度〜中等度増加の場合は，感染症（細菌・ウイルス）もしくは，炎症の存在を疑います．

50,000/μLを超える場合は，白血病や骨髄増殖性疾患が疑われます．そのほか，重篤な感染症や悪性腫瘍の可能性も考えられます．

3,000/μL以下は，再生不良性貧血・抗がん剤投与・放射線照射・癌の骨転移などが考えられます．高度の減少時は，感染に対する抵抗力が低下しているため，介護者は，他の患者さんからの菌を運ばないよう，手指衛生を行い，マスク・手袋などの防衛具を使用する必要があります．

## 3. 血小板

血小板は止血機能へ関与し，高値の場合は血栓をつくり，低値の場合は出血傾向となります．

50（×$10^4$/μL）以上の場合は，骨髄での生成異常による疾患，本態性血小板症，慢性骨髄性白血病などが疑われます．

10（×$10^4$/μL）以下を血小板減少症といい，骨髄での生成異常のほか，血小板消費が増加している疾患（多量出血，DICなど）が疑われます．

## 4. 凝固系

止血や血液凝固因子の異常を評価します．出血傾向のスクリーニングのほか，DICの診断，ワルファリンや肝障害のモニターを目的としています．

表2　凝固と線溶系の検査の基準値

| 検査項目 | 略 | 基準値（成人） |
|---|---|---|
| 出血時間 |  | 5.0分以下 |
| プロトロンビン時間 | PT | 70〜130% |
| 活性化部分トロンボプラスチン時間 | APTT | 30〜40秒ぐらい |
| フィブリノーゲン | Fg | 200〜400mg/dL |
| フィブリン・フィブリノゲン分解産物 | FDP | 10μg/mL |

### 1. 出血時間

傷が自然に止血するまでの時間を図ることで，血小板数やその機能，血管収縮など総合的な止血能をみる検査です．

### 2. プロトロンビン時間（PT）

凝固因子の検査で，DIC（播種性血管内凝固症候群）診断に重要な指標の一つです．臨床ではワルファリン内服患者のコントロール指標として用いられます．

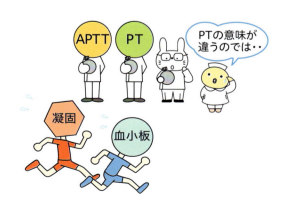

### 3. 活性化部分トロンボプラスチン時間（APTT）

PT同様凝固因子の検査であり，DICなどの凝固障害の評価に有用です．DICに対するヘパリン療法のコントロール指標として用いられます．

### 4. フィブリノゲン（FIB）

肝臓で合成される凝固因子の一つで，50mg/dL以下で出血傾向，700mg/dL以上で血栓形成傾向が強くなります．

### 5. フィブリン・フィブリノゲン分解産物（FDP）

凝固最終産物であるフィブリンが分解されて生じる物質で，高値では線溶系の亢進を疑います．

## B 炎症・感染を判定する血清学検査

外部から侵入したウイルス・細菌などの異物を識別すると，人体は異物に抵抗して「抗体」をつくり，異物を攻撃することで弱体化・死滅させ，身体を守ります．この働きを免疫反応といい，ウイルスや細菌などの原因物質を「抗原」と呼びます．

血清学検査は，抗体や抗原を調べ，血液型・感染症・免疫異常・炎症の活動性などを判定するために行われます．

ここでは，炎症の活動性に関する検査と，手術前に行われる主な感染症検査を紹介します．

## 1. 炎症の活動性

### CRP

肝臓で産生される蛋白質の一種であり，生体内に炎症や組織の損傷・壊死が起こると，6時間ほどで血液中に出現し始め2〜3日でピークとなります．基準値は0.3mg/dL未満です．

CRPが1mg/dL以上の値が出た場合は，感染症・炎症性疾患・自己免疫疾患・虚血性心疾患・悪性腫瘍・外傷・熱傷などが考えられます．

▶ ポケットマニュアル／呼吸ケアと早期離床 P.35参照

## 2. 感染症

以下に，血液や体液を介して起こる感染症を示します．

これらの感染症は，輸血・血液製剤投与・注射針の針刺し事故などが原因となって起こります．

### 1. HBV（B型肝炎ウィルス）

抗原・抗体の両方を検査します．どちらも基準値は陰性です．

抗原が陽性の場合，現在B型肝炎ウイルスに感染している事を示します．抗体が陽性の場合，過去にB型肝炎ウイルスに感染したことがあることを示します．

### 2. HCV（C型肝炎ウィルス）

基準値は陰性です．

陽性は，過去にC型肝炎ウイルスに感染した事があるか，現在感染していることを示します．

### 3. HIV（ヒト免疫不全ウイルス）

基準値は陰性です．免疫グロブリン投与患者さんや妊婦は偽陽性となることがあります．スクリーニング検査で陽性の場合，確認のため追加の検査で最終的に判断します．

### 4. 梅毒

梅毒は感染後，数週間程度の潜伏期を経て経時的に様々な症状が出現します．STS法とTPHA法の両方の検査で陽性の場合，梅毒が疑われます．

### こんな時どうする？

**針刺し事故が起こったら**

施設で勤務する際には，肝炎ワクチン接種など予防接種を受け，標準予防策を実施しましょう．特に事故の多い，針は安全装置のある器材を活用し，使用後の針はリキャップしないようにしましょう．もし曝露がおきたら，ただちに接触部位を流水（または石鹸使用可）で洗浄し，施設のルールに従って，必ず管理部門へ連絡し感染予防処置とフォローアップを受けるなどの対応をします．

## C 疾患を見極める血液生化学検査

血液生化学検査は，血液中の蛋白質・糖質・電解質などの成分から，糖尿病・高脂血症・心臓病・肝臓病・腎臓病などさまざまな疾患を診断する際の指標となります．

### 1. 血清蛋白

#### 1. 血清総蛋白（TP）

血清中に含まれる蛋白の総量を測定する検査です．

蛋白は，体の水分調整に関わる物質の一つです．体内の蛋白質が減少した状態（低蛋白血症：5g/dL以下）のときは，血管内の水分が血管外に逃げてしまい，浮腫・胸水・腹水・肺うっ血を招くことがあります．

#### 2. 血清アルブミン（Alb）

アルブミンは，血清蛋白の50〜70％を占めています．内臓蛋白質量を反映するといわれ，栄養状態が悪くなると減少します．

アルブミンの半減期は約21日で長期の栄養状態をみることができます．

#### 3. トランスサイレチン（TTR）プレアルブミン（PA）

肝臓で合成される蛋白質の1つです．半減期が約2日と短く，代謝回転が速いため，近年，栄養状態の把握や肝臓の蛋白合成能の把握に注目されている数値です．

#### 4. レチノール結合蛋白（RBP）

蛋白質とレチノール（ビタミンA）が結合した物質です．主に肝臓で生成され，半減期が約16時間と短く，TTR同様，現在の栄養状態を調べる検査として重要です．

表3 血液生化学検査の主な項目の基準値

| 項目名 | 略語 | 基準値 |
|---|---|---|
| 血清総蛋白 | TP | 6.5〜8.0g/dL |
| 血清アルブミン | Alb | 3.8〜5.2g/dL |
| プレアルブミン トランスサイレチン | PA TTR | 21〜43mg/dL |
| レチノール結合蛋白 | RBP | 男性：3.4〜7.7mg/dL 女性：2.2〜6mg/dL |
| 総ビリルビン | T-BilまたはTB | 0.2〜1mg/dL |
| 間接ビリルビン | ID−BilはIB | 0.1〜0.8mg/dL |
| 直接ビリルビン | D-Bil又はDB | 0〜0.3mg/dL |
| アンモニア | $NH_3$ | 40〜80μg/dL |
| 尿素窒素 | BUN | 9〜21mg/dL |
| 血清クレアチニン | Cr | 男性：0.65〜1.09mg/dL 女性：0.46〜0.82mg/dL |
| アラニンアミノトランスフェラーゼ | ALT（GPT） | 6〜43 IU/L |
| アスパラギン酸アミノトランスフェラーゼ | AST（GOT） | 11〜33 IU/L |
| γ-グルタミルトランスペプチダーゼ | γ-GTP | 男性：10〜50 IU/L 女性：9〜32 IU/L |

| 項目名 | 略語 | 基準値 |
|---|---|---|
| 乳酸脱水素酵素 | LDH | 120〜245 IU/L |
| アミラーゼ | AMY | 60〜200 IU/L |
| クレアチンキナーゼ | CK | 男性：57〜197 IU/L 女性：32〜180 IU/L |
| 総コレステロール | TCまたはT-Cho | 130〜220mg/dL |
| HDLコレステロール | HDL-Cho | 40〜65mg/dL |
| LDLコレステロール | LDL-Cho | 60〜140mgdL |
| トリグリセリド 中性脂肪 | TG | 50〜150mgdL |
| ナトリウム | Na | 135〜145mEq/dL |
| クロール 塩素 | Cl | 98〜108mEq/dL |
| カリウム | K | 3.5〜5.0mEq/L |
| カルシウム | Ca | 8.5〜10.5mg/dL |
| マグネシウム | Mg | 1.7〜2.6mg/dL |
| グルコース ブドウ糖 | GLU | 70〜110mg/dL |
| ヘモグロビンA1c 糖化ヘモグロビン | HbA1c | 4.6〜6.2％ |

3-01 知れば納得！血液生化学データのみかた

## 2. 含窒素成分

### 1. 血清ビリルビン

ビリルビンは，赤血球中のヘモグロビンが壊れてできる色素です．肝臓で処理され，胆汁として排泄されます．肝臓で処理される前が間接ビリルビン，処理されたあとを直接ビリルビンといい，両方あわせて総ビリルビンと呼びます．総ビリルビンは，肝機能を知る重要な検査でもあります．2～3mg/dL以上では，白目や皮膚に黄疸が出現します．

### 2. アンモニア（$NH_3$）

肝機能障害の指標となり肝性脳症に対する治療効果の判定に有用となります．アンモニアは大部分が肝臓で尿素に合成され，尿中に排泄されますが，肝機能障害が高度になると，肝臓での処理能力低下のため血中に増加します．

### 3. 尿素窒素（BUN）

蛋白質がエネルギーとして使われた後の最終産物です．老廃物であり，腎臓で濾過されて尿中に排泄されます．腎臓がどれくらいの血液を濾過しているかを評価する重要な数値です．

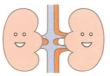

### 4. クレアチニン（Cr）

筋肉を構成する蛋白が，エネルギーとして使われた後の最終産物です．BUNと同様，腎機能が低下すると尿中に排泄されず，血中の値が上昇します．腎機能を調べる検査として重要です．筋肉量に比例するため，一般的には女性より男性の方が高値となります．

## 3. 血清酵素

### 1. ALT（GPT）

肝臓の細胞中に最も多く含まれている酵素です．肝細胞の壊死や変形によって血液中に流出するので，肝臓の状態・障害の程度を知ることができます．

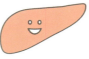

### 2. AST（GOT）

心臓に最も多く，肝臓や骨格筋などにも含まれる酵素です．臓器障害により血液中に放出されます．放出された酵素量を測定することで，障害の有無・程度を知ることができます．

### 3. γ-GTP

肝臓・胆道・膵臓・腎臓・小腸などで多く含まれる酵素です．この検査により，肝臓や胆道系疾患の障害の程度を知ることができます．

アルコールあるいは薬物性肝障害を反映して上昇することが多いのが特徴です．

### 4. 乳酸脱水素酵素（LDH）

エネルギー代謝に関係する酵素で，全身の細胞に存在します．特に，肝臓・心臓・赤血球・筋肉に多く含まれ，これらの細胞組織が障害を受けると血液中に漏れ出てきます．

### 5. アミラーゼ

消化酵素の1つで，膵臓と唾液腺に多く含まれ，これらの細胞が変性・壊死を起こした場合に上昇し，急性膵炎の経過を観察する目的などに使用されます．

### 6. クレアチンキナーゼ（CK または CPK）

筋肉のエネルギー代謝に関与します．骨格筋・心筋・脳・平滑筋などに存在し，これらの臓器が損傷を受けると血液中に流出します．骨格筋疾患や心筋疾患の診断に用いられます．

---

**豆知識**

**BNP（脳性ナトリウム利尿ペプチド；Brain Natriuretic Peptide）**

BNPは心室から分泌される循環調整ホルモンで，左室拡張能や左室収縮能と相関してします．しかし，臨床的には収縮機能が良好であっても拡張不全であれば上昇することもあるため注意が必要です．正常は18.4pg/mL，心不全の診断は100pg/mL以上とし，重症なほどに高値を示します．

## 4. 血清脂質

### 1. 総コレステロール（TC または T-Cho）

　細胞膜を構成する成分であるだけでなく，胆汁や副腎皮質ホルモンの合成材料になるなど，人体にとって重要な物質です．

　高値の場合は高脂血症・動脈硬化・糖尿病などが疑われ，低値の場合は肝硬変・栄養障害などが疑われます．

### 2. HDL コレステロール（HDL-Cho）

　俗にいう「善玉コレステロール」です．血液中の余分なコレステロールを運び出してくれる物質で，動脈硬化の予防的役割を果たしています．

### 3. LDL コレステロール（LDL-Cho）

　悪玉コレステロールとも呼ばれ，高値となると虚血性心疾患のリスクが高まります．

### 4. 中性脂肪（トリグリセリド・TG）

　体内にある脂肪の一種で，エネルギー源として使用されます．消費されなかった余分なものは，皮下脂肪・内臓脂肪として貯えられます．

　脂質・糖質・アルコール等の過剰摂取に伴う肝臓病・糖尿病にて高値となります．

## 5. 電解質

### 1. ナトリウム（Na）

　全身の体液浸透圧の調節と，神経や筋肉の興奮・伝導・収縮に関与します．134mEq/L以下を低ナトリウム血症といい，倦怠感・皮膚湿潤・血圧変動・傾眠・昏睡などが認められます．

　146mEq/L以上を高ナトリウム血症といい，皮膚や粘膜の乾燥・血圧変動・興奮・意識障害などが認められます．

### 2. クロール（Cl）

　血液の浸透圧や動脈圧を維持し，体中へ血液を配給する上で重要な役割を果たします．

96mEq/L以下を低クロール血症，108mEq/L以上を高クロール血症と呼びますが，これらは他の電解質変化に伴って二次的に変動するものなので，クロール自体が原因となって症状が出現することは，あまりありません．

### 3. カリウム（K）

　さまざまな細胞内酵素の活性化の促進に必要な電解質の1つで，主に神経や筋肉の興奮・伝導・収縮に関与します．多くは尿から排泄されるため，腎障害の時は排泄不良となり，体内に蓄積されやすくなります．

　3.5mEq/L未満を低カリウム血症といい，筋力低下・多尿・不整脈が認められます．

　5.1mEq/L以上を高カリウム血症といい，神経や筋肉の興奮異常として，意識障害・筋力低下・脱力・不整脈・心停止などが認められます．

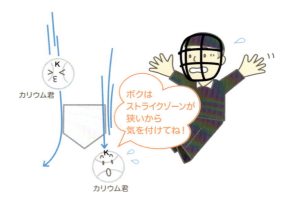

### 4. カルシウム（Ca）

　骨や歯の形成，血液凝固，筋収縮，神経刺激の伝達，細胞機能の維持などに関与する電解質です．8.5mg/dL未満を低カルシウム血症といい，テタニー・下痢・知能低下・精神異常が認められます．10.6mg/dL以上を高カルシウム血症といい，口渇・多飲・多尿・悪心・嘔吐・不安神経症・昏睡・不整脈などが認められます．

▶ ポケットマニュアル / 呼吸ケアと早期離床 P.41 参照

### 5. マグネシウム（Mg）

細胞内に存在し，酸素の活性化・蛋白質代謝・細胞膜における他の電解質の輸送促進や濃度調節に関与します．1.7mg/dL 未満を低 Mg 血症といい，不整脈・筋力低下・めまい・けいれん・昏睡などが認められます．2.7mg/dL 以上を高 Mg 血症といい，嘔気・心臓伝導障害・腱反射低下・筋力低下・呼吸筋麻痺・昏睡などが認められます．

## 6. 糖代謝

### 1. 血糖（グルコース・GLU）

血液中のブドウ糖を指します．食事による変動が大きいため，特に指示がない限り，空腹時に測定します．

### 2. ヘモグロビン A1c（HbA1c）

赤血球に含まれる血色素のヘモグロビンとブドウ糖が結合したものです．この濃度は，過去1〜3カ月間の平均的な血糖値を反映します．

## D 生化学データからみる離床時の留意点

### 1. 炎症

生体侵襲により身体は炎症反応を起こします．この反応は，体内に侵入した病原体の増殖を抑制し，産出された毒素を全身へ拡散しないようにするための防御反応の1つです．

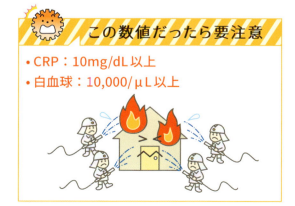

**この数値だったら要注意**
- CRP：10mg/dL 以上
- 白血球：10,000/μL 以上

#### 離床による影響

皆さんは，風邪を引いたとき，だるくて熱が出て，運動もしていないのに呼吸が荒いことを経験したことはないでしょうか？まさにそれが炎症反応の急性期の状態です．

炎症反応があるときは，栄養や酸素の消費が多く，体力を消耗しています．そのため，戦いに向けての栄養や酸素を蓄え，体力消耗を最小限に抑えるために，休息を取る必要があります．

#### 安全に離床を進めるには

炎症反応の急性期は，患者さんに備わっている抵抗力や回復力を効果的に発揮されるように休養し，栄養・水分・酸素の補給をしながら進めましょう．

また，発熱し体温が38度を超える場合は，全身性炎症反応症候群（SIRS：Systemic Inflammatory Response Syndrome）も視野に入れて離床を考える必要があります．SIRSは，全身の炎症反応であり，多臓器の機能不全から重症化を招く危険があります．そのためSIRS（表4）が考えられる時は，現在の離床計画でよいのか医師や看護師とともに検討することが必要です．

**表4　SIRSの診断基準（成人）**

以下の4項目のうち2項目以上を満たすときSIRSと診断．

| 項目 | 基準 |
|---|---|
| 呼吸数 | 20回/分以上または $PaCO_2 < 32Torr$ |
| 脈拍数 | ＞90回/分 |
| 体温 | ＜36℃または＞38℃ |
| 白血球数 | ＞12,000/μL，または＜4,000/μL（あるいは未熟顆粒球が10％以上） |

 **トピックス**

日本離床学会では「2度同じ失敗を繰り返さないための血液データ判読講座」を開催し，データ読みが苦手な方のスキルアップを支援しています．

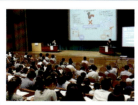

## 2. 貧血

各臓器や筋肉に酸素を運ぶ役割は，赤血球が担っています．

貧血とは，赤血球の数値の減少や形・成分が低下していることをいい，全身の組織や細胞へ酸素を運搬する能力が低下している状態です．

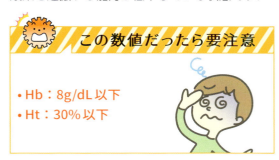

### この数値だったら要注意

- Hb：8g/dL 以下
- Ht：30% 以下

#### 離床による影響

運動負荷がかかると，各臓器や筋肉の酸素需要が高まります．しかし，貧血があると，充分に酸素が配給されず，各組織が酸素不足に陥る可能性があります．

倦怠感や疲労感がある時や，離床によって貧血症状が出現すると，患者さんは気が滅入り，離床に対して拒否的言動を示すことがあります．必ずしも「拒否的言動＝患者さんにやる気がない」ではありません．医療者は，貧血によって患者さんがそのような言動を示している可能性を考慮する必要があります．

#### 安全に離床を進めるには

症状が安定していても患者さんの各臓器や筋肉は，酸欠状態に陥っています．医療処置や清潔ケア・トイレなどのあとには，休息をとり，酸素不足状態を一度リセットしてから離床を進めます．離床の再開は「患者さんの心拍数・呼吸数が安静時と同じレベル」「動悸・めまい・頭痛・息苦しさなどがない」ことを目安に行うとよいでしょう．

離床の内容や進行を決めるためには，異常の程度を把握し活動度を考慮する必要があります．そのため，定期的に医師と情報交換をしながら

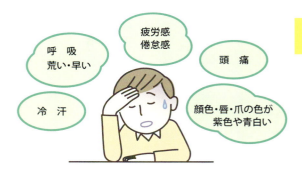

図1　貧血時の観察ポイント

活動度を決定して行きましょう．離床の進め方は，ヘッドアップ・端座位・立位・歩行を連続して行わず，休息を取り入れて，徐々に進めていきます．その際は，患者さんの息切れ・唇や爪の色・冷汗・動悸・めまい・頭痛などの出現の有無を観察します（図1）．

## 3. 出血傾向

出血とは，血管が損傷していることを指します．損傷した血管内皮に接着・凝集して傷口を塞ぐのが血小板，血液を凝固させて止血するのが凝固因子です．その後，さらに元の血管に戻すため，凝固因子によって作られた血栓を溶かそうとする線溶系の活性化が始まります．最終的には，血栓内の血小板などは，白血球が飲み込んで血栓は跡形もなくなり血管の修復が完了します．

### この数値だったら要注意

- 血小板：30,000/μL 以下
- APTT：36.0秒以上
- フィブリノゲン：370mg/dL 以上

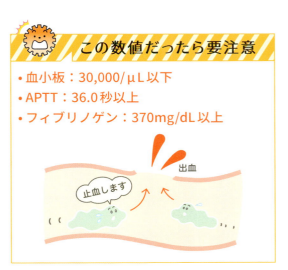

### 離床による影響

出血傾向があると，少しの刺激でも出血や内出血が起こりやすくなります．時には，介助者が握った部分が内出血斑になることがあります．そのため，離床時に不意な外力が加わらないよう注意が必要です．

### 豆知識
#### よく耳にするDICとは？

播種性血管内凝固症候群（DIC：Disseminated Intravascular Coagulation）とは，何らかの基礎疾患に続発し，著しい凝固亢進をきたし微小血栓を多発させる病態です．微小血栓が多発することで，血小板や凝固因子が消耗され止血機能が低下し，同時に，線溶系の活性化も生じ出血傾向を助長する非常に恐ろしい病態です．

### 安全に離床を進めるには

体重が1箇所に集中しないように，体圧分散寝具や大小さまざまなサイズの枕を使用して，除圧を図ります．

ベッドを30度以上ヘッドアップすると，患者さんの体は，足の方向にずり落ちていきます．そのため，体位変換・ヘッドアップ後は，圧迫やズレが起こりやすい部分に内出血斑がないか観察しましょう．

### こんな時どうする？
#### 出血しやすい患者さんに対するケア

摩擦や圧が予測される部位には，あらかじめ被覆材で保護する方法もあります．また，血圧測定やテープ剥離の際にも強い摩擦が生じるため，血圧計のマンシェットは直接当たらないよう寝衣や下着の上から巻くことやテープ剥離の際には剥離剤を用いるなどの工夫が必要です．

### ここがポイント
#### 出血の確認箇所は多岐にわたる！

出血症状は，消化管出血（下血や血便・胃管の排液性状）・粘膜出血（歯肉出血や鼻出血）・挿入部の出血（点滴ラインやドレーン挿入部）・皮下出血などを観察します．DICの場合は，出血症状に加えて組織の酸素障害の症状（心拍数の異常・血圧の異常・呼吸数の異常・末梢冷感・意識障害・尿量低下など）を観察し離床計画を立案しましょう．

## 4. 栄養障害

栄養障害は，主に，カロリー不足または蛋白質の不足を指しています．栄養障害は，食事摂取量の低下，代謝・吸収障害，需要量が増加する場合などに発生します．

栄養状態の評価に関連する疾患・病態は，貧血・肝機能障害・腎機能障害・感染症・糖尿病などさまざまです．疾患・病態によって評価が異なるので，さまざまな検査値を組み合わせて考える必要があります．ここでは，栄養障害の1つ「低蛋白血症」を中心に説明していきます．

### この数値だったら要注意

- TC ：140mg/dL
- Alb ：3g/dL 以下
- TTR ：10mg/dL 以下
- RBP ：2.0mg/dL 以下

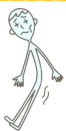

### 離床による影響

カロリーが不足すると，身体は自分自身の筋肉組織である蛋白質・脂肪を分解し，それをカロリーとして使用するため，栄養状態の悪化や筋肉量の減少を招く可能性があります．

また，疲労・冷え・浮腫・筋力低下・気力低下・過敏・無感情などの症状が出現，離床に対するモチベーションの低下へつながる要因となります．

加えて，運動機能が低い高齢者などは「生活自立度の低下」や「要介護度の上昇」につながり，寝たきり状態になりやすくなります．

### 安全に離床を進めるには

体内の蛋白質が減少すると，浮腫・胸水・腹水・肺うっ血が生じる可能性があります．

浮腫があると，末梢循環不良によって皮膚が弱くなり，褥瘡が発生しやすくなります．また，胸水・腹水・肺うっ血があると，体位によって呼吸状態の悪化を招くことがあります．呼吸状態・呼吸困難感・唇や爪のチアノーゼ・冷汗などの出現に注意してください．栄養障害がある場合には，強い運動負荷は控え，身の回り動作の維持を目的とした離床を継続します．

## 5. 肝機能の異常

肝臓は，体内でいわば化学工場のような役割を果たしています．主な役割を表5に示します．これらの機能が十分に果たせなくなると，さまざまな身体症状が出現します．

表5　肝臓の機能

- ホルモンなどの基になる物質，血液凝固因子，アルブミンなどの生成
- ブドウ糖を貯蔵し，血糖値が下がった時やエネルギー補充時など，必要に応じて分解して血液中に送り出す
- 老廃物など体に有害な物質を分解して無害化する解毒機能

### この数値だったら要注意

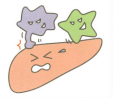

- AST (GOT)：100 IU/L
- ALT (GPT)：100 IU/L
- γ-GTP　　：100 IU/L

### 離床による影響

肝機能障害があるときは，老廃物の蓄積・エネルギー貯蔵や配給能の低下から，倦怠感・脱力感・かゆみ・嘔気・体重減少・消化管出血・浮腫などが起こります．

肝臓への血流は，座位や立位よりも臥位の方が増加します．離床によって肝臓の血流が減少し，肝細胞回復の支障となる可能性があります．肝機能障害時の治療の1つとして行われる「安静」は，壊れた肝細胞を再生させ，回復させるだけの栄養分と酸素を肝臓に与えます．

また，倦怠感から離床に対する気力が低下している可能性があります．

### 安全に離床を進めるには

安静はもちろん大切です．しかし，糖代謝やアミノ酸代謝の点から考えると，肝臓にとって，筋肉の維持も必要との考えもあります．そのため，慢性期や代償期の肝機能障害では，無理のない程度で体を動かすことが勧められています．離床の際には，肝臓の血流を円滑にさせるため，食事・経腸栄養摂取後1～2時間程度は臥床安静を優先し，離床を避ける必要があります．

また，負荷量は，患者さんに疲労感や倦怠感の有無を聞き，表情の変化や冷汗の出現に注意して観察し，できるかぎり心地よい疲労を感じる程度とします．離床後には，30分程度の休息を取り入れることも忘れないでください．

### 臨床のコツ

**沈黙の臓器**

肝臓は沈黙の臓器と呼ばれるほど予備力が大きいため，病状が重症になるまで症状が現れないことがあります．いつもと違うという微細な変化を感じ取るための検査データをしっかりチェックしましょう．

## 6. 血糖値の異常

血糖値の異常を招く代表的な疾患は糖尿病です．血糖値を一定値に調節する仕組みには多くのホルモンが関与していますが，糖尿病は膵臓から分泌される血糖値を下げるホルモン「インスリン」の分泌低下と抵抗性増大によって起こります．インスリンが不足すると，ブドウ糖をエネルギーとして利用できなくなるため，血糖値が上昇し異常値を示します．

### この数値だったら要注意

- 血糖値：250mg/dL 以上　70mg/dL 以下
- HbA1c：7.0% 以上

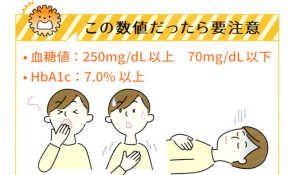

あくび　　動悸　　意識レベル低下

### ここがポイント

**ブドウ糖の過剰状態とは？**

ブドウ糖は，生体にとって必要なエネルギー源であり生命活動の維持のため一定以上の血中濃度が不可欠です．しかし，血中濃度が過剰となると動脈硬化が進み，神経細胞に必要な酸素や栄養を運べなくなり，神経障害を起こします．

### 離床による影響

糖尿病の場合，インスリンにより，エネルギーを必要としている細胞にブドウ糖を送る機能が低下しています．そのため，内臓や筋肉がエネルギー不足に陥り，運動持久力が低下します．

また，ブドウ糖を貯蔵をする働きも低下しており，エネルギーの枯渇を起こしやすくなります．このような状態で体を動かすと血糖値が低下し，低血糖状態となります．

低血糖で影響を最も受けるのが脳細胞です．ブドウ糖が欠乏すると，脳細胞が正常に活動できなくなり，意識障害や昏睡に陥り，最悪のケースではそのまま死に至ります．

### 安全に離床を進めるには

低血糖の症状は，個人によって異なります．主な症状には，冷汗・手足のふるえ・めまい・目がチカチカする・動悸・あくび・脱力感などがあります．

症状がさらに進むと，思考力の低下・異常行動・痙攣・昏睡に陥ります．患者さんの訴えをよく聞き，低血糖症状が疑われるときは離床を中止し，医師や看護師へ報告しましょう．

### 臨床のコツ

経口血糖降下薬（主にスルホニル尿素薬やグリニド薬）やインスリン注射を行っている患者さんの場合は，低血糖発作に注意が必要です．低血糖の発生しやすいケースを以下に挙げます．

- 薬の量を誤ったとき
- 食事の量が少なかったとき
- 食事摂取量が少なかったとき
- いつもより身体を動かし過ぎたとき
- 風邪などの感染症に罹患しているとき
- インスリン注射直後に運動したとき

## 7. 腎機能の異常

腎臓の機能は，表6に示す4つに大別できます．これらの機能が充分に果たせなくなると，さまざまな身体症状が出現します．

**表6　腎臓の機能**

- 血液を濾過し，身体に必要な水分・成分（ミネラルや栄養分）のバランスを調整する
- 老廃物（BUNやクレアチニンなど）や過剰な水分・電解質を排出する
- レニンという酵素を分泌して血圧を調節する
- エリスロポエチンというホルモンを分泌し，骨髄での赤血球・血小板産生や骨の発育・維持など重要な機能を調節する

### この数値だったら要注意

- BUN：80mg/dL 以上
- Cr：5mg/dL 以上

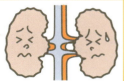

#### 離床による影響

運動負荷によって，①新陳代謝が活発となり，老廃物の産生が増加すること，②腎臓への血流が減少することで，濾過機能が低下すること，から腎臓への負担が増える可能性があります．

血液中の老廃物が体内にたまると，疲労感・嘔気・広い範囲の皮膚のかゆみ・浮腫・不整脈などの症状が出現します．

腎臓機能障害のある患者さんには，倦怠感からくる気力低下，活動による疲労感，浮腫による関節可動域の低下が認められます．離床を進めるうえで，十分な注意が必要です．

#### 安全に離床を進めるには

腎不全であっても腎臓機能が安定していれば，日常生活行動なら問題はないといわれています．しかし，急激な腎機能低下の患者さんの場合，腎臓の負担を避けるため，離床も禁止となる可能性があります．

腎機能低下の患者さんは，水分調節機構が低下しているので，特に重力の影響で下側になる場所に浮腫を招きやすくなります．その一方で，利尿がすすみすぎると脱水に傾きます．離床時の外傷や起立性低血圧に十分な配慮が必要です．

また，造血機能の低下による貧血と血小板の機能低下を合併することもあります．貧血や出血傾向の検査データを確認し，必要に応じた対処が必要です．

### 8. 電解質の異常

主な電解質には，ナトリウム（Na）・カリウム（K）・カルシウム（Ca）・クロール（Cl）・マグネシウム（Mg）などがあります．これらは，神経・筋肉の機能を含む体の細胞が正常に機能するために必要です．電解質はまた，酸と塩基のバランス（酸塩基平衡）を司っています．さまざまな疾患・状況から電解質のバランスが崩れると，身体症状が出現します．

### この数値だったら要注意

- Na：≦130mEq/L
  　　≧145mEq/L 以上
- Ca：<8.5mg/dL
  　　>10.5mg/dL
- K：<3.5mEq/L
  　　>5.0mEq/L

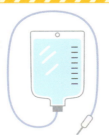

#### 離床に影響すること

電解質異常の要因として，手術や感染による身体侵襲，絶食や臓器障害による摂取量と排泄量のバランス異常，循環障害による水分バランスの調節不良，薬剤の効果などが挙げられます．離床そのものが電解質異常を悪化させる直接の原因となる可能性は低いですが，離床で関わる重症患者さんの多くは，電解質異常に陥る要因をもっていると考えるべきです．

電解質異常の症状は，倦怠感・疲労感・しびれ・脱力感・筋力低下・嘔気・不整脈・錯乱・意識障害・浮腫などです．症状が進むと精神的な抑うつ状態を招き，「やる気がない」と見られてしまうこともあります．

### 安全に離床を進めるためには？

電解質異常が進むと，致死性不整脈・けいれん・昏睡など，命に関わる病態に陥る危険性があります．検査値の経時的変化で悪化がみられるときは，急変への意識をもって関わりましょう．

離床前には，救急カートや除細動器の位置を確認し，患者さんの自覚症状だけでなく心電図モニターを使用した観察が必要となります．

# Chapter 3 わかりやすい！検査データの読み方と周辺機器の知識

## Section 02 事故抜去はもうサヨナラ！点滴・ドレーンの知識

点滴・ドレーンの目的・仕組みを理解していないと，離床時に事故抜去といった有害事象を引き起こす可能性があります．よく仕組みを学んで安全に離床を進めていきましょう．この項では，離床時に切っても切れない点滴・ドレーンについて遭遇しやすい事象を関連させながら解説していきます．

## A 点滴ライン

### 1. 末梢静脈カテーテル（Vライン）

#### 1. 目的
カテーテルを留置することによって，輸液などの薬剤や輸血を投与するためです．

#### 2. ラインの仕組み
末梢静脈へ留置針を挿入し，薬剤を投与する方法です．末梢静脈には10〜20mmHgの圧があり，高低差で薬剤を投与しているため，自然滴下の場合，点滴ボトルの高さでも点滴の速度が変わります．点滴筒といわれる部分でライン中の微量な空気を除去し，クレンメを調整することで注入量を設定することができます．点滴ボトルが，ソフトプラスチックボトルの場合，空気針は不要ですが，点滴ボトルがハードプラスチックボトルやガラス瓶の場合，空気針を刺さなければボトル内が陰圧となり点滴が滴下されません．急性期において厳密な投与が必要な場合は，輸液ポンプやシリンジポンプを使用します．

#### 3. 離床時の注意点
様々な領域において多用されていますが，離床前後には必ず刺入部から点滴ボトルまでを確認します．刺入部のテープ剥がれや腫脹・発赤・疼痛がないか，滴下は確実に落ちているか，薬剤はどのような作用があるかを確認します．特に関節部周囲に留置針がある場合，関節の屈曲・伸展により針先が動くことがあり思わぬ事故抜去となることがありますので注意が必要です．また自然滴下の場合，点滴刺入部と点滴ボトルまでの距離により滴下速度が変化します．離床した際の姿勢により，滴下速度が大幅に変化していないか離床前後で確認しましょう．輸液セットによりますが，20滴で1mLの輸液セットの場合，1時間に投与したい量を3で割ると，1分間の滴下数を求めることができます．

写真1　Vライン

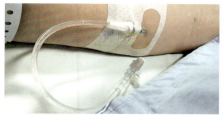

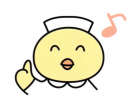

## 2. 末梢動脈カテーテル（Aライン）

### 1. 目的

動脈内にカテーテルを留置することによって，観血的に血圧をモニタリングすることができます．またこのラインから動脈血の採血をすることができ，動脈血液ガス分析が可能となります．特殊な事情がない限り，このカテーテルから薬剤を投与することはありません．

### 2. ラインの仕組み

観血的動脈圧モニターの回路を図1に示します．生理食塩水に凝固予防のためにヘパリンを加えたものを加圧バックで常時動脈内に流します．その際に動脈にかかる圧力を，トランスデューサーで電気信号に変え，モニターに血圧の数値として表示されます．使用されるラインも特殊で，末梢静脈の際に使用されるものではなく，耐圧チューブが使われています．

### 3. 離床時の注意点

常に血圧をモニタリングすることで，離床の見極めの有用な指標となります．しかし，動脈内にカテーテルが留置されているため，事故抜去などが起こると拍動性の出血や血腫を起こしやすく，末梢静脈カテーテルよりもより厳密な観察が必要とされます．離床前後には，必ず固定テープの剥がれや出血・腫脹がないかを観察します．また穿刺動脈は，橈骨動脈が一般的に選択されることが多く，患者さんがベッドに手をついた時などカテーテルの屈曲がないか注意します．さらに離床する際，トランスデューサーの位置と心臓の高さ（第4肋間と中腋窩線の交点）の位置が同じ高さでなければ，表示される血圧は誤った数値となります．離床前後で高さが変わる場合，再度心臓の高さにトランスデューサーを合わせる必要があります（写真3）．

写真3　心臓とトランスデューサーの高さ

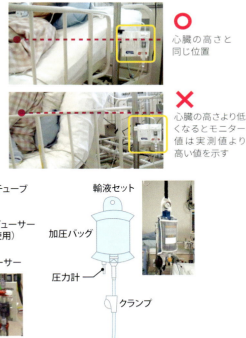

写真2　Aライン

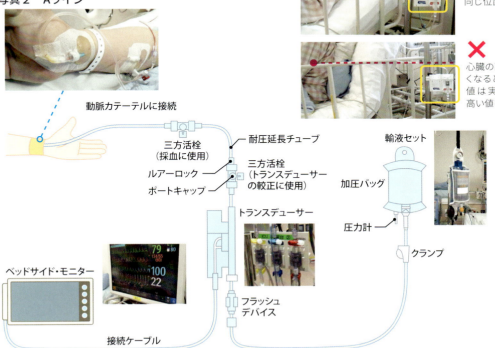

図1　観血的動脈圧モニターの回路

## 3. 中心静脈カテーテル

### 1. 目的

昇圧薬や降圧薬など微量で投与されるべき薬剤や高カロリー輸液，血管炎をきたしやすい薬剤等の投与に用いられます．また，中心静脈圧の測定にも用いられ，体内循環血液量の過不足や心不全の程度の指標にします．しかし，近年CVPの絶対値が指標となるかに関しては懐疑的な見解もあります．

写真4　CVカテーテル

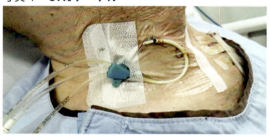

### 2. ラインの仕組み

中心静脈（CV：Central Vein）と言われ，確実に投与できる経路として鎖骨下・内頸静脈（図2）が多く選択されます．緊急時には大腿静脈が選択されることもあります．カテーテルの種類は，内腔の数により，シングルルーメン（内腔1つ），ダブルルーメン（内腔2つ），トリプルルーメン（内腔3つ）などに分けられます．Aライン同様，専用のラインを接続することによりCVPを測定することが可能となります．

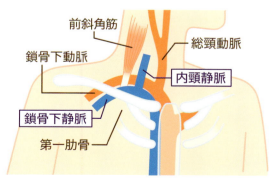

図2　中心静脈ラインに選択される静脈

▶ ポケットマニュアル／循環器ケアと早期離床　P.99 参照

### 3. 離床時の注意点

CVカテーテルは，事故抜去予防のために必ず皮膚とカテーテルを縫合糸で縫合されています．そのため固定テープとともに，縫合糸が確実にされているかを離床前後で確認します．また挿入されているカテーテルの深さも，カテーテルに数値が記載してあるため何cmで固定されているかを確認しましょう．首の角度によりカテーテルが屈曲し，薬液が投与されないこともあるため，体位変換後のカテーテルの屈曲にも注意が必要です．精密な投与を必要とされる薬剤を投与されていることが多く，それらの薬剤の作用も事前に確認しておくことが大切です．

### こんな時どうする？

#### 輸液ポンプ・シリンジポンプのアラームが鳴ったら

輸液ポンプなどのME機器は，基本的に医師・看護師・臨床工学技士などの職種しか扱うことはできません．リハビリスタッフが安易に扱うことは，重大な事故を招く可能性もあることを考慮し各施設でルールを設けることが大切です．出棟リハビリの際に，輸液ポンプやシリンジポンプのアラーム対応には，リハビリ専門職は対応できないことを考慮すると，投与されている薬剤は一時中断することはできないのか，アラームが鳴った際の対応はだれが行うのかを事前に明文化し，話し合いなどにより共通認識を持っておくことが必要です．

### 安全に離床を進めるためには？

#### 点滴ラインを挿入された離床時の工夫

多様な点滴ラインが挿入されている場合，左右に挿入されているより全て同側に挿入されているほうが離床しやすい場合があります．またラインの長さにも注意し，必要であればラインの延長も考慮してもよいかもしれません．さらに，循環作動薬など中断できない薬剤以外の点滴に関しては，一時中断も検討し離床を進めてみるのも一つの工夫となります．

## B 輸液ポンプとシリンジポンプ

主なアラームの種類と対応を以下に示します（これらは看護師が対応している方法です）．

### 1. 輸液ポンプ

総投与量の設定と，1時間当たりの流量を設定することで，正確な量を正確な速度で投与することができます．流量精度は±10％以内程度であり，流量は1〜500mLまで設定可能な機器もあります．通常水分管理の側面からも，ある一定の時間で，設定した量の輸液を投与したいときに使用します．

#### 輸液ポンプのアラームと対応

- **電圧低下アラーム**：確実に電源コンセントが接続されているかを確認します．
- **閉塞アラーム**：ラインの屈曲，クレンメ開放忘れ，点滴刺入部の屈曲，点滴の血管外への漏れなどにより発生します．それらの閉塞原因を解決してから再開します．クレンメの位置は，必ず輸液ポンプの下にくるよう位置を調整します．閉塞アラームが鳴り，クレンメを閉じないまま輸液ポンプのドアを開けてしまうと，フリーフロー（一気に輸液が投与されてしまう現象）が発生してしまうためです．
- **気泡混入アラーム**：輸液の温度と外気温の温度差により輸液中に気泡が発生する場合があります．そのライン中の空気を，輸液ポンプが感知しています．一旦クレンメを閉じ，カテーテル内の空気を除去してから再開します．

### 2. シリンジポンプ

輸液ポンプより流量精度は高く，±3％以内程度となります．昇圧薬や血管拡張薬，抗凝固薬など精密な量で管理が必要な薬剤に使用されます．流量は0.1mL〜150mL程度まで設定可能な機器もあります．

輸液ポンプ  シリンジポンプ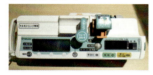

#### シリンジポンプのアラームと対応

- **電圧低下アラーム**：輸液ポンプに準じます
- **閉塞アラーム**：ラインの屈曲，三方活栓の操作忘れ，点滴刺入部の屈曲や血管外への漏れがないか確認します．昇圧薬や血管拡張薬が投与されている場合，安易に屈曲等を解除することで，ラインにかかっていた圧力が一気に解除され，血管内に急速投与される場合があります．この際は，患者さんに最も近い接続部をはずし，ラインにかかっていた圧を解除してから接続し再開します．
- **残量アラーム**：シリンジ内の薬液が，数mLの段階になった際には残量アラームが鳴ります．もし投与されている薬剤を継続するのであれば，新しい薬剤の入ったシリンジと交換する必要があります．特に昇圧薬や血管拡張薬など循環作動薬が投与されている場合に，この段階で交換しなければ，閉塞アラームで交換することになるかもしれません．状況によっては，それらの薬剤が中断されたことによって循環動態に大きな影響を及ぼす可能性がありますので，残量アラームの段階で早急に交換する必要があります．そのまま終了とする場合は，残量アラームを消音し，閉塞アラームが鳴るまで投与しても構いません．

> **ここがポイント**
>
> 輸液ポンプ・シリンジポンプの閉塞アラームの原因の一つとして，血管外への点滴漏れが挙げられますが，これらのポンプには血管外投与を検知するアラームはありません．決して，機器のアラームだけに頼るのではなく，目視や触知により点滴漏れがないかを確認することが大切です．

# C ドレーン管理

ドレナージとは，ドレーンを通じて体内中の血液・浸出液・膿・空気などを体外へ排泄させることです．ドレーンが挿入される部位・目的により，さまざまな種類のドレナージ方法・機器があります．

## 1. 胸部のドレナージ

心臓外科手術後や呼吸器外科手術後に用いられます（図3）．胸腔内や縦隔，心嚢などに貯留する不要な血液や浸出液を体外へ排出する目的で挿入されます．胸腔内・縦隔内はともに陰圧（安静時で約-5cmH$_2$O）であるため，持続的に陰圧をかける必要があります．その際，低圧持続吸引器を使用し，-5cmH$_2$O〜-15cmH$_2$O程度の持続吸引を行います．胸部のドレナージに用いられる吸引器の仕組みを図4に示します．

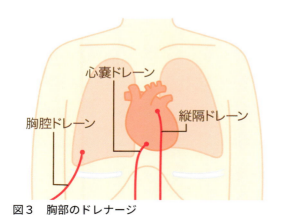

図3　胸部のドレナージ

図4　吸引器の仕組み

## ■ 1. 胸腔ドレーン

### ① 目的

気胸のように胸腔内に空気が貯留した状態では，肺の虚脱が起こっています．ドレーンを挿入することで，胸腔内を脱気し，肺の再膨張を促します．また，開心術後や肺切除術後には，胸腔内に血液や浸出液を貯留させないためにドレーンを留置します．

### ② ドレーンの性状

- **正常**：手術直後は，血性の排液を認めることがありますが，時間とともに血性の濃度が薄くなり，漿液性で淡血性〜淡黄色の排液が正常です．
- **異常**：血性排液が100〜200mL/時の量で2〜3時間持続するような場合は，再開胸止血術の可能性がありますので安易な離床は避けます．血性排液は，ドレーン内に血塊を形成し，ドレーンが閉塞する可能性もあります．また排液が白濁したりすると，乳び胸の可能性があります．

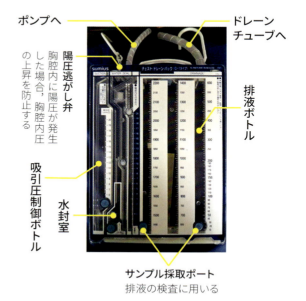

胸腔ドレーンバック

### ③管理のポイント

ドレーンの挿入部は，固定糸で結ばれています（写真5）．糸だけの固定では，ドレーンが引っ張られた際，直接挿入部へ負担がかかってしまうため，事故抜去の可能性が高くなります．そのため，ドレーン挿入部から数cmの場所に皮膚へも固定テープなどで固定し，貼付部とのずれがわかるようマーキングを行います（写真6）．

胸部のレントゲンを撮影した際には，必ずドレーンの位置が前回と変化がないかを確認します．縫合糸のゆるみや，固定不足により事故抜去する可能性があるからです．チューブ内に，血塊を認めた際はミルキングを行って対処します．離床の際は，必ず刺入部から器械の接続部まではずれがないか，正しい設定圧がかかっているか確認します．またドレーン水封部液面の呼吸性移動が認められているか確認します．水封部液面の呼吸性移動を認めない場合，ドレーン位置の胸腔外への移動，ドレーンの屈曲・閉塞が疑われます．さらに水封部に，エアリーク（空気の漏れ）がないかを確認します．このエアリークは，気胸に対する治療として挿入されたドレーンであれば発生していることに問題ないのですが，それ以外に発生している場合，新たな気胸発生や接続部の外れを意味するサインです．早急に医師に報告し，接続部の外れがないかを確認しましょう．離床により，ドレーンバックを移動させる必要がある際には，チューブ内排液の逆行を招くため刺入部より高い位置に移動させないよう心がけましょう．

写真5　ドレーン刺入部の固定糸

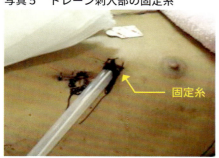

固定糸

写真6　ドレーンの固定

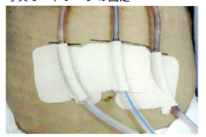

 **臨床のコツ**

#### 排液が流れない

まず，設定圧が正しいか確認します．また，チューブ内が血液凝固により閉塞していないか確認します．閉塞がある場合は，ミルキングローラーを使用してミルキングを行います．ミルキングとは，片方の手でドレーン挿入部の根元を閉塞させ，ミルキングローラーを閉塞させた部位からチューブをはさみ，手前に数十cm引くことでチューブ内に更なる陰圧を発生させ，チューブ内の血塊等を取り除くことをいいます．

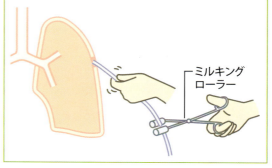

ミルキングローラー

**こんな時どうする？**

#### 排液バックを倒してしまった

バッグを元の位置に戻し，回路の接続・ドレーン刺入部の固定糸が外れていないか確認します．また，排液が水封（ウォーターシール）部へ混入していないか，水が排液側に混入していないかも確認します．混入がある場合，吸引機能が低下する可能性があるので，排液バッグを交換する必要があります．同時に，電源が入っているか，吸引圧の設定が変わっていないか確認します．

>  **ここがポイント**
>
> **ドレーンが抜けてしまった**
>
> 　胸腔内が直接外気と開通することで，緊張性気胸を起こす恐れがあります．早急に医師に報告し，再挿入する必要があるか確認します．抜去部の結紮ができない場合は，再挿入するまで，外気との交通を避けるため滅菌ガーゼ等で密閉圧迫する必要があります．

### 2. 心嚢ドレーン・縦隔ドレーン

#### ①目　的

　心嚢ドレーンは，心タンポナーデの解除を目的として行われます．また，心嚢・縦隔いずれのドレーンも，開心術後における術後出血の把握目的で留置されることがあります．心嚢・縦隔には胸腔ほどのスペースがないため，少量の液貯留でも心タンポナーデや縦隔内臓器への圧迫をきたし心臓の拡張障害を招く危険性があります．

#### ②ドレーンの性状

　胸腔ドレーンの項に準じます．

#### ③管理のポイント

　胸腔ドレーンの項に準じて管理を行います．
　さらに追記すると，ドレーン挿入に伴う疼痛を訴えることがあります．鎮痛薬を考慮するとともに，患者さんの疼痛や不安を取り除きながら離床を進めることが重要です．また，吸引器本体までの長さに十分余裕があるか確認しましょう．端座位になるときは，座る方向も考慮し，事故抜去のないように進めます．

#### ④離床時の注意点

- **アラームが鳴った場合（電動式の場合）**

　まず，電源の供給源を確認します．バッテリー動作の場合は，コンセントを接続することでアラームは消失します．電源が接続されているにもかかわらずアラームが鳴り続ける場合，回路の外れ・損傷が考えられます．刺入部から吸引ポートまで確認し，接続外れや損傷の有無を確認します（配管式のものでは，接続外れ・損傷によりリークを示します）．また，患者さんが激しい咳嗽をした際，一時的に胸腔内圧が高陰圧になってアラームが鳴る場合があります．

## 2. 腹部のドレナージ

### 1. 経皮的胆道ドレナージ（PTCD）

　PTCDの刺入部は，患者さんの状態や今後の治療法方針によって決まります．基本的には胆管の拡張している部分に挿入されますが，全体的に拡張している場合，特に今後手術によって肝臓を切除する予定がある場合は，切除部分と反体側から挿入し，術後もドレナージを維持します．
　ドレナージ方法は，胆汁を体外（パック内）に出す「外瘻」，腸管へ流す「内瘻」，両方へ流す「内外瘻」に分けられます．刺入部は，左葉

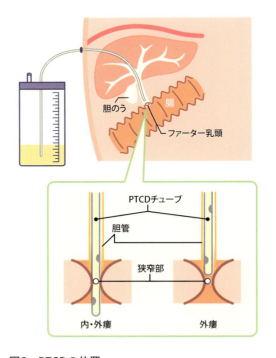

図6　PTCDの位置

に刺す場合は心窩部付近から，右葉に刺す場合は肋間を経由しなければなりません．

## ①目 的

閉塞性黄疸の減黄を目的とし，経皮的に胆汁を排泄します．

## ②ドレーンの性状

- **正常**：黄褐色
- **異常**：胆汁は通常500mL/日前後の産生がありますが，個人差が大きいため経時的変化を観察します．穿刺早期の出血にも注意が必要です．また色が緑色に変化すると胆管炎を疑います．腸液の混入により排液量の増加，混濁や浮遊物を認めることがあります．

## ③管理のポイント

ドレナージは，経皮的に挿入し，肝臓を貫いて胆管に達します．挿入の深さは病態によって変わりますが，固定方法は胸腔ドレーンと同様，刺入部皮膚に1～2箇所糸固定を行い，さらに固定テープで腹壁に固定します．固定のポイントは，自然な流れを誘導するため，下腹部に固定することが多いのですが，ズボンや下着のゴムの部分によって屈曲しやすくなるので，固定の向き・位置の選択が重要です．挿入の深さの変化，閉塞，感染，患者さんの肝機能によって流出量や性状が異なるため，経時的な量と性状の観察が必要です．挿入後のポイントは，自然な流出の維持と逆行性感染の予防のため，バックの位置を常に肝臓の位置より下になるように維持します．

## ④離床時の注意点

排液の重さでドレーンが引っ張られるのを防ぐため，離床を開始する時にはバック内に溜まった排液を破棄しておきます．肋間を経由して右葉に挿入されている場合は，胸郭の動きによりチューブが抜けやすく，呼吸運動でも抜けてしまうケースもあるため，離床時には細心の注意が必要です．また，ドレーンが腹腔内で折れ曲がっている時には，胆汁の腹腔内への漏れにより腹膜炎を発症し重篤となる場合もあるので，発熱の推移やバイタルサインの変動には注意が必要です．

### こんな時どうする？

**痛みが強い**

PTCD挿入による痛みに，皮膚刺激が原因の場合があります．挿入されたドレーンが身体に馴染むにつれ軽減されますから，「疼痛＝入れ替え」の必要はありません．離床に差し支えるようなら，鎮痛薬の投与を考慮します．痛みが持続する場合，腹膜炎との鑑別が必要になるため，痛みの程度や範囲，ショック徴候がないか観察します．

### 安全に離床を進めるためには？

**移動時の持ち運び**

バックの位置が，常に肝臓より下になるように維持し，引っ張られないようにすることが大切です．歩行時は，バックを袋に入れ，肩にかけて持ち歩くなど工夫が必要です．車椅子にぶら下げるのは危険です．一時的に膝の上や体の横に置いておくなど，体から放さないようにします．

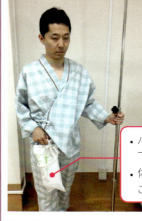

- バッグは必ず肝臓より下になるようにする．
- 体から決して離さないこと．

## 3. チューブ管理

### 1. 経鼻胃チューブ（NGチューブ）

#### ①目的

開腹手術後の胃液の除去，胃内容物の除去による術部の減圧，経管栄養，経管薬物投与，急性薬物中毒時の胃洗浄，体温調節，胃内容物検査などの目的で挿入されます．

#### ②性状

- **正常**：患者さんの病態時期により様々に変化しますが，胃液が流出されますので，無色な排液を認めます．
- **異常**：新しい出血の場合は鮮紅色，古い出血の場合は褐色や黒色の排液を認めます．また胆汁や腸液が含まれると緑色や黄色の排液を認めることがあります．病態時期により異常かどうかを判断します．

#### ③管理のポイント

挿入する深さは，チューブに線が明記されているため，線の本数により45cm（1本）・55cm（2本）・65cm（3本）・75cm（4本）に区切られています．挿入中は，定期的に深さや固定状況を確認します．同一部位が圧迫されることによって，鼻翼・鼻中隔に潰瘍を形成することがありますので，毎日皮膚を観察し，定期的に固定部位を変更します（図9）．経管栄養を投与する際は，誤嚥を予防するためにも頭部を30～45度程度挙上しておきます．

#### ④離床時の注意点

必ず，行動範囲までの長さが十分足りているか確認しながら行います．排液バッグが接続されている場合，バッグの重さにより引っ張られることがあるので，バックの排液は破棄してから離床するなどの工夫が必要です．

経管栄養を投与している場合は，誤嚥のリスクを減らすため，30度以下の臥位は避けたほうがよいでしょう．またNGチューブの場合，胃内への経管栄養投与は，噴門部のみしか逆流防止の機能がありません．そのため長期にわたり経管栄養が必要な場合は，チューブの先端が小腸内まで到達するEDチューブ（Elemental Diet Tube）を選択します．EDチューブは，長期留置に適したチューブでNGチューブよりも逆流や誤嚥のリスクが低くなります．NGチューブを挿入している患者さんの場合，特に臥床状態での経管栄養投与中は嘔吐などの逆流所見に注意が必要です．

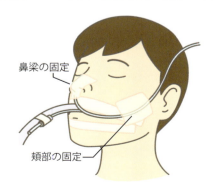

図9　NGチューブ固定法

### 臨床のコツ

**嘔気・吃逆を訴えている**

経管栄養中であれば，一旦投与を中断し嘔気が治まるかを観察します．嘔気が続くようであれば，制吐剤を使用することも検討します．胃内に空気・胃液が過多に貯留していることによって，これらの症状を訴えることがありますので，経管栄養用のシリンジを使用し，緩徐に胃液・空気を排出します．

### こんな時どうする？

**胃チューブが抜けてしまった**

緊急に再挿入しなくても問題ないことが多いのですが，経管栄養中などの事故抜去では誤嚥の危険性が増します．挿管中であれば気管内吸引を行い，吸引した液の性状を確認し，医師に報告します．

## 2. 胃ろう
（経皮内視鏡的胃瘻造設術：Percutaneous Endoscopic Gastrostomy, PEG）

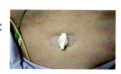

　PEGは，様々な原因（脳血管障害やクローン病など）により経口摂取できなくなった場合に，胃にチューブを留置することで栄養投与を行うものです．NGチューブと異なるのは，経鼻的にではなく胃の外壁から直接経皮的に穿刺し，チューブを留置し，胃に栄養投与を行うことです．通常NGチューブなどで4週間を超える経腸栄養を余儀なくされる場合，消化管機能が正常で医学的・倫理的側面が十分配慮されたうえでPEG増設が検討されます．しかし嚥下機能の回復や嚥下訓練により経口摂取可能な事例もあることから，PEG増設にはあらゆる側面からの配慮を検討した慎重な選択が必要とされています．チューブの長さと内部ストッパーの種類により，4種類に分けることができます（表1）．

**表1　PEGの種類**

|  | ボタンタイプ | チューブタイプ |
|---|---|---|
| バルーン型 | 腹壁／胃壁／胃内 | 腹壁／胃壁／胃内 |
| バンパー型 | 腹壁／胃壁／胃内 | 腹壁／胃壁／胃内 |

### ①目　的
　種々の原因による経口摂取困難事例に対し栄養投与を行います．

### ②性　状
　通常，PEG増設後持続的にバックをつけて排液を行うことはあまりありません．

### ③管理のポイント
　胃内に存在する内部ストッパーは，カテーテルの抜去予防となり，外部の存在する外部ストッパーは，蠕動運動によってカテーテルが埋没することを予防する役割があります．内部ストッパーがバルーン型かバンパー型かを見分ける方法は，腹壁側のチューブ接続部分に注水口が付いているかどうかで判断します．

### ④離床時の注意点
　PEG増設後に，最も多くみられる合併症として瘻孔部から栄養剤のリーク（漏れ）が挙げられます．PEGと皮膚との隙間から栄養剤が漏れ出ていないかを確認します．離床によりチューブ型の場合，腹部と垂直の位置に保つよう固定されているかを確認します．基本的には，NGチューブよりテープ固定などは行う必要がなく，管理もしやすいため積極的に離床を進めることができます．しかし，PEGを増設したことで胃壁の運動制限による逆流をおこしやすいことから嘔吐を認めることがあります．その際には，液体から半固形化の栄養剤へ変更することや投与速度の調整，ベッドアップの時間確保などの工夫が必要です．

### 3. 膀胱留置カテーテル

#### ①目　的
急性期における尿量の正確な把握，前立腺肥大・尿道狭窄などに伴う尿路閉塞の解除，尿閉時の対策として留置されます．

#### ②性　状
- **正常**：若干の濃度差はありますが，一般的には黄色透明です．尿比重の基準値は1.010～1.030となります．成人における一日の尿量は500～2,000mLです．
- **異常**：赤色～ピンク色の場合は，尿中に血液が混じった血尿です．また混濁や浮遊物を認める場合は，尿路感染症を疑います．一日の尿量が500mL以下を乏尿，2,000mL以上を多尿といいます．

#### ③管理のポイント
男女差を考慮し，個人において疼痛が少なく，尿の流出に影響を与えない位置で固定します（図8）．不必要な長期留置は避け，可能な限り早期抜去を原則とします．

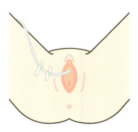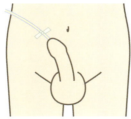

図8　膀胱留置カテーテル

#### ④離床時の注意点
体位変換・離床時に，膀胱留置カテーテルと採尿バックの接続部分が引っ張られると，外れることがあります．カテーテルに十分ゆとりがあるか確認しながら離床を進めます．尿の逆流による逆行感染を防ぐため，採尿バッグは膀胱より高い位置に移動しないようにしましょう．

---

### こんな時どうする？

**尿の流出が急に乏しくなった**

今まで流出があった尿が出なくなった場合，まずはカテーテルの接続状況や抜けていないかを確認します．またカテーテル内に空気が存在していると，流出が止まることがあります（エアロック）．エアロックを解除しても流出を認めない場合は，カテーテルの先端が膀胱壁に接触している可能性があるため，固定位置を変更したり，体位を変えたりして様子をみます．その際，尿道損傷を起こさないように，決して引っ張らないようにしましょう．

### 安全に離床を進めるためには？

**ドレーン・チューブ類挿入時の離床時の工夫**

通常，機器を使用したドレナージ管理の場合は，一時的にでも接続部を外すことはできません．ただし，バッテリー駆動が可能な場合は，離床の妨げにならない位置に機器を移動させることは可能です．また，最近の点滴スタンドでは，離床のために酸素ボンベや胸腔ドレーンなどを簡単に搭載できるだけでなく，患者さんにとって歩きやすい離床支援器も存在するため，離床の際に活用を検討してみてもいいでしょう（写真8）．

写真8　安心離床支援器　パセットウォーカー

くねくねロックでコードやチューブを整理できる／重いボンベは少し持ち上げれば設置可能

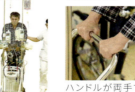

ハンドルが両手でつかめる／大きな車輪で段差が越えやすい

写真協力：沼津機工

# Chapter 3 わかりやすい！検査データの読み方と周辺機器の知識

## Section 03 ゼッタイ見逃せない！心機能評価

　心機能の評価は離床を行う上で最も重要な評価です．しかし，検査機器の有無や，得られた数値ごとの関連性など，複雑な部分が多く，解釈に時間を要することがあります．本項では，離床を行う上で必須となる心機能評価ツールを紹介します．

### A　一般病棟における心機能の評価

　以下に心機能を把握する上で必要な7つの項目について紹介します．

#### 1. 血圧

　血圧は心機能を評価する上で最も把握すべき項目です．

　血圧＝心拍出量×全末梢血管抵抗の積で表されます．

　心拍出量（CO：Cardio Output）は心臓の強さを表し，計算上，一回拍出量×心拍数にて求められます．

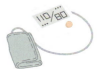

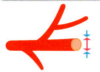

心拍出量＝一回拍出量×心拍数
　　　　…正常値＝4.0L～8.0L/min

▶ポケットマニュアル／循環器ケアと早期離床　P.21 参照

#### ■一回拍出量

　一回拍出量とは，収縮期から心室から駆出される血液量のことです．正常値は約60～130mL，平均約70mLであり，その構成因子は，前負荷，後負荷，心収縮力と規定されています．

#### ■前負荷

　前負荷とは拡張末期の心室にかかる張力です．臨床的には収縮直前に心室筋線維にかかる伸展の状態をさし，ほぼ拡張末期容積や拡張末期圧としても代用されます．

#### ■後負荷

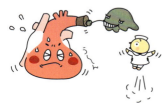

　後負荷とは，収縮中に心室にかかる張力であり，心室が血液を駆出するために超えるべき抵抗のことです．化学的刺激やカテコラミンなどのホルモンの影響を受けます．

#### ■心収縮力

　心収縮力とは，収縮の強さを規定する心筋固有の特性です．前負荷や後負荷からは独立され，化学的刺激やカテコラミンなどのホルモンの影響を受けます．

### 臨床のコツ

その場の血圧に関して「高い」や「低い」のみの評価で表すのではなく「適性範囲か」という概念を持つ必要があります．なぜなら，対象者の状態によって，あえて「低め」に管理している場合もあるからです．「低い」もしくは「高い」と言った端的な表現にとどまらず，継時的な変動を参考にしながら，現時点で適性範囲かどうかを検討することが臨床上望まれることです．

## 2. 心拍数

心ポンプ機能の因子であり，神経内分泌反応の結果も表す指標としても用いられます．

正常範囲は70±10拍，心臓由来の不整脈（房室ブロックや上室性頻拍など）を除く中で，心拍数の低下は拍出能の低下を表し，心拍数の増加は交感神経活動亢進を意味しています．

### ここがポイント
**脱水時に脈拍が上昇するワケ**

脱水になると組織に血液を送ろうとしても量が足りません．その分，身体は心拍数を上げて早く血液を回そうとするのです．

## 3. 経皮的動脈血酸素飽和度（SpO$_2$）

$SpO_2$モニターは動脈に含まれる酸素の値を非侵襲的に測定できる機器です．$SpO_2$の低下は低酸素血症をなどの危機的な状況を示唆するため，継時的に評価することが望まれます．

### 臨床のコツ

特に末梢冷感がひどい場合などは数値が出ない場合もあり，その際は，冷感のため測定不可と記載すべきです．末梢循環不全を表す指標のため，故意に指先を保温し，数値を出す事は正確性を欠く評価となります．

## 4. 尿　量

循環機能や腎機能を評価する上で，尿量を把握することは重要です．循環血液量が減少すると，腎臓で水分の再吸収が促進され尿量を減少し，循環血液量が保持されます．このように腎臓には，循環血液量を調整する機能があります．

### ここがポイント

正常の1日の尿量は，約1,000mL～1,500mLであり，1時間当たりの正常範囲は0.5～1.0mL/kg/時が目安となります．腎機能が正常である前提のもと，尿量が減少している場合は，循環血液量の減少が疑えます． ▶詳しくは，P.107 参照

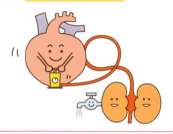

▶フィジカルアセスメント完全攻略Book　P.49 参照

## 5. 体　重

体重の管理は，心機能を把握する上で有用な事項です．心不全の状態では，①心拡大，②交感神経活性，③体液貯留といった，身体が心臓を悪くさせないための代償機転が働きます．特に，心機能低下時の体重増加は極めて重要なサインであり，血圧を維持する目的で尿量を減少させ，体内には水分が貯留されます．

### 豆知識
**毎日の体重チェックの必要性**

1日1.0Kg±0.5前後の体重増加は心不全のサインとして捉えるべきです．また，1週間に3.0Kg前後増加した症例にも留意すべきです．

### 6. 手足の冷感

心機能が低下した場合，特に心不全時には皮膚血流と腎血流が低下し，四肢の冷感や乏尿をきたします．触診による四肢温の評価や湿潤を測定することは，心機能を把握する上で必要な項目となります．特に機器が少ない在宅等では心機能を把握する一つの有用なツールです．

▶詳しくは，P.45 参照．

### 7. 水分摂取量

水分を含めた摂取量の把握は循環動態を把握する上で重要な項目です．摂取量は循環血液量と密接な関係にあり，当然ながら血圧にも影響します．

特に，低心機能症例では摂取量は低下します．摂取行為自体に疲労感を訴える事も少なくなく，数口で飲水をやめてしまう症例も多くあります．

#### 臨床のコツ

**水分だけでなく投薬を把握しよう**

離床を行う上で，投薬を把握する事は極めて重要なことです．なぜならば，その薬を用いることによって，血行動態の安定を維持しているため，その投薬の意味を把握し，離床することは当然のことといえます．例えば，心保護薬のβ遮断薬は，心拍数を遅くすることにより，血圧を下げる役割もあります．治療のベクトルからすると，心拍数を上げず，状態を管理しているわけですので，離床行為や運動療法等にて心拍数を故意に上昇させる行為は治療から逸脱します．よって，その投薬の意味を考慮しながら離床を行う必要があります．

#### ここがポイント

- β遮断薬使用症例の目標心拍数は，安静時＋20拍以内が最適です．

## B 心エコーのみかた

本項では，各機器を用いた心機能を評価する上で必要な内容を示します．

### 心エコー検査
（UCG：Ultrasound CardioGraphy）

心臓超音波は，心臓内の構造や弁膜の状態，収縮性，形態など様々な情報が得られます．主に3つの画像処理方法があります（表1）．

**表1 心エコーの検査方法**

| 名称 | 断層法 | M モード |
|---|---|---|
| 表示方法 | 画像表示 | 画像表示 |
| 特徴 | ・Bモード，2Dエコーとも呼ばれる<br>・断面像や動きをみる | ・心腔内の広さ，距離を計測 |

| 名称 | ドプラ法 | |
|---|---|---|
| 表示方法 | 血流表示 | |
| 特徴 | ・血流を評価<br>・弁の送流などを行う<br>・パルスドプラ法 | ・連続ドプラ法<br>・カラードプラ法 |

▶ポケットマニュアル / 循環器ケアと早期離床 P.69 参照

ゼッタイ見逃せない！心機能評価

## ①断層法（Bモード）

断層法では心臓の全体像を捉え，心臓の形や大きさ，心筋の厚さや心臓壁・弁の動きを評価することができます．

傍胸骨長軸断面

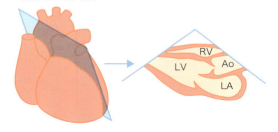

LV：左心室　LA：左心房　RV：右心室　Ao：大動脈

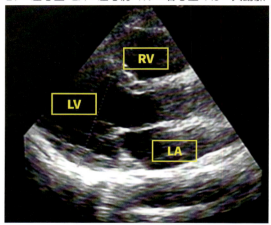

図1　Bモードの画像（傍胸骨長軸断面）

### ここがポイント

**壁運動異常の分類**

壁運動異常（asynergy）の存在は，心筋虚血を疑う一つの所見ですが，虚血以外にも心不全や刺激伝導系の異常などの要因も考えられるため，他のデータと併せて判断を行うことが重要となります．

表2　左室壁運動異常の評価

| 壁運動異常の程度 | normal | hypokinesis |
|---|---|---|
| 左室短軸像 | 正常 | 収縮低下を認める |
| 収縮期壁厚増加率 | 40％以上 | 30％以下 |

| 壁運動異常の程度 | akinesis | dyskinesis |
|---|---|---|
| 左室短軸像 | 無収縮を認める | 奇異運動を認める |
| 収縮期壁厚増加率 | 10％以下 | 収縮期外方運動 |

### ②Mモード法

Mモードは縦軸に生体の深度，横軸に時間を示し経時的に構造物の変化を捉えることができます．特に測定方向を固定できるため，左室径や左房径の観察に適しています．

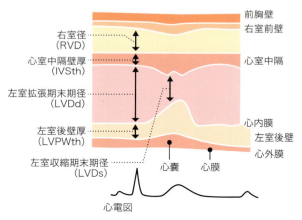

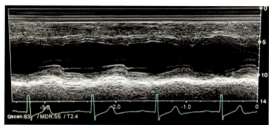

図2　Mモードの画像

## LVDdとLVDs，IVSth（心室中隔壁厚）LVPWth（左室後壁厚）

- LVDd＝左室拡張末期径
- LVDs＝左室収縮末期径

左室拡張末期径（LVDd）から左室収縮末期径（LVDs）を引いた値から左室がどれだけ収縮したかを反映しており，この値が15mm未満では収縮障害を疑うとされています．

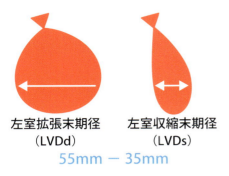

図3　LVDdとLVDsのイメージと収縮障害の予測

## IVSth（心室中隔壁厚）LVPWth（左室後壁厚）

拡張末期左室壁厚が12mm以上であれば，左室肥大と判断します．

**IVSth（心室中隔壁厚）＋LVPWth（左室後壁厚）の関係**
- 軽度左室肥大＝25〜30mm
- 中等度肥大＝30〜40mm
- 高度肥大＝40mm以上

表3　Mモード心エコー図の正常参考値

| 計測部位名 | 平均値 | 正常範囲 |
|---|---|---|
| 大動脈径（AOD：mm） | 27 | 22−35 |
| 左房径（LAD：mm） | 32 | 20−40 |
| 心室中隔壁厚（IVSth：mm） | 9 | 7−11 |
| 左室後壁厚（LVPWth：mm） | 9 | 7−11 |
| 左室拡張末期径（LVDd：mm） | 45 | 36−52 |
| 左室収縮末期径（LVDs：mm） | 31 | 23−39 |
| 内径短縮率（%FS：%） | 33 | 30−50 |
| 左室駆出率（LVEF：%） | 62 | 55−75 |

## LVEF（左室駆出率）

**正常＝55〜75%**

EFは理論上，前負荷や後負荷の影響を受けますが，急性変化に対しては，比較的変動が少ないため，臨床においては固有収縮能として一定の評価を行う指標としては適しています（表4）．また，手術適応や予後の推定などにも用いられます．

表4　左室駆出率からみた離床のリスク

| 程度 | 表示 | 値 | 離床上の注意点 |
|---|---|---|---|
| 正常 | Normal | 55〜75 | 特に問題なし |
| 軽度低下 | Mild | 45〜54 | 留意程度 |
| 中等度低下 | Moderate | 30〜44 | 要注意 |
| 高度低下 | Severe | <30 | 厳重管理 |

## %FS（左室内径短縮率）

**正常＝30〜50%**

左室収縮能の指標であり，EFとの相関もよいとされています．30%未満で左室収縮能低下とされ，心臓の構造上の変化（大小）や左室の動きが低下した際に，%FSがEFより心機能をよく表します．

### ③ドプラ法

ドプラ法は血流の向きや量を評価することができ，拡張能や血行動態の評価において断層法・Mモードよりも優れています．

## 血行動態の評価

心臓の中の弁の逆流を確認することで，血行動態を評価することができます．

表5　心エコー検査結果に使われる用語

| 心臓弁膜症 | 大動脈弁閉鎖不全症 | AR |
|---|---|---|
| | 三尖弁閉鎖不全症 | TR |
| | 肺動脈弁閉鎖不全症 | PR |
| | 僧帽弁閉鎖不全症 | MR |
| 逆流の程度 | Trivial | ごくわずか，問題なし |
| | Mild | まぁまぁ |
| | Moderate | やや多い |
| | Severe | かなり多い |

### ■拡張能の評価（ドプラ波形と E/e'）

拡張能の評価には，ドプラ法の左室拡張による流入波（E波）と左房収縮による流入波（A波）をみることで分かります．正常ではE波やや高く表示されますが，A波よりE波が低くなる場合には左室拡張障害を疑います．

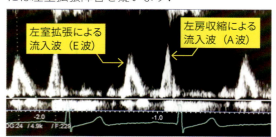

図4　拡張能の評価に用いる流入波の画像

### ■E/e'

左心室に入ってくる血流の速度を僧帽弁の動く速度で割ったものであり，左心室の拡張障害を反映する指標です．
- 15以上：拡張が悪い左心室
- 8以下：柔らかい左心室

※中間の数値の場合は他のデータと併せて判断

#### ここがポイント

**HFrEF と HFpEF とは？**

左室駆出率（LVEF）が低下した心不全をHFrEF（Heart Failure with reduced EF），LVEFが保持された心不全をHFpEF（Heart Failure with preserved EF）といいます．

HFpEFの症例では，高齢者・女性・糖尿病・心房細動が多く，現在では心不全全体の半数を占めています．病態としては，主として心室の拡張不全によると考えられています．

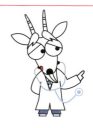

## C　集中治療における心機能の評価

### 1. 動脈圧モニター

動脈内にカテーテルを挿入して観血的に血圧を測定するものです（図5）．血行動態を把握する上で，重要な指標となります．

一般的にAラインと呼ばれ，観血的に圧トランスデューサーを用いて動脈圧を連続的に観察でき，その波形から現在の循環血液量を把握することも可能です（図6）．

#### 注意

- 動脈内（通常は橈骨動脈）に留置しているため，手首を過度に曲げたり，ラインが屈曲してしまうと正確な情報が得られなくなります．また，外力によって抜去された場合などは，直接動脈内にあるカテーテルのため，止血に時間を要します．
- ゼロ調整を行う際，トランスデューサーを右房の位置に合わせます．離床行為によって，調整の位置がずれるため，その時々の肢位で再調整をする必要があります．

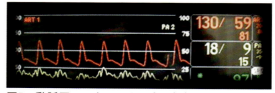

図5　動脈圧モニターによる血圧把握

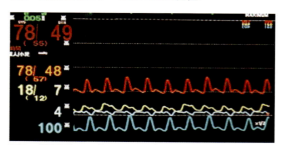

図6　動脈圧モニターによる循環血液量の把握

### ここがポイント

循環血液量が十分な場合は，波形の頂点（収縮期血圧）部を連続的にプロットするとほぼ直線になり，循環血液量が不足している場合は，波形の頂点を連続的にプロットすると呼吸性に変動します．

## 2. 中心静脈圧（CVP）

上大静脈および下大静脈の静脈系内部を客観的に測定します．主に，右心系の心機能を表します．三尖弁狭窄症などがない限り，右室拡張末期圧とも等しく，右室収縮力や循環血液量に依存されます．　▶詳しくは，P.78参照

**正常値**　圧力トランスデューサー：4～8mmHg
　　　　　水柱：5～10cmH$_2$O

### 豆知識

- CVP上昇時（10cmH$_2$O以上）
  循環血液量の増加・右室梗塞・心タンポナーデ
- CVP低下時（5cmH$_2$O）
  循環血液量の減少　大量出血　脱水時

## 3. 心内圧測定機器
（フロートラックセンサー・エスクロンミニ）

フロートラックセンサー・エスクロンミニともに心内圧を測定できる機器であり，後述するスワンガンツカテーテル（SG：Swan-Ganz）と同様に，心臓内圧の測定ができ，端座位や立位など肢位の制限がSGよりも少なくなるため，離床を行う上では有用な機器といえます．

フロートラックセンサー既存の動脈ラインから得られる圧波形情報に基づいて，動脈圧心拍出量をはじめとする各種フローメーターを連続的に測定できる機器です．特徴としては，既に挿入されている動脈ラインの使用が可能なため，低侵襲かつ簡便です．さらにパラメータを20秒ごとに自動計算するため，汎用性の高い機器といえます．

エスクロンミニは電極を体表に貼り付けるだけで，非侵襲的に心拍出量を測定することが可能で，静脈穿刺も不要となります．高齢者だけでなく，小児や新生児にも安全に使用可能なため，使用頻度が増えているデバイスです．

### 臨床のコツ

例えば，背臥位から端座位～立位へ移行の際に，一回拍出量の把握は前負荷の状態を反映し，起立性低血圧を予測する上で有益な情報となり，安全に離床を進めることができます．

## 4. 肺動脈カテーテル：Swan-Ganzカテーテル

心臓内にカテーテルを入れて，心内圧等を客観的に表す機器です．現状の血行動態の把握や治療方針の決定ならびに離床時期の検討など，臨床上の有益な情報源となります．

スワンガンツカテーテルから得られる情報として，右心系の圧モニタリング，心拍出量，S$\bar{v}$O$_2$のいずれも連続的なデータが得られます．表6に詳細を掲示します．

**表6　心内圧測定項目の一覧**

| 測定項目 | エスクロンミニ | フロートラック | スワンガンツ |
|---|---|---|---|
| CCO | | | ● |
| CO | ● | ● | ● |
| CI | ● | ● | ● |
| SV | ● | ● | ● |
| SVI | | ● | |
| SVV | ●※ | ● | |
| SVR | ●※ | ● | |
| S$\bar{v}$O$_2$ | | | ● |
| PAWP | | | ● |
| RAP | | | ● |
| PAP | | | ● |
| EDV | | | ●※ |
| RVEF | | | ●※ |

※スペックによる

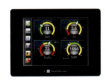
写真協力：エドワーズライフサイエンス

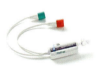

写真協力：平和物産

# Chapter 3 わかりやすい！検査データの読み方と周辺機器の知識

## Section 04 カテコラミンの作用と投与量における病態判断

カテコラミンは昇圧作用がある神経伝達物質の総称です．急性心不全の治療で頻繁に使用されます．この章ではカテコラミンを代表する①アドレナリン，②ノルアドレナリン，③ドパミン塩酸塩，④ドブタミン塩酸塩についての紹介と，カテコラミンを理解する上で避けては通れないγ（ガンマ）計算について解説します．

### A 離床時に確認が必要なカテコラミン系とは？

カテコラミンが作用する受容体には主に$α_1$，$β_1$，$β_2$受容体があります．$α_1$受容体は血管収縮に働き，これを$α_1$作用といいます．$β_1$受容体は心筋収縮力や心拍数の亢進に働きこれを$β_1$作用といい，そして$β_2$受容体は血管拡張と気管支拡張に働き，これを$β_2$作用といいます．表1に各カテコラミンの昇圧作用についてまとめます．これらは全て経静脈投与，つまり注射による治療になります．

表1　カテコラミンの作用

| 昇圧効果 | | $α_1$作用<br>末梢血管収縮 | $β_1$作用<br>心筋収縮，心拍数上昇 | $β_2$作用<br>末梢血管拡張 |
|---|---|---|---|---|
| 強 ↑ | ノルアドレナリン | 4（強） | 1（弱） | −（なし） |
| | アドレナリン | 4（強） | 4（強） | 2（中） |
| | 塩酸ドパミン（<5γ） | 1（弱） | 3（中） | 1（弱） |
| ↓ 弱 | （>5γ） | 4（強） | 4（強） | −（なし） |
| | 塩酸ドブタミン | 1（弱） | 4（強） | 2（中） |

▶ ポケットマニュアル／循環器ケアと早期離床　P.134 参照

### ここがポイント

**カテコラミンの作用**

$α_1$作用・・・・・末梢血管収縮作用

$β_1$作用・・・・・心収縮力増大作用

$β_2$作用・・・・・末梢血管拡張作用

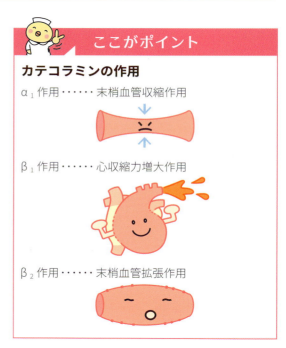

### 1. アドレナリン（英：エピネフリン）

- **商品名**：ボスミン®
- **適応**：心肺蘇生時や急性低血圧などの救命治療における第一選択薬として使用します．
- **作用**：強力なα作用とβ作用の両方を持ち合わせます．

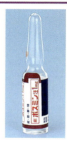

$α_1$作用によって皮膚，粘膜の末梢血管は収縮します．一方，$β_1$作用によって心収縮力増強作用や心拍数増加作用があります．また$β_2$作用によって気管支を拡張させる作用もあるので気管支喘息やアナフィラキシーショック時にも使用されます．

- **アドレナリンと離床**：循環動態が非常に不安定な状況下で使用する薬剤ですので，積極的な離床は控えます．ベッド上で出来る，関節運動や抵抗運動，体位ドレナージ，良肢位の確保などに努めます．

## 2. ノルアドレナリン（英：ノルエピネフリン）

- **商品名**：ノルアドレナリン®
- **適応**：敗血症性ショック，アナフィラキシーショックなどの末梢血管拡張による急性低血圧に対しよく使用される救命治療薬です．

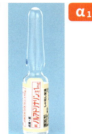

- **作用**：強力な$α_1$作用に加え，$β_2$作用がないため，骨格筋や内臓の血管も収縮し，結果として全身の末梢血管を収縮させます．よって昇圧効果は強力ですが，臓器血流低下の可能性や後負荷上昇（末梢血管抵抗上昇）による心不全増悪の懸念もありますので，心不全管理では推奨されません．
- **ノルアドレナリンと離床**：アドレナリン同様，循環動態が不安定な時に使用する薬剤ですので，積極的な離床は控えます．ただし，低用量投与（$0.1γ$以下）かつ，24時間以内の増量がない場合は段階的に離床を開始する事もあります[1]．ノルアドレナリンが投与されている場合の離床判断は施設によって異なりますので，医師と相談の上，検討して下さい．

## 3. ドパミン塩酸塩

- **商品名**：イノバン®，プレドパ®，カコージン®，カタボン®など
- **適応**：心原性ショック時の第一選択薬です．
- **作用**：用量により薬効が異なります．（表2参照）低用量（$1～3γ$）では利尿効果があり中用量以上（$5γ$以上）で昇圧効果を発揮します．臨床では心不全治療においてドブタミン塩酸塩との併用が好まれます．高用量（$>10γ$）で使用すると，$α_1$作用による後負荷上昇（末梢血管収縮作用）のため，心不全の増悪に注意します．

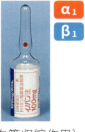

表2　ドパミン塩酸塩の用量による薬効の違い

| | |
|---|---|
| 低用量<br>$1～3γ$ | ドパミン受容体の刺激により腎動脈が拡張し，腎血流増加による利尿効果を発揮する． |
| 中用量<br>$5～10γ$ | $β_1$受容体を刺激し，心収縮力の増強，心拍数上昇作用がある |
| 高用量<br>$10γ～$ | $α_1$受容体刺激作用が主体となり末梢血管が収縮し血圧が上昇する． |

- **ドパミン塩酸塩と離床**：表3に用量による離床範囲について当院の基準をまとめます．低用量では利尿目的の投与となるため離床の制限は少なくなります．

表3　ドパミン塩酸塩の用量による離床範囲（大和成和病院の場合）

| | |
|---|---|
| 低用量<br>$1～3γ$ | 歩行 |
| 中用量<br>$5～10γ$ | 立位，場合によって歩行まで |
| 高用量<br>$10γ～$ | ベッド上四肢運動，場合によって座位まで |

## 4. ドブタミン塩酸塩

- **商品名**：ドブトレックス®，ドブポン®，ドプミン®など
- **適応**：心不全増悪時で手足が冷たく，肺が湿っている時期に頻用されます．

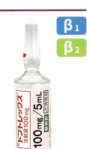

- **作用**：主に$β_1$受容体を刺激し，心筋収縮力を増強し心拍出量を上昇させます．心

拍数上昇はドパミン塩酸塩より軽度です．軽度の$β_2$受容体刺激作用もあるため，末梢血管は拡張し，昇圧作用は弱いです．後負荷上昇を伴わず，また心筋酸素需要量も抑え，さらに$β_2$刺激作用による冠血流増加作用もあるため心不全治療に適しています．

### 臨床のコツ

臨床では低用量のドパミン塩酸塩による利尿効果と低用量のドブタミン塩酸塩による末梢血管拡張作用を期待し，併用して使用することがよくあります．具体的にはドパミン塩酸塩とドブタミン塩酸塩の用量を1：2の割合で使用することが多いです．

- **ドブタミン塩酸塩と離床**：急性心不全の治療で活躍することが多い薬剤で，ノーリア分類の「C」や「L」の病態，つまり低灌流所見を認める場合に使います．よって前述したようにまずは座位の獲得を目標に開始し，段階的に進めましょう． ▶詳しくは，P.45 参照

## B むずかしいガンマ計算を一発理解しよう

用量の話の中でしばしば「γ」という単位が登場しましたので解説します．

### 1. γは体重を考慮した投与量

例えば，体重10kgの子供にとって朝ごはんにおにぎり1個はちょうど良い量かもしれませんが，体重150kgのお相撲さんにとってそれは少なすぎると思いませんか．カテコラミンも同じことがいえます．つまり，同じ投与量では体重の違いによって薬効に違いが生じます．よってγとは体重を考慮した投与量の単位ということです．

### 2. γ計算の裏ワザ

γは単位であり，「1γ＝1μg／kg/分」で表されます．いまいちピンとこないので，裏ワザを伝授します．それは，「1γ＝0.06×体重（kg）[mg]／時間[h]」です．

例えば体重50kgの人にとっての1γは3mg/hということになります．人によって1γの中身は異なりますので患者さんの体重より上記，裏ワザに当てはめて1γの値を導き出してください．

### 3. γ計算をやってみよう

#### 例題
体重50kgの患者にカタボンHi®を2γで投与したい場合，流速（mL/h）はいくつに設定すればよいか？

#### 情報
カタボンHi®（ドパミン塩酸塩）
注0.3％（600mg 200mL）

#### 回答
2mL/h

#### 解説
まず1γがいくつなのか裏ワザで導きます．体重50Kgなので，1γ＝0.06×50[mg/h]となり，1γ＝3mg/hと表すことができます．今回，2γで投与したいということですので2γ＝6mg/hとなります．

カタボンHi®は200mLの溶液に600mgのドパミン塩酸塩が含まれていますので，3mg/mLと置き換えることができ，2γで投与する場合，6mg/hのドパミン塩酸塩を投与したい訳ですから，2mL/hで流すことになります．

※ 実際の現場ではγ計算を省略する為，1γ＝1mLに設定されている希釈済みのキットを使用することが多いです．

### 安全に離床を進めるためには？

原則としてカテコラミン使用時は心不全治療が優先される時期です．投与される薬剤や用量によって杓子定規に離床するのではなく，あくまでも心不全の治療中であるという認識を持って臨んでください．この章で学んだことを活かし，安全な離床を行いましょう．

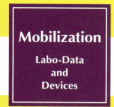

# Chapter 3 わかりやすい！検査データの読み方と周辺機器の知識

## Section 05 "離床時のお守り" 心電図モニターの見方

> この項では，基本的な心電図波形の読み方に加え，重症不整脈による急変への備えと，不整脈の種類別に離床の判断を解説します．

### A ここだけは知っておきたい心電図の基礎

#### 1. シンプルに考える！刺激伝導系

心電図とは，体表に置いた電極を介して心筋の電気的変化を記録したものです．心筋の電気刺激の通り道を刺激伝導系と呼びます．刺激のおおもとは洞結節より起こります．いわば洞結節は優秀なペースメーカーです．そこから房室結節→ヒス束→右脚・左脚→プルキンエ線維の順に心房から心室へと電気は流れていきます．正常な流れで起こる波形を洞調律（SR：Sinus Rhythm）といいます．

表1 心電図波形のもつ意味

| | | | |
|---|---|---|---|
| P波 | 幅<br>高さ | 0.06～0.10秒<br>0.25mV | 心房が興奮する時に出る波形 |
| QRS波 | 幅<br>高さ | 0.06～0.10秒<br>誘導部位にて異なる | 心室に電気が伝わる時の波．心室内伝導時間 |
| T波 | 幅<br>高さ | 0.10～0.25秒<br>0.5mV（四肢誘導）<br>1.0mV（胸部誘導） | 心室が興奮を終えた後の再分極を表す |
| U波 | 幅<br>高さ | 0.16～0.25秒<br>0.05mV（四肢誘導）<br>0.1mV（胸部誘導） | T波の後の小さい波形．低カリウム血症時に見られる |
| PQ時間 | 幅 | 0.12～0.20秒 | 心房の興奮の始まりから心室筋が興奮し始めるまでの房室伝導時間 |
| QT時間 | 幅 | 0.30～0.45秒 | |
| ST波 | | | 心筋の虚血状態を反映 |

図1 刺激のと基本波形

▶ポケットマニュアル／循環器ケアと早期離床 P.74 参照

### ここがポイント

仮に洞結節が機能停止した場合，バックアップする機能が心臓には備わっています．これを「補充調律」と呼びます．

しかし心室の補充調律のみの心拍では，30拍程度しかないため高度徐脈となり危険です．

## B 離床のリスク管理に活かす不整脈の読み方

### 1. 不整脈の読み方

刺激伝導系から考えると，「P波」から確認するのが一般的ですが，コメディカルは「QRS波」から確認する方が有利です．なぜなら，危険な心室性不整脈をいち早く見つけ，対処につなげることができるからです．

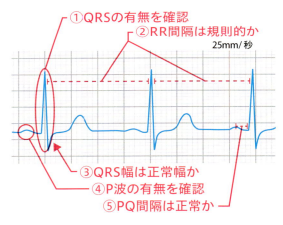

図2　不整脈の読み方

### 2. 不整脈の発生部位は3つに分けて覚えよう

不整脈とは正常洞調律から外れるものをいいます．しかし一言で不整脈と言っても，起こる場所，病態，波形，リスクが様々です．ここでは不整脈の起こる場所で分けて不整脈波形を紹介していきます．

不整脈を理解し，離床の判断につなげるポイントは，①病態　②波形の特徴　③治療　④離床のリスクを知ることです．

### 豆知識

#### 上室性・心室性とはどこを指すのか
上室性不整脈：房室結節を含む心房側の障害‥①
房室ブロック：房室結節の障害‥‥‥‥②
心室性不整脈：心室側の障害‥‥‥‥‥③

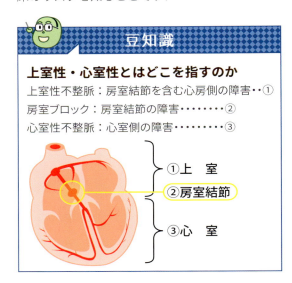

### 3. 上室性不整脈

#### 1. 心房細動（AF）

- **病態**：心房内に無秩序な多数の異所性興奮が生じることにより，心房筋が細かく震えます．
- **波形の特徴**：①R-R間隔が全く不整　②f波がある　③P波がない
- **治療**：抗凝固療法による心内血栓予防と心拍数調節が目標となります．いずれも薬物療法が中心です．場合によりカテーテルアブレーションや開胸的メイズ手術の根治術が行われます．
- **離床のリスク**：最も注意すべきは心内血栓遊離による脳塞栓症です．心内血栓がある場合は安易に離床せずにタイミングの検討が必要です．また，頻脈による血圧が不安定な場合や動悸など症状を伴う場合も見合わせます．

### 豆知識

心房細動では洞調律と比較して心拍出量が約20％低下すると言われています[1]．ケア・離床をすすめる際には血圧低下に注意が必要です．

## 2. 心房性期外収縮（PAC）

- **病態**：洞結節より早いタイミングで，洞結節以外より異所性興奮が起こることで期外収縮が起こります．
- **波形の特徴**：①R-R間隔が突然短縮する ②早期に出現したQRS波はほぼ正常幅になる
- **治療**：無症状の場合には積極的に治療を行いません．循環動態が不安定な場合には，抗不整脈薬の処方を検討します．
- **離床のリスク**：離床を控える必要は原則ありません．

## 3. 心房粗動（AFL）

- **病態**：心房内に出来たリエントリー回路（興奮の旋回）が原因と考えられています．これにより高度の頻脈を呈する不整脈です．
- **波形の特徴**：①基線が大きく波打つF波（鋸歯状波）がみられる ②R-R間隔は規則的なことが多い
- **治療**：高度の頻脈を示し，症状を伴う場合にはカテーテルアブレーションが行われます．伝導比率が低く，無症候の場合には経過観察となります．
- **離床のリスク**：高度の頻脈を示し，症状を伴う場合には積極的離床は行わず治療が優先となります．循環動態が安定しており，自覚症状がない場合には離床をすすめられる可能性があります．

## 4. 発作性上室頻拍（PSVT）

- **病態**：心房粗動同様にリエントリー回路が原因と考えられていますが，副伝導路（ケント束）を介して心室より興奮が逆戻りする場合や，房室結節内を興奮が旋回することがあります．
- **波形の特徴**：①QRS波は正常幅 ②R-R間隔は規則的 ③P波ははっきりわかりにくい
- **治療**：血行動態が不安定であれば，ATP（アデホス®）静注や除細動を用います．意識が保たれている場合には迷走神経刺激（頸動脈洞マッサージなど）を行います．発作予防としては薬物療法やカテーテルアブレーション（副伝導路切断術）が選択されます．
- **離床のリスク**：PSVTは高度の頻脈を示し，時

"離床時のお守り" 心電図モニターの見方

心房細動（AF）

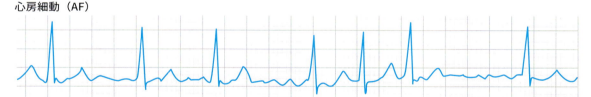

心房性期外収縮（PAC）

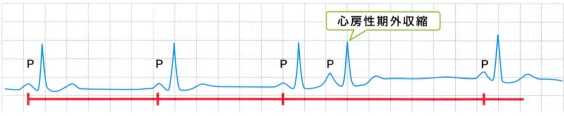

心房粗動（AFL）

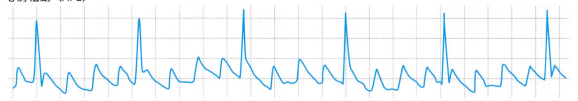

間経過とともに状態が不安定になる危険があるため，離床は中止し治療を優先します．

### これはダメ

頸動脈狭窄症のある患者さんに，頸動脈洞マッサージを行うと，頸動脈のプラークが剥離して最悪の場合脳梗塞を起こすリスクがあります．実施には，頸動脈エコーで病変が否定されていることが前提です．

## 4. 心室性不整脈

### 1. 心室性期外収縮（PVC）

- **病態**：心室内に発生した異所性興奮により心室より収縮を開始します．
- **波形の特徴**：①R-R間隔が突然短縮する ②期外収縮のQRS波は幅が広く変形する ③期外収縮のQRS波の前にP波はない
- **治療**：PVCは出現頻度と自覚症状により治療方針が異なりますが，基本的に血行動態が安定していれば積極的に治療は行いません．PVCが連発あるいは高頻度で出現し，頻脈発作に移行する場合は除細動の適応となります．
- **離床のリスク**：Lown分類（表2）4b以上では積極的離床を見合わせます．

表2　Lownの分類

| grade | 特　徴 |
|---|---|
| 0 | 期外収縮なし |
| 1 | 散発性（30/時間未満） |
| 2 | 多発性（30/時間以上） |
| 3 | 多形成（多源性） |
| 4a | 2連発 |
| 4b | 3連発以上 |
| 5 | R on T |

### 2. 心室頻拍（VT）

- **病態**：心室内に，異所性興奮が連続して発生することで頻脈となります．
- **波形の特徴**：幅の広いQRS波が連続して発生します．
- **治療**：高度の頻脈が続く持続型心室頻拍の場合は，除細動による治療が必要となります．
- **離床のリスク**：放置すると，血圧低下から意識障害につながる致死的な不整脈であるため，離床は中止し治療が優先となります．

発作性上室頻拍（PSVT）

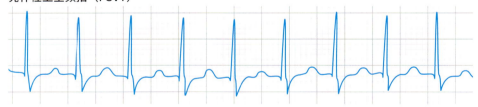

心室性期外収縮（PVC）

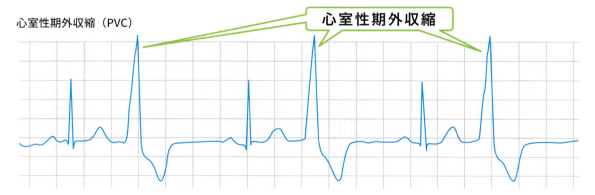

### 豆知識

診断の定義上，30秒以上心室頻拍が持続するものを「持続性心室頻拍」，30秒未満のものを「非持続性心室頻拍」といいます．しかし，いずれも離床は一旦中止し，治療方針を確認後再開する必要があります．

### ■ 3. 心室細動（VF）

- **病態**：有効な心室の電気的興奮は失われ，心室筋が震えている状態です．
- **波形の特徴**：QRS波の形が崩れ，不規則な基線の揺れのみがみられます．
- **治療**：VFは心肺停止の状態であるため，除細動による治療が最優先となります．
- **離床のリスク**：致死的な不整脈であるため，離床は不可であり心肺蘇生が最優先となります．

## 5. 房室ブロック

### ■ 1. I度房室ブロック

- **病態**：房室結節やヒス束での興奮伝導が遅延している状態ですが，心房から心室への伝導は保たれています．
- **波形の特徴**：①P-Q間隔が0.21秒以上に延長する　②P波とQRS波は1:1に出現
- **治療**：多くの場合は血行動態が安定しており，治療を必要としません．
- **離床のリスク**：心房から心室への伝導は保たれているため，基本的に離床を制限する必要はありません．

### ■ 2. II度房室ブロック（ウェンケバッハ型）

- **病態**：房室結節の興奮伝導が徐々にゆっくりとなり，ついには伝わらなくなる状態です．原因には薬剤によるジギタリス中毒や，心筋

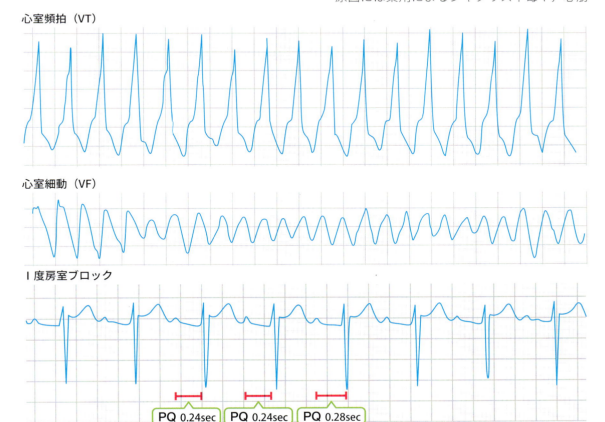

炎，心筋虚血があります．
- **波形の特徴**：①P-Q間隔が徐々に延長する　②遂にP波の刺激が伝わらなくなりQRS波が脱落する　③脱落後のP-Q間隔は正常に戻る
- **治療**：基本的に治療の必要はありません．
- **離床のリスク**：単独では離床を制限するものではありませんが，急性心筋梗塞に伴って出現した場合は，より重症なブロックへ移行する危険があるため，注意が必要です[2]．

### 3. II度房室ブロック（モビッツII型）

- **病態**：心房から心室の伝導は一定ですが，突然その伝導が途絶えるものです．原因はヒス束以下の伝導障害で，III度房室ブロックに移行しやすいため，ウェンケバッハ型より重症です．
- **波形の特徴**：①P-Q間隔は正常　②突然QRS波が脱落する
- **治療**：ペースメーカー適応となります．
- **離床のリスク**：ペースメーカー適応のため，治療が優先となります．

### 4. III度（完全）房室ブロック

- **病態**：房室伝導が完全に遮断された状態です．そのため，心室側（房室接合部，ヒス束，心室など）でバックアップ（補充調律）を行います．
- **波形の特徴**：①P波とQRS波がそれぞれ独自のリズムで出現　②P-P間隔，Q-Q間隔はそれぞれ一定．
- **治療**：高度の徐脈となり，循環動態不安定な症状を示す場合には，直ちにペーシングが必要となります．
- **離床のリスク**：ペースメーカー適応のため，治療が優先となります．

II度房室ブロック（ウェンケバッハ型）

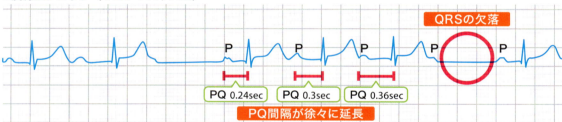

II度房室ブロック（モビッツII型）

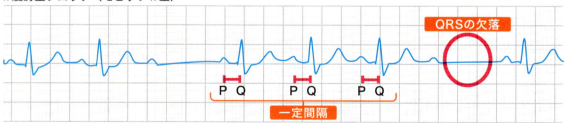

III度（完全）房室ブロック

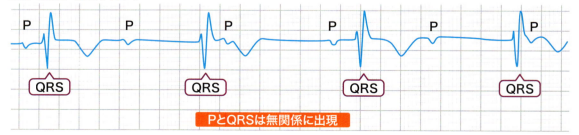

# Chapter 3 わかりやすい！検査データの読み方と周辺機器の知識

## Section 06 ここ数年で大きく変化！体水分 In Out バランスの考え方

> 体水分 In Out バランスの評価はとても重要です．Out にバランスが崩れると「脱水」を引き起こし，In にバランスが崩れると「体内に水分が溜まりすぎる」という状態になります．この項では離床のリスク管理の指標にもなる，水分 In Out バランスの見方を解説していきます．

## A　そもそも体水分 In Out バランスってなに？

私たちは体液量を一定に維持するために，細胞の活動に必要な水分を飲食で体内に取り入れ，消化管で吸収しています．吸収された水分は，間質液を介して，血液によって細胞へ運ばれます．この水分は細胞で使われると，代謝産物と共に間質液から血管内へ移動し，尿や便，呼気から体外へ排出されます．まずは水分の分布と In Out の要素をおさえてきましょう．

### 1. 1日の水分出納

表1に，ある日の摂取水分量と，排泄水分量のバランスを示します．体内水分量が減少すると，口渇を感じて水分を摂取します．過剰になれば腎からの尿排泄量が増加します．こうした働きによって，摂取量（In）と排泄量（Out）のバランスは維持されています（表1）．

**表1　水分出納バランス**

| 摂取量（Intake） | | 排泄量（Output） | |
|---|---|---|---|
| 食物 | 約800mL | 尿 | 約1,300mL |
| 飲水 | 約1,200mL | 便 | 約100mL |
| 代謝水 | 約300mL | 汗 | 約100mL |
| | | 不感蒸泄 | 約800mL |
| 約2,300mL / 日 | | 約2,300mL / 日 | |

### 2. 主な排泄量の指標

#### 1. 尿

水分排泄の主役は尿です．尿量の減少を認めた場合，心原性（急性心不全，慢性心不全の増悪）によるものなのか，腎性（急性腎不全）によるものなのかを見分けることが重要です．

心原性であれば，肺うっ血（肺水腫）や浮腫を呈します．1週間以内に2kg以上の体重増加を示した場合も，心不全増悪所見の指標となります．

急性腎不全では通常，無尿，乏尿を呈します．時に尿量が得られていても腎機能が低下していることもあるので，尿比重や検査データ

▶詳しくは，P.74 参照 をあわせて評価しましょう．

#### 2. 不感蒸泄

私たちは，常に皮膚や肺ならびに気道表面からの蒸発によって，一定量の水分を喪失しています．このとき喪失された水分を不感蒸泄といいます．不感蒸泄量は，成人で15mL/kg/日と概算でき，体重60kgの成人で1日に約900mL（皮膚から600mL，呼吸による喪失が300mL）程度です．発熱や熱傷など，条件により変動しますが，体温が37℃から1℃上昇するごとに15〜20%増加するといわれています．また，皮膚を切開し，体内を露出するような手術中においても，不感蒸泄量は増加します[1]（表2）．

ちなみに汗と不感蒸泄は異なり，不感蒸泄は水分のみの喪失で，汗は水分だけでなく，NaClなどの電解質も喪失します．

表2　術中不感蒸泄量の目安

- 小切開：1〜2mL/kg/時
- 開　胸：4〜6mL/kg/時
- 開　腹：10mL/kg/時

**問題**
体重60kgの患者さんが4時間の開腹手術を受けた時の術中不感蒸泄量は何mLですか？

答え：10mL×60kg×4時間=約2,400mL

### 3. 腸管排液量と創部浸出液

急性期の患者さんの多くは，腸蠕動運動が減弱しているため，胃管からの排液量が増加することが多くみられます．また，創からの浸出液中には，電解質とともに蛋白成分も大量に含まれています．膨大な量の体液を喪失しているので，適切かつ十分な補液が必要となります．

# B　周術期の体水分バランス

## 1. 身体における水分の分布

身体内の水分は，体液とも呼ばれ，生命を維持していく上で必要不可欠なものです．成人の場合，全体液量は体重の約60％を占めており，次の計算式で求めることができます．

全体液量（L）＝体重（kg）×0.6

例えば，体重60kgの成人の場合，全体液量は約36Lと算出することができます．
また，体液は，細胞膜を隔てて細胞内に存在する細胞内液（体重の約40％）と細胞外に存在する細胞外液（体重の約20％）で構成されています．細胞外液はさらに，細胞間質層に含まれている間質液（体重の約15％）と血管内に含まれる血漿（体重の約5％）に分けられます（図1）．

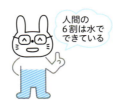

図1　体液の分布

## 2. 侵襲時の体液移動

身体に侵襲が加わると体液は血管の外に移動し時間をかけてゆっくりと血管内に戻ってきます（図2）．

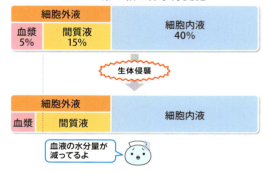
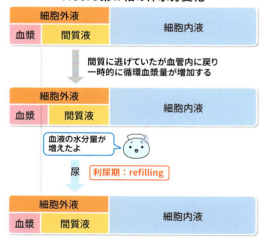

図2　侵襲に伴う細胞外液量の変化

## 1. 侵襲時における血管外への水分漏出

手術や外傷のような過大な侵襲が加わると，血管の透過性が亢進し，血管外へ水が漏れ出します．これは，炎症反応やストレスホルモンの分泌により，血管の内皮細胞に隙間ができ，血液中の水分やアルブミンが血管外へ漏出することで起きる現象です．近年，その原因が解明されてきました．

### 原因① グリコカリックスの損傷

近年，サードスペースの概念が否定される[2]ようになり，代わりに登場したのが血管内皮上に存在するグリコカリックスを軸とした血管内外への体液移動です．グリコカリックスとは，毛細血管壁の血管内皮細胞の表面を覆っている糖タンパク[3,4]で，厚さ数十nmほどの細い密集した毛のような構造（写真1）です．グリコカリックスは，血管内皮細胞とともに血管外へ水分を漏出させないバリアの役割を担っています．しかし，過剰な輸液投与や手術・侵襲が加わると，グリコカリックスは損傷しやすい性質を有しており，その結果，血管外（細胞間質）への体液移動が生じて炎症性浮腫を形成します[5]．

**写真1　グリコカリックスの電子顕微鏡写真**

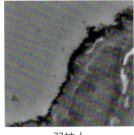 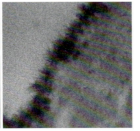

弱拡大　　　　　強拡大

昭和大学歯学部全身管理歯科学講座
阿部響子先生，飯島毅彦先生より提供

### 原因② 細胞間質ゲルの膨潤

ゲル状の構造をもつ細胞間質もまた，特別な機能を持っています．細胞間質は，その中に大量の水分を蓄えることができます．これは，赤ちゃんが使用する紙オムツのように，一度吸収した水分を漏れ出にくくする機能に似ています．さらには，手術などの炎症により，細胞間質ゲル自ら膨潤して水分を引き込む性質を有しており，細胞間質の炎症性浮腫をより増強させます．

> **豆知識**
>
> **サードスペースは存在しない？**
>
> 1960年代にShiresらにより，サードスペースの概念が提唱されました[6]．これは手術のような侵襲を受けると，血管の透過性が亢進し，いつもとは違う場所に水分が漏出するという漠然とした考え方です．その水分が貯留する未知のスペースのことを"サードスペース"と呼ばれていました．しかし，その後の追試において，サードスペースの存在は確認されていません．侵襲時の水分の移動先は間質であるという理論が現在は支持されており，サードスペースの存在は否定されつつあります．

## 2. 血管内に水分が戻る機序 〜リフィリング〜

炎症の消退と同じく，グリコカリックスの修復には数日掛かります．この修復に合わせて再び血管内へ水分が戻ってくる現象を，リフィリング（refilling）といいます．利尿期とも呼ばれるこの時期は，侵襲の影響で亢進していた蛋白異化が落ち着き，少しずつ蛋白同化へと転換するため，再び血管内に水分が引き戻されます．その結果，循環血液量の増加が起きるため，尿量が増えて浮腫が軽減するのです．

> **注意**
>
> 心機能・腎機能低下がある場合には，この時期に肺うっ血・肺水腫などの心不全症状を引き起こす可能性もあるため，注意が必要です．

## C 輸液のみかた

### 1. 輸液療法の目的

輸液療法は，日常的に行われている治療法のひとつです．身体の水分を補給したり，電解質や栄養を補給する目的で行われます．

### 2. 輸液の種類

水分を補いたい場合は低張性電解質液と等張性電解質液を，電解質を補正させたい場合は電解質補正液を，栄養を補いたい場合は栄養輸液製剤を投与します．

#### 1. 低張性電解質液

細胞内が水分不足に陥っている場合，低張性電解質液が輸液されます．低張液とも呼ばれ，血漿浸透圧より低い輸液製剤であるため，血管内から細胞内への水の移動が起こります（図3）．

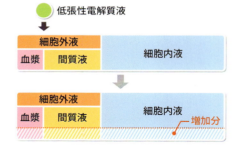

図3　低張性電解質液を輸液したときの分布

#### 2. 等張性電解質液

血管内の脱水が疑われる場合は，等張性電解質液が輸液されます．等張液とも呼ばれ，血漿浸透圧とほぼ同等になるように調整された輸液製剤であるため，細胞内への水の移動があまり起こりません．主に脱水や出血などの患者さんに使用されます（図4）．

表3　低張液と等張液の種類と目的

| 分類 | 目的 | 輸液製剤 | 製品名 |
|---|---|---|---|
| 低張性電解質液 | 細胞内に水分を補いたい場合 | 1号液（開始液） | ソリターT1®，KN1®，ソルデム1® |
| | | 2号液（脱水補給液） | ソリターT2®，KN2®，ソルデム2® |
| | | 3号液（維持液） | ソリターT3®，KN3®，ソルデム3A® |
| | | 4号液（術後回復液） | ソリターT4®，KN4® |
| 等張性電解質液 | 血管内に水分を補いたい場合 | 生理食塩液 | 生理食塩水® |
| | | 乳酸リンゲル液 | ラクテック®，ソルラクト® |
| | | 酢酸リンゲル液 | ヴィーンF® |

#### 3. 電解質補正液

電解質補正液は，高濃度の電解質を含んでおり，各電解質が不足している場合に使用されます．

**種類**：ナトリウム製剤，カリウム製剤，カルシウム製剤，マグネシウム製剤など

#### 4. 栄養の補給は？

栄養の補給は，長期間にわたって経口的または経腸的に栄養摂取が困難な場合に，必要な水分や栄養を補給し，身体の消耗を最小限にするために行われます．

栄養輸液製剤（表4）は，高カロリー輸液と複合ビタミン剤，アミノ酸製剤，脂肪製剤など熱量補給を目的としています．

表4　主な栄養輸液製剤

| 種類 | 製品名 |
|---|---|
| 高カロリー輸液 | フルカリック®，ハイカリック®，トリパレン®，ネオパレン®　など |
| 末梢静脈栄養 | ビーフリード®　など |
| アミノ酸製剤 | キドミン®（腎不全用），アミノレバン®（肝不全用），アミパレン®　など |
| 脂肪製剤 | イントラリポス®，イントラリピド®　など |

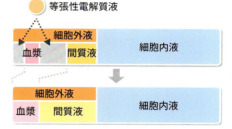

図4　等張性電解質液を輸液したときの分布

# D 腎機能と尿のみかた

## 1. 腎臓の働き

腎臓は，1) 体内の代謝産物の排泄，2) 体水分や電解質・酸塩基平衡の調節，3) 血圧や体水分にかかわるホルモンの内分泌機能という3つの大きな機能を有しています．中でも1) の排泄機能は尿量をみることで離床のリスク管理に役立ちます．

### 1. 尿とは何か

尿は，血液中の水分や老廃物からなる腎臓で濾過して生成された液体状の排泄液のことをいいます．腎臓という名の工場で生産された尿は，搬送路である尿路を通過して，体外へと運び出されます．

### 2. 尿量

1日の尿量は約1,000〜1,500mLで，1時間あたりの尿量はおよそ体重1kgあたり1mLが目安となります．尿量が3,000mL/日以上になることを多尿，400mL/日以下になることを乏尿，100mL/日以下になることを無尿といいます．

> **問題**
> 正常値 1.0mL/kg/時体重60kgの患者さんの1日の尿量は？
>
> 答え：1.0mL×60kg×24時間＝約1,440mL/日

> **注意**
> **尿量 0.5mL/kg/時の場合**
> 体重60kgの患者さんの1日の尿量は？
> 尿量＝約720mL/日
> 尿量0.5mL/kg/時以下が6時間続くと，急性腎障害（AKI：Acute Kidney Injury）の診断基準に当てはまります．

### 3. 尿比重

体の水分が過剰になると，腎臓では調節機能が働き，尿が薄まって排泄されます（低比重）．逆に，摂取量が少ないと濃縮された尿が排泄されます（高比重）．

尿比重とは，尿の濃縮度を表し，正常では1.007〜1.025です．尿比重の変化によって，腎臓の病気や体の状態を推定することができます．

| | |
|---|---|
| 高比重 | **脱水**，糖尿病，ネフローゼ症候群，造影剤使用後など |
| 低比重 | **多量の水分摂取**，腎不全，尿崩症，**利尿薬使用後**など |

> **注意**
> **利尿薬を使用した後は…**
> 利尿薬を使用後は電解質のバランスが崩れるので注意が必要です．利尿薬の中でもループ系の利尿薬（ラシックス®など）は，水を排泄するためにナトリウムの再吸収を抑制するとともに，カリウムの吸収も抑制するため，低カリウム血症になりやすくなります．利尿薬を使用している場合は，種類や投与方法による作用時間を考慮した体液評価を行いましょう．

# E 浮腫のアセスメント

浮腫は，血管外の細胞外液（間質）が組織間隙・胸腔・腹腔などに異常に貯留した状態です．浮腫を認めた場合，2,000mL〜4,000mLの細胞外液が血管外に貯留していると考えられます．

## 1. 浮腫の原因

### 1. 心原性浮腫

心機能低下による右心不全の結果として認められます．重力の影響を受けるため，下肢に現れることが多く，生活行動と関連して夕方から夜にかけて悪化するのが特徴です．

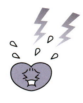

*ここ数年で大きく変化！ 最新の体水分 In Out バランスの考え方*

### 2. 腎性浮腫

腎機能低下によって，排泄されなかったNaが貯留することで，水分の再吸収が促進されて浮腫を引き起こします．早期から顔面や上半身に浮腫を伴うのが特徴です．

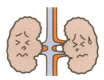

### 3. 栄養障害性浮腫

栄養摂取の困難などにより低アルブミン状態に陥ると，血漿浸透圧が低下するため，血管内から細胞間質へと水分が移動して浮腫を引き起こします．

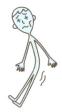

### 4. 血管性浮腫

病気や手術後の長期臥床・安静などによる不動や，何らかの外的な要因で静脈が圧迫・閉塞してしまうと，静脈血がうっ滞して浮腫を引き起こします．最悪の場合，深部静脈血栓症（DVT）を合併し，その血栓が飛散してしまうと，肺動脈血栓塞栓症（PTE）を発症してしまいます．

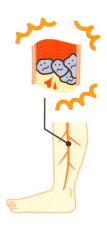

### 5. リンパ性浮腫

リンパ浮腫は，リンパ節の郭清によって引き起こされるものが大半を占めています．発症機序としては，リンパ管の機能不全により引き起こされ，悪化した場合は，象皮症などの合併症が出現します．

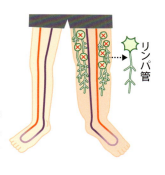

### 6. 炎症性浮腫

炎症により発生するヒスタミンなどの化学伝達物質の作用により，血管拡張や血管透過性亢進を誘発して，浮腫を引き起こします．

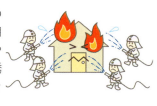

> **ここがポイント**
>
> **長期臥床でも浮腫が起こる**
>
> 長期臥床で筋肉の収縮が不充分になると，筋ポンプ作用が働かなくなるため，四肢に浮腫が生じることがあります．この場合の浮腫は，身体の背面に起こるのが特徴です．このような患者さんを離床する際には，座位・立位時において姿勢が後方へ傾きやすいので，転倒させないように注意しましょう．

## 2. 浮腫を軽減させるには

浮腫を軽減させるには，まず原因検索を行い，適切な対処方法を実践することが重要です（表5）．浮腫軽減の手段として臨床で多用されているのは患肢の挙上ですが，浮腫のある全ての患者さんに適応となりません．これは，患肢を心臓の位置より高くすることで重力の作用を使い排水を促進しようとするものです．しかし，心疾患を有する場合は，静脈還流量が増すことで心負荷が増強するばかりでなく，下肢挙上による浮腫改善の効果は期待できないことも報告されています[7]．

他にも運動療法による筋ポンプ作用の促進やドレナージ手技，間欠的空気圧迫療法などの治療法が存在しますが，これらはいずれにおいても対症療法にしかなりえません．また，水分やナトリウムの制限，利尿剤の投与も同様です．

浮腫軽減に対して，もっとも効果的なのは原疾患の治療です．原疾患の病態に応じた適応を見極めながら，対症療法を併用して患者さんの治療を行いましょう．

表5 浮腫の主な原因疾患と対策

| 分類 | | 原因疾患 | 対策 |
|---|---|---|---|
| 全身性浮腫 | ①心原性 | 右心不全 | 心不全・腎不全の改善 疾患運動療法（筋ポンプ作用の促進，軽運動負荷）など |
| | ②腎性 | 腎不全，ネフローゼ症候群，急性糸球体腎炎 | |
| | ③栄養障害性 | がん（悪性腫瘍），摂食障害，蛋白漏出性胃腸症 | 原因に対する治療 栄養状態の改善 |
| 局所性浮腫 | ④血管性 | 上・下静脈症候群，四肢静脈血栓症，静脈瘤，静脈弁不全 | 抗凝固療法，下大静脈フィルター 上記に加えて運動療法（筋ポンプ作用の促進），間欠的空気圧迫療法など |
| | ⑤リンパ性 | がん転移，がん放射線療法，リンパ節郭清術，リンパ管閉塞 | バンテージ使用による圧迫療法，リンパドレナージ手技，間欠的空気圧迫療法など |
| | ⑥炎症性 | 関節リウマチ，痛風，熱傷，血管炎，アレルギー | 基本的には安静．PRICES処置（Protect 保護，Rest 安静，Ice 冷却，Compression 圧迫，Elevation 挙上，Stabilization/Support 安定・固定） |

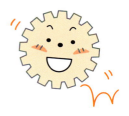

# F 透析と離床の考え方

## 1. 透析療法の目的・適応

　透析療法（血液浄化療法）は，体液過剰・電解質異常の是正，老廃物の除去などを目的とした治療法です．末期腎不全患者さんの腎移植にかわる腎代替療法として，広く普及しています．

　腎機能が正常の10〜15％以下になり，保存療法での改善が困難で腎不全症状や日常生活能障害を呈している患者さんは長期血液浄化療法の適応になります．また，クリティカルケア領域においても，敗血症，心疾患，横紋筋融解症などが原因で引き起こされる急性腎不全の患者さんは，急性血液浄化療法の適応になります．

## 2. 透析療法の種類

　主に透析室や病棟で行われる腎代替療法には，血液透析（HD），血液濾過（HF），血液濾過透析（HDF）があります．維持透析とは，慢性腎不全の患者さんに対する腎代替療法を指します．

表6 血液浄化療法の種類と主な適応疾患

| 血液浄化療法の種類 | 適応疾患 |
|---|---|
| 血液透析（HD） | 慢性心不全の急性増悪，急性腎不全 |
| 持続的血液濾過透析（CHDF） | 多臓器不全症候群 |
| 持続的血液濾過（CHF） | 心不全 |
| 血液吸着（HA） | 急性薬物中毒 |
| 持続的血液濾過透析（CHDF），血漿交換（PE） | 急性肝不全 |
| ビリルビン吸着，血漿交換（PE） | 黄疸 |
| 持続的血液濾過透析（CHDF），エンドトキシン吸着 | 敗血症（Sepsis），エンドトキシン血症 |

HD：HemoDialysis　　　　　　　　HA：HemoAdsorption
CHDF：Continuous HemoDiaFiltration　PE：Plasma Exchange
CHF：Continuous HemoFiltration

▶ ポケットマニュアル / 循環器ケアと早期離床　P.57 参照

3-06　ここ数年で大きく変化！最新の体水分 In Out バランスの考え方

クリティカルケア領域などでよく行われる特殊な血液浄化療法には，24時間持続して行われる持続的血液濾過透析（CHDF），血漿交換，血液・血漿吸着があります．中でも，CHDFは除水や毒素を除去する腎補助としての働きのみならず，サイトカインなどをはじめとする様々な炎症性物質を効率よく除去できることが可能です．また，持続的に緩徐に除水が行われるため，循環血行動態に与える影響が少ないことも特徴です．

## 3. 透析患者の離床

### 1. 時間の調整

HDを導入している患者さんを離床する場合には，透析日はもちろんのこと，非透析日は離床時間の調整を行う必要があります．患者さんの状態によっては，本来，非透析日であっても，急遽透析が始まることがあるため，多職種間での情報共有が重要になります．

透析日は，非透析日と比べて，患者さんの疲労やバイタルサインが安定しないことがあるため，それを考慮した上で離床を検討しましょう．

### 2. 透析患者の離床時のポイント

CHDFを導入している患者さんの場合は，HDよりも，ゆっくりと緩徐に除水を行うことから，循環動態に与える影響が少なく，CHDF施行中でもベッドサイドで離床することが可能です．離床を行う際の注意点は，①起立性低血圧の出現と②バスキュラーカテーテルの閉塞です．

#### ①起立性低血圧

起立性低血圧については，緩徐な除水ではありますが，血液が回路内に流入することで，循環血液量が減少することに加えて，さらには，除水を行っているため，十分な注意が必要です．

#### ②バスキュラーカテーテルの閉塞

バスキュラーカテーテルとは，血液を体外に抜き出す管（脱血管）と，老廃物を取り除いた血液を体内に戻す管（送血管）をあわせ持ち，内頚静脈，鎖骨下静脈，大腿静脈のいずれかに一時的に留置するカテーテルです．特に鼠径部の大腿静脈に留置している場合には，離床により，カテーテルが折れ曲がって閉塞することで，治療の妨げになる可能性があります．脱血不良アラームが鳴った際には，一時離床を中断し，原因検索とその対処を行ってから，離床の再開を検討しましょう．

### 臨床のコツ

できるだけ浅く腰掛けて高座位を行うことで，股関節の屈曲角度を狭めて，バスキュラーアクセスカテーテルの閉塞を予防することができます．

## 4. 透析患者の運動療法

Painterら[8]は，透析患者さんの運動耐容能は心不全やCOPDを有する患者さんとほぼ同程度まで低下している，と報告しています．

透析患者さんへの運動療法は非常に重要であり，透析施行中に行う運動療法の有用性が報告されています[9-10]．ゴムチューブや電動アシスト付きエルゴメータなどを用いた下肢の運動を行っていきます．

### 運動療法を行うタイミング

Moore[12]らは，透析開始15分から2時間までは血行動態が安定していると報告しています．低血圧反応を避けるために，透析治療の前半に運動療法を取り入れましょう．

### 安全に離床を進めるためには？

重要なのは，離床時だけでなく，経過と状態をあわせた経時的変化をとらえて評価・把握することです．そのためには，患者さん自身が表す臨床所見だけでなく，経過記録（診療録・看護記録など）からも，幅広く情報を収集する必要があります．また，多職種と情報共有を行うことで，より効果的に情報収集が行えます．

# Chapter 3 わかりやすい！検査データの読み方と周辺機器の知識

## Section 07 これをみてスッキリ整理！酸素投与デバイスの知識

酸素療法は，空気中より高い濃度の酸素を投与して，低酸素血症による自覚症状及び他覚症状の予防や改善をねらった治療です．低酸素血症を是正し，組織の酸素化を維持することで，早期離床を可能とします．この項では，離床を進める上で必要な酸素療法の知識をおさえていきましょう．

### A 酸素療法が必要な状態とは

一般的に室内気にて $PaO_2$ が60Torr未満あるいは $SaO_2$ 90%未満の急性呼吸不全が適応となります．ただし，II型呼吸不全で，慢性呼吸不全の急性増悪の場合は，$PaO_2$ が55Torr以下あるいは，$SaO_2$ 88%未満を酸素投与の適応としてもよいです．▶詳しくは，P.125参照

### B 酸素投与方法

酸素投与方法には低流量システムと高流量システムがあります（表1）．低流量システムは，吸入気酸素濃度は1回換気量や呼吸パターンによって変化しますが，簡便に使用できる利点があります．一方，高流量システムは1回換気量や呼吸パターンに影響されずに一定濃度の吸入気酸素濃度を維持できる利点があります．

表1 酸素投与方法

| 1. 低流量システム | 2. 高流量システム |
|---|---|
| ・鼻カニュラ<br>・簡易酸素マスク<br>・リザーバーマスク | ・ベンチュリーマスク<br>・インスピロン<br>・ネーザルハイフロー |

▶ポケットマニュアル／呼吸ケアと早期離床 P.74 参照

### 1. 低流量システム

#### 1. 鼻カニュラ

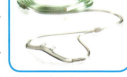

写真協力：日本メディカルネクスト

● **選択の目安**
- 酸素療法導入時

● **利 点**
- 簡便で圧迫感が無い
- 目立たない

● **欠 点**
- 患者さんの呼吸様式で吸入酸素濃度（$F_IO_2$）が変化する
- 鼻孔の通りが悪い，または口呼吸の時は効果が減少する
- 鼻粘膜の乾燥が避けられない（特に4L/分以上の高流量の時）
- 5L/分以上の高流量では，吸入酸素濃度が頭打ちになる

鼻カニュラの酸素流量と吸入酸素濃度の目安の関係は以下の通りです．

| 酸素流量（L/分） | 吸入酸素濃度（$F_IO_2$）の目安（%） |
|---|---|
| 1 | 24 |
| 2 | 28 |
| 3 | 32 |
| 4 | 36 |
| 5 | 40 |

### 豆知識

鼻カニュラの酸素流量では，1L/分増える毎に吸入酸素濃度4%ずつ上がります．大気が20%なので，1L投与で24%，2L投与で28%となります．

## ■ 2. 簡易酸素マスク

### ● 選択の目安

- 患者さんが口呼吸をしている
- 鼻カニュラで低酸素を是正できない

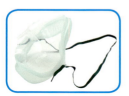

### ● 利 点

- 鼻孔の通りや口呼吸に影響されにくい
- 鼻粘膜の乾燥は少ない

### ● 欠 点

- 圧迫感，閉塞感がある
- 流量が少ないと，呼気中の二酸化炭素を再吸入してしまう

簡易酸素マスクの酸素流量と$F_IO_2$の目安の関係は以下の通りです．

| 酸素流量（L/分） | 吸入酸素濃度（$F_IO_2$）の目安（%） |
|---|---|
| 5〜6 | 40 |
| 6〜7 | 50 |
| 7〜8 | 60 |

### これはダメ

**少ない流量でマスク使用**

1〜2Lのように少ない流量での酸素マスクの使用は，マスク内に自分が吐いた$CO_2$が溜まってしまい，$CO_2$を再呼吸してしまう危険があります．
対応：マスク内に呼気ガスが貯まらないようにするため，5L/分以上の流量で使用します．

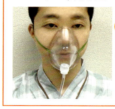
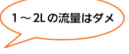
1〜2Lの流量はダメ

## ■ 3. リザーバーマスク

### ● 選択の目安

- 高濃度の酸素吸入を必要とする時

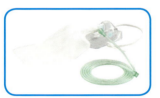

### ● 利 点

- 高濃度の酸素吸入が可能

### ● 欠 点

- $CO_2$ナルコーシスの危険が生じている場合は長時間使用できない
- 頻呼吸（早く浅い呼吸）の患者さんではリザーバーに酸素がたまる時間が無いので$F_IO_2$は下がってしまう

リザーバーマスクの酸素流量と$F_IO_2$の目安の関係は以下の通りです．

| 酸素流量（L/分） | 吸入酸素濃度（$F_IO_2$）の目安（%） |
|---|---|
| 6 | 60 |
| 7 | 70 |
| 8 | 80 |
| 9 | 90 |
| 10 | 90〜 |

### これはダメ

**袋が膨らんでいない**

リザーバーマスクの袋が膨らんでいないと，高濃度酸素投与ができないためしっかりと膨らませる必要があります．
対応：患者さんの換気量が多い場合には，ゴム弁を開放することで改善します．高濃度酸素投与が必要である場合は，ゴム弁は開放せず，酸素流量を上げることで対応しましょう．

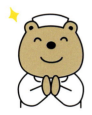

## 2. 高流量システム

### 1. ベンチュリーマスク

流量ごとに色分けされた器具を組み立てて使います。この器具で、酸素と周りの空気とを一定の割合で混ぜて、高流量の$F_IO_2$が定まった空気をマスク部分に流します。

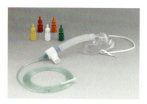

▶ **選択の目安**
- 吸入酸素濃度調節が必要な患者さん

▶ **利点**
- 24～50%の安定した酸素吸入が可能
- 加湿療法も可能

▶ **欠点**
- 会話，食事に支障を生じる

### 2. インスピロン ネブライザー

▶ **選択の目安**
- 気道加湿が必要な患者さん

▶ **利点**
- 十分な加湿が可能
- 喀痰喀出が困難な症例

▶ **欠点**
- 正確な酸素濃度の調節が困難

### 3. ハイフローセラピー

▶ **選択の目安**
- 高流量の酸素に加え，加湿をしたい患者さん

▶ **利点**
- 人工呼吸器管理を回避できる可能性がある
- 加湿がきいているため，乾燥を予防できる
- 食事中に$F_IO_2$が下がらない

▶ **欠点**
- 高流量を流すため，音がうるさい
- 酸素消費量が多くてコストがかかる

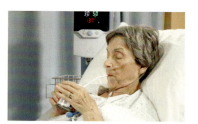

**図5　ハイフローセラピー**
写真協力：日本メディカルネクスト

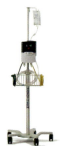

> **注意**
>
> ハイフローセラピーは非侵襲的であり簡便に利用できるため，使用頻度が増えています．しかし，同時にハイフローセラピーを過信しないよう注意が促されています．特に，NPPVや挿管に切り替えるタイミングを逃さないようにすることです．管理を継続しすぎて人工呼吸器導入のタイミングを遅らせてしまい，予後を悪化させてしまうリスクもあるため注意が必要です．

## C 酸素療法を行っている時の離床の留意点

### 1. 酸素ボンベの準備と確認

酸素療法を行っている患者さんの離床を行う際には，以下の点に注意して，酸素ボンベを準備します．①流量計がしっかりと酸素ボンベに装着されていること，②酸素ボンベの残量を流量計で確認すること，③酸素チューブの長さの調節を行うこと，以上の確認を行いましょう．

写真協力：小池メディカル

### 2. 息切れをモニターする

離床中，呼吸困難感を訴える可能性があるため，事前に休める場所を準備して歩行する周到な計画性が大切となります．呼吸以外に，胸痛，動悸，疲労，めまいなどの自覚症状，また離床中止基準に該当した場合も，離床を一旦中止して評価を行いましょう．

# Chapter 3 離床の前にこれだけは知っておきたい基礎知識

## Section 08 基礎からまるわかり！人工呼吸器の知識

> 人工呼吸器を装着している患者さんの離床を行うときには，安全が第一です．器械の仕組みやモードを理解することが，患者さんの状態把握や，安全の確保につながります．
> ここでは，始業時にチェックしておきたい人工呼吸器の点検項目に沿って，人工呼吸器の機能を理解していきましょう．

## A 人工呼吸器に必要な3つの駆動源

### 駆動源

人工呼吸器は，圧縮酸素，圧縮空気，電源の3つが駆動源として必要です（写真1）．酸素は，中央配管のアウトレット（緑色）から人工呼吸器に接続されたホースを介して供給されます．

圧縮空気は，器機本体にコンプレッサーという空気の圧縮装置が内蔵されたものも多く，必ずしも中央配管からの供給ではありません．

コンセントは，非常電源が作動した時に必ず電力供給を受けられるところへ，タコ足配線をせずに単独で差し込みます．何かのはずみで抜けないためにも，ロック式を使用することも大切です．

写真1　院内の医療ガス配管

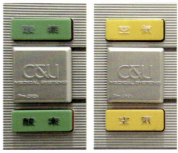

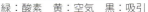

緑：酸素　黄：空気　黒：吸引

## B 人工呼吸器回路の仕組み

### 人工呼吸器回路

人工呼吸器本体の酸素ブレンダ内で酸素濃度が調整され，量・圧力・流量をコントロールしながら吸気回路にガスが送り込まれていきます．

### ▶吸気側

人工呼吸器の吸気回路は，単にガスを送り込むだけではありません．人工呼吸器に送られてくるガスは，乾燥し温度がかなり低い状態になっています．ガスの温度を暖め，加湿して身体へ送り込むため，吸気回路には，必ず加温・加湿器がついています．加温・加湿器から回路を通って口元までガスが到達する間に温度が下がってしまわないように，多くは電熱線入りの回路を使用しています（図1）．

加温・加湿を人工鼻で行なう場合，加温・加湿器は不要です．また，電熱線入りの回路を使用していない場合，結露が発生するため，吸気回路にウォータートラップが必要になります．

## ▶呼気側

呼気回路は，呼気に含まれていた水分が結露となって回路内に溜まるため，ウォータートラップがついています．ウォータートラップは，人工鼻を使用している場合は必要ありません．

呼気回路の呼気弁を制御することで呼気抵抗を作り出し，PEEPをかけるなど，肺や胸郭の縮まろうとする力を調節することができます．

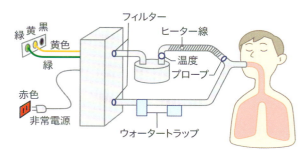

図1　人工呼吸器

## C　加温・加湿器

### 加温・加湿と人工鼻

### 1. 加温・加湿器

自然に呼吸をしている時，加温・加湿は上気道（鼻や喉）の粘膜で行われています．人工呼吸器を使用する患者さんは，そのほとんどが人工気道（気管挿管チューブや気管切開カニューレ）を挿入されており，粘膜の加湿機能を失った状態にあります．配管から供給されるガスは乾燥しているため，加温・加湿を行なわずに吸入されると，気道粘膜の傷害[14]や肺の乾燥が起こることに加え，気道内分泌物がチューブ内や気管に固まって定着し，気道閉塞を起こしやすくなります．

温度は「吸入ガスが体内に入る時点で37°C」が目安です．湿度は相対湿度100%で吸入することが望まれます．以下に臨床的な適正加湿評価の指標（表1）を示します．

表1　適正加湿評価の指標

**臨床的な適性加湿評価の指標**
1. 喀痰が柔らかくなっていること
2. 吸気回路終末部に配置した温度モニターで適温（35〜39°C）になっていること
3. 吸気回路末端付近で内面に結露していること
4. 気管挿管チューブ内壁に結露，水滴があること
5. 気管内吸引カテーテルが気管チューブにスムーズに入ること
6. 人工鼻使用下では1・4・5を指標にする

### 2. 人工鼻

人工鼻は，患者さんの呼気に含まれる湿度を人工鼻内に閉じ込めて，湿度を与える機能があります．人工鼻は，身体の水分量や病状に加湿機能が左右されるため，適応を決めて使用することが望まれます[15]（表2）．

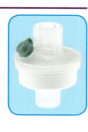

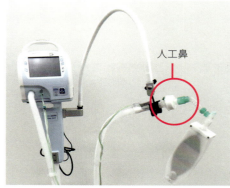

写真協力：東機貿

表2　人工鼻の使用を避けるべき症例

1. 粘稠な痰，血性痰がみられる
2. 吸気と比較し呼気の換気量が70%以下になるようなエアリークがある場合
3. $PaCO_2$が上昇する場合
4. 体温が32°C以下の患者
5. 分時換気量が10L/分以上の患者
6. ネブライザーを使用している（※NPPVは除く）

## D 設定条件とパネルの見方

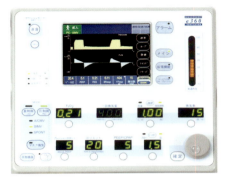

ニューポート ベンチレーター モデル e360 のパネル

### 人工呼吸器の強制換気と自発呼吸の違い

　換気モードにおける強制と自発の違いは子供の勉強と同じです．強制換気はお母さん（機械）が「10時〜12時まで勉強しなさい！」とマンツーマンで管理するように，機械が呼吸のタイミングや量を決めます．自発換気は子供が好きな時に勉強を自律して行っているように，患者さんが好きなタイミングで呼吸をしている状態です．

**強制換気：吸気と呼気＝機械が決める**

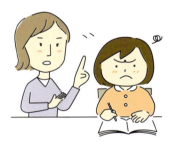

**自発換気：吸気と呼気＝自分で決める**

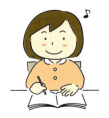

## 1. 強制換気の仕方

　強制換気の仕方には以下の2種類があります．（図2）

**従量式（VC：Volume Control）**

　換気量を設定しているため，換気量は安定しています．しかし，気道やチューブの狭窄，肺のコンプライアンスの低下などによって気道内圧が高くなる可能性があり，圧損傷の危険があります．気道内圧の上昇には十分注意が必要です．

**従圧式（PC：Pressure Control）**

　気道内圧（回路内圧）を上昇させることで換気をさせますので，気道内圧はコントロールされますが，気道やチューブの狭窄，肺のコンプライアンスの低下などによって換気量が減少する可能性があります．換気量の変化には注意が必要です．

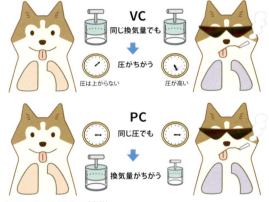

図2　VCとPCの特徴

## 2. 基本モードはこの3つ

　人工呼吸器は様々な企業が取り扱っており，同じ機能でも機種によってモードの名前が異なり，臨床では混乱の元となっています．換気様式を理解する上では，まずは下記の3つの基本モードを理解しましょう（図3）．

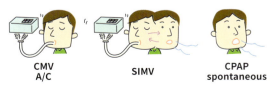

図3　3つの基本モード

## 1. 全て強制換気のモード

**CMV：Controlled Mechanical Ventilation**
（持続強制換気）
**A/C：Assist / Control** （補助／調節換気）

　全ての呼吸で強制換気が行われているモードです．自発呼吸がない場合は，設定された呼吸回数だけ強制換気（調整換気：control）を行います．患者の自発呼吸がある場合は，『患者の全ての呼吸』に対し，吸気のタイミングに合わせて強制換気（補助換気：assist）を行います．このように，患者の自発呼吸のあり・なしで強制換気の調整換気（control）と補助換気（assist）を切り替えていますが，『全て』が強制換気であるというというところに変わりはありません．強制換気の仕方は，前述した従量式（VC）か従圧式（PC）のどちらかを患者に合わせて選択することになります．

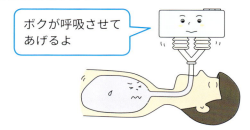

## 2. 強制換気＋自発換気のモード

**SIMV：Synchronized Intermittent Mandatory Ventilation**
（同期型間欠的強制換気）

　CMVやA/Cと違うところは，強制換気の数は1分間に設定された回数しか行わないというところです．設定された回数の強制換気以外の呼吸は，全て自発換気となります．自発呼吸を活かしながら，強制換気で換気量をサポートできるモードで，臨床でよく使用されます．

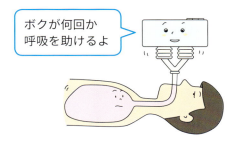

## 3. 全て自発呼吸のモード

**CPAP：Continuous Positive Airway Pressure Spontaneous モード**

　前述したモードには強制換気が含まれていましたが，このモードは強制換気が全くないモードです．自発呼吸に対して，この後述べるPEEPとPS（またはPEEPのみ）のサポートを行っている状態です．強制換気は設定されず作動していませんので，患者の自発呼吸に依存したモードといえます．機器によって呼び方は異なりますが，強制換気が全くないモードであることに変わりはありません．

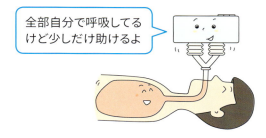

### 基本モードに付加する設定

## 3. PS（Pressure Support）

　自発呼吸に対して圧のサポートを行うための設定です．換気量を増加させ，呼吸仕事量を軽減できる効果を期待できます．圧のサポートを開始するタイミングは患者の吸気に合わせて，呼気に移るタイミングも患者の呼気に合わせて行われます．

 **臨床のコツ**

**PS値の意味するもの**

　PSを上げると換気量の増大が図れるので，自発呼吸はあるが換気量が不足しているような症例ではPS値を5，10，15cmH$_2$Oのように圧を上げて対応し，改善した際にはPS値を下げることで抜管へつなげることができます．

## 4. PEEP
（Positive End-Expiratory Pressure）図4

呼気時にも持続的に肺胞に圧をかけて，肺胞の虚脱を防ぐために用いられます．肺胞の虚脱を防ぐことで肺胞と血液間のガス交換が維持され，酸素化の改善を期待できます．

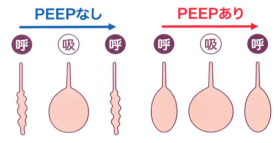

PEEP効果は呼吸終末でも肺胞が少し膨らんでいる

図4　PEEPの効果

## 5. $F_IO_2$（酸素濃度）

投与酸素の濃度を確認します．酸素濃度が高いほど，患者さんの酸素化能が低いことが示唆されます．酸素濃度の場合は，21％，60％，100％と表現されますが，$F_IO_2$の場合は，0.21，0.6，1.0と表現します．

### 臨床のコツ

**酸素変更後の再評価時間とは？**

酸素投与量・濃度を変更した場合，健常者は約3分で効果が得られますが，肺疾患の患者さんではその何倍も時間がかかるといわれています．20～30分経過してから血液ガスデータを確認するのがよいでしょう．

---

## E　離床時に必須！アラームが鳴る原因とトラブル対応のしかた

人工呼吸器には，必ずアラーム設定があります．これは患者さんの危険や機器の異常を知らせる大切な機能です．しかし，離床時には，呼吸機能への負荷が増加したり，呼吸器回路が外れたり，とアラームが鳴ることをよく経験します．大切なことは，アラームの原因とその対応をしっかりと知っておくことです（表3）．

▶ ポケットマニュアル / 呼吸ケアと早期離床　P.84 参照

表3　各種アラームと原因

| アラーム | 範囲 | 考えられる原因 ||
|---|---|---|---|
| | | 器械・回路側の問題 | 患者さん側の問題 |
| 回路（気道）内圧 | 上限 | ・回路や気管挿管チューブの屈曲，狭窄<br>・設定換気圧，換気量の過剰 | ・気道の狭窄・分泌物の貯留<br>・人工呼吸器との非同調<br>・咳嗽（バッキング） |
| | 下限 | ・回路やカフからのエアリーク<br>・設定換気量の不足 | ・頻呼吸，深呼吸 |
| 換気量 | 上限 | ・設定換気圧，換気量の過剰 | ・頻呼吸，深呼吸（覚醒，不穏症状などによる）<br>・呼吸中枢の異常（換気亢進） |
| | 下限 | ・回路やカフからのエアリーク<br>・回路や気管挿管チューブの屈曲，狭窄<br>・設定換気圧，換気量の不足 | ・気道の狭窄，分泌物の貯留<br>・呼吸筋疲労，呼吸中枢の異常（換気抑制）<br>・鎮静などの薬剤による呼吸抑制<br>・咳嗽（バッキング） |
| 無呼吸 | — | — | ・呼吸中枢の異常（換気抑制，呼吸停止）<br>・鎮静などの薬剤による呼吸抑制 |

## 1. 離床時のトラブル集

### アラームが鳴り止まない

アラーが鳴ったら，まずに原因を確かめましょう．予想もしていなかった原因が発生していることもあります．

人工呼吸器のパネルには，アラームの内容が必ず表示されます．自分で確認できない状況にある場合は，応援を要請して，確認してもらいましょう．

また，アラームの原因がわからないまま患者さんの状態が悪化している場合などは，用手換気に切り替えることを考えます．

原因が判明したら，原因の除去に努めます．一度アラームを解除し，リセットしてから，呼吸器が正常に作動しているか確認しましょう．

### 咳嗽の原因と対処

咳嗽の原因には，気道内での分泌物の移動やカフ上からの垂れ込み，回路からの水の侵入があります．これらの対処として，咳嗽の原因となる分泌物，水の除去のため気管内吸引を行いましょう．また，離床やケアを行う際の咳嗽の原因として，気管挿管チューブのずれや移動があります．チューブがずれてしまった場合には，しっかりとチューブの位置を確認し，再固定を行いましょう．

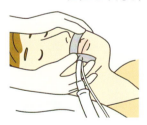

チューブの固定法

### 患者さんが咳き込んでいる

咳嗽が起き始めたら，強い咳嗽により気管挿管チューブの位置がずれることを予防するために，チューブを手で固定し，咳嗽の原因を探りましょう．

### 吸気時に口や喉からゴロゴロ音がする

明らかに吸気の陽圧がかかった時にゴロゴロと空気が漏れている場合には，カフやチューブに問題がある可能性が大きいため，分泌物が気管内に垂れ込まないように，まずは口腔・咽頭部の吸引を行いましょう．

次に，カフの確認をします．カフ自体の性質により，時間が経つと自然にエアが抜けていくため，圧の低下は必ず起こります．定期的にカフをチェックし，適切なカフ圧を維持しましょう．カフ圧の低下が著しい場合や頻繁にカフリークが出現する場合は，気管挿管チューブの位置のずれや，カフの破損が考えられ，早急な対応が必要です．また，気道に対して気管挿管チューブが細い場合にもカフのリークが起こりやすいので，患者の気道に適したチューブのサイズであるかを確認をすることも重要です．

### これはダメ

**PEEP値が高い患者さんの回路を外してはいけない**

吸引時や移乗動作時は「短い時間だけだから」と外してしまいがちですが，PEEPが10cmH₂O以上と高い圧を必要としている場合には，患者さんの酸素化が低いと推測できます．そのため回路を外してしまうと肺が虚脱し低酸素血症の原因になります．吸引時も閉鎖式吸引システムを使用するなど考慮する必要があります．

### おわりに

人工呼吸器装着患者さんに離床を促すことはディコンディショニングの観点からも大切です．しかし，気管挿管下で歩くことが目的ではなく，人工呼吸器を装着している理由を振り返り，まずは抜管できないかを検討することを優先することが必要です．状況によっては気管内挿管での管理を継続するのではなくNPPVやハイフローセラピーに切り替えることはできないか，検討しましょう．

さぁ，ここまで理解したら，いよいよ人工呼吸器装着患者さんの離床のしかたを学びましょう．

▶ 詳しくは，P.152 参照

# Chapter 3 わかりやすい！検査データの読み方と周辺機器の知識

## Section 09 もうマスクも怖くない！NPPVの知識

NPPVは「Noninvasive Positive Pressuer Ventilation」の略語で非侵襲的陽圧換気療法のことを指します．前述した人工呼吸器では気管内挿管や気管切開を行いますがNPPVではマスクを装着し人工呼吸療法を行います．簡便に導入することが可能で換気補助や酸素化の維持・改善が期待されます．この項ではNPPVの特徴，マスクの種類とフィッティングから使用上の留意点を解説します．

## A 気管内挿管とNPPVの違い

気管内挿管・気管切開は気道内に直接送気するため，高い気道内圧の保持が可能でカフによってエアリークが抑えられます．その結果として安定した換気や酸素の供給が可能となります．

対してNPPVは，マスクを当ててベルトを締めるだけなので導入が簡便で気管内挿管時のリスク（食道挿管や気道内のトラブル）を回避することができます．またエアリークが多いのも特徴です．リークが多くても呼吸器に補正機能が備わっているのである程度の量であれば換気量に影響はありません．そしてマスクの種類にもよりますが食事，会話も可能となります．

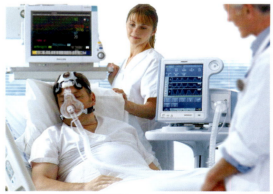

写真協力：フィリップス・レスピロニクス

## B NPPVの適応

適応は主として「呼吸不全の状態に陥った場合」，「神経筋疾患」，「肥満や睡眠時の無呼吸」の3つが挙げられます（表1）．

表1 NPPVの適応

| | |
|---|---|
| 急性呼吸不全 | COPDの増悪 |
| | 喘息 |
| | 拘束性胸郭疾患 |
| | 心原性肺水腫 |
| | 胸郭損傷 |
| | 人工呼吸離脱 |
| | 周術期のNPPV |
| | 免疫不全 |
| | ARDS，重症肺炎 |
| | 終末期，悪性腫瘍，高齢者 |
| 慢性呼吸不全 | 拘束性換気障害 |
| | COPD慢性期 |
| | 慢性心不全におけるチェーン・ストークス呼吸 |
| | 肥満低換気症候群 |
| | 睡眠時無呼吸症候群 |
| | 神経筋疾患 |
| | リハビリテーション（運動中） |

# C NPPVの設定条件

## 1. 基本的な換気モード

挿管時とNPPVのモードの違いは，呼称が異なるだけで特徴に大きな差はありません．難しく考えず，挿管時同様3つの基本モードをしっかりと覚えましょう．

### 1. T（Timed）モード

この後述べるIPAP（吸気圧）とEPAP（呼気圧）を時間で切り替え換気を行います．全ての換気が予め設定された分時呼吸回数と吸気時間に従い強制換気として送気されます．挿管時の持続強制換気（CMV）に相当します．

| 相当する換気モード | CMV（A／C） | 全部強制換気 |

### 2. S/T（Spontaneous/Timed）モード

主として自発呼吸を補助しますが，設定時間内に呼吸が無い場合はバックアップとして強制換気を行います．臨床では良く用いられ，厳密には異なりますが，挿管時の同期型間欠的強制換気（SIMV）に近いモードとなります．

| 相当する換気モード | SIMV | 自発＋強制 |

### 3. S（Spontaneous）モード

自発呼吸を感知しIPAP（吸気圧）とEPAP（呼気圧）を上げ下げして呼吸を補助します．吸気時間や呼吸回数は自発呼吸に依存します．自発呼吸に対してサポート行うモードになっていますので，自発が無い方には不適応になります．挿管時の自発呼吸モードに相当します．

| 相当する換気モード | 自発補助＋CPAP（強制換気なし） | 全部自発換気 |

## 2. 基本モードに付加する設定

### 1. IPAP＝吸気圧（Inspiratory Positive Airway Pressure）

吸気時に加わる圧のことで，自発呼吸，強制換気の場合ともに設定値に準じた圧が加わり吸気をサポートします．

### 2. EPAP＝呼気圧（Expiratory Positive Airway Pressure）

呼気時にも一定の圧が加わり肺胞の虚脱予防や機能的残気量の維持を行います．挿管時の呼吸器ではPEEP（Positive End Expiratory Pressuer）とも呼ばれます．

### 臨床のコツ

NPPV導入後も低酸素血症が持続している場合はEPAPや吸入気酸素濃度を，高二酸化炭素血症が持続している場合はIPAPの見直しや呼吸器との同調性をチェックします．症状に応じて圧設定の変更を考慮しましょう．

## 3. その他の設定・表示

### 1. リーク量

マスクからどの程度ガスが漏れているかの指標です．適性量はマスクの種類などで異なりますが，概ね20〜30 L/minが目安となります．多すぎるリークは換気異常やPEEP圧低下を，少なすぎるリークは皮膚トラブルの原因となります．

### 2. ライズタイム

吸気開始からIPAP(吸気圧)に到達する時間の設定です．設定値は機種により異なりますが，時間を長めにとることで，陽圧による不快感を軽減する効果を期待できます．

# D マスクの種類を知ろう！

## 1. ネーザルマスク
（鼻を覆うタイプ：慢性期向き）

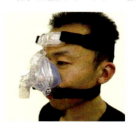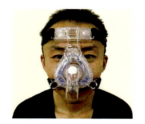

**利点**：食事摂取や会話が可能で，口腔内の分泌物も排出しやすいのが特徴です．

**欠点**：開口すると口からのリークが増し，換気不十分になる可能性があります．また，鼻閉時には使用できません．

## 2. フルフェイスマスク
（鼻と口を覆うタイプ：急性期向き）

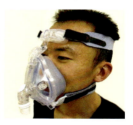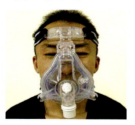

**利点**：ネーザルマスクに比べ高い圧がかけられます．鼻閉時や開口している場合でも換気が可能です．

**欠点**：他のマスクに比べ皮膚トラブルが発生しやすいです．頬骨の凹凸具合や入れ歯の有無でフィッティングが変わり，リークの増加に繋がります．喀痰の排出，食事摂取や会話も困難になります．

▶ ポケットマニュアル／呼吸ケアと早期離床 P.91 参照

## 3. トータルフェイスマスク
（顔面を覆うタイプ：急性期向き）

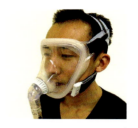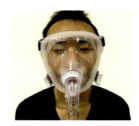

※フルフェイスマスクでは有効な換気が得られない場合に使用します．

**利点**：フルフェイスマスク同様，高い圧がかけられます．鼻閉時や開口している場合でも換気が可能です．またマスク換気特有の鼻根部の圧迫もありません．

**欠点**：顔全体を覆うため不安・不快を感じます．喀痰の排出，食事や会話も困難になります．皮膚ケアの際もマスクを外す必要があります．

### ここがポイント

初回導入時から，いきなりマスクを装着するのではなく，軽く手で保持している状態で試行してみるのも一手です．着けてみることで圧迫感やADL上の不自由さを事前に聞き取りマスク選びを成功させましょう

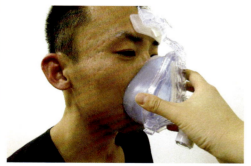

# E マスクフィッティングの手順

① 気道がしっかりと確保されているか確認する．
② 下唇の下をベースにマスクを下顎⇒鼻梁の順番で当て，密着させる．

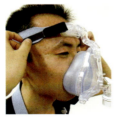

③ 上方のベルトのみ固定し，マスクの下方を医療者が保持した状態で呼吸器を作動させ，呼吸のタイミングを促す（最低圧から開始する）．
④ 呼吸器の陽圧に慣れてきたら下部のベルトを固定し，額部分とマスク部分の角度をサポートアームで調整する．

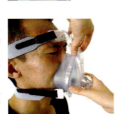

⑤ 上部・下部のベルトを左右均一な力で締め直します．上部のストラップはしっかりと，下部のストラップは指が2本入る程度に調節します．

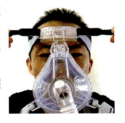

⑥ マスク周囲からのリーク及び呼吸器のリーク量表示を確認します．リークが多ければサポートアームの調整を行います．

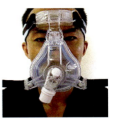

## 臨床のコツ

NPPVを導入するプロセスには，患者・家族の同意が含まれます．

その理由は，NPPVの導入がうまくいかない場合には，侵襲的な方法である気管内挿管や気管切開が必要となります．

NPPVマスクの必要性はもちろんのこと，「苦しいから少しだけマスクを外す」といった動作が，どれだけ危険なことか事前に説明し，理解してもらうことが大切です．

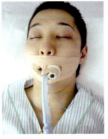

## チェックポイント

### 前額面での評価

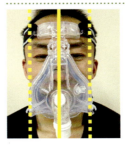

- ☐ 左右対称かどうか？
- ☐ 唇にマスクがかかっていないか？
- ☐ ストラップを締めすぎて唇が引っ張られていないか？
- ☐ マスクが目に接触していないか？

### 矢状面での評価

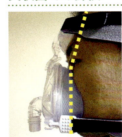

- ☐ 頬と額の成す角度とマスク・ヘッドパッドの成す角度がしっかりと合っているか？
- ☐ 鼻根部への過度の圧迫がないか？

3-09 もうマスクも怖くない！NPPVの知識

## F　NPPVの落とし穴

### 1. 医療機器関連褥瘡

　NPPVのマスクによる医療機器関連褥瘡はワースト3位に位置しています．表2に示す部位を小まめにチェックし予防しましょう．

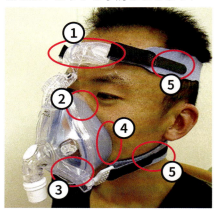

表2　医療機器関連褥瘡の好発部位

| | 部　位 | 原　因 |
|---|---|---|
| ① | 前額部 | 過度のバンドの締め付け<br>マスクを支える圧 |
| ② | 鼻根部 | 鼻根部の骨突出<br>過度の圧迫 |
| ③ | 下顎部 | マスクのズレ<br>湿潤環境 |
| ④ | 頬　部 | 過度の圧迫<br>マスクのズレ |
| ⑤ | ベルト固定部 | 皮膚との接触による湿潤環境<br>ベルトの摩擦と圧迫 |

**ここがポイント**

　皮膚トラブルを予防するために装着10分後にマスク接触部位を観察し発赤の有無を確認し，必要に応じて保護シート等の対処を検討します．また，使用するマスクは2種類以上用意し，皮膚の状態に合わせて使い分けることが大切です．

### 2. 呼吸状態の悪化
### 〜NPPVで粘りすぎるのは禁物！〜

　NPPVは，挿管や気管切開に比べると加えられる気道内圧や酸素供給の部分では劣ることも事実です．呼吸障害が重篤な患者さんには，挿管してしっかり管理した方がよい患者さんもいます．

　実際にNPPV導入が成功せず，挿管した場合は生命予後が悪化するという報告[16,17]もあります．下記のように挿管に移行するべき状態を見落とさないことが重要です．

| |
|---|
| 1：呼吸状態が改善しない場合<br>　（動脈血酸素分圧・動脈血二酸化炭素分圧・<br>　呼吸回数が改善しない，または悪化する） |
| 2：pHの低下が悪化する場合<br>　（開始前pH7.22〜7.3の低値は<br>　失敗の予測因子となる） |
| 3：意識レベルが低下する場合<br>　（導入開始より意識レベルが低下する） |
| 4：NPPVの受け入れや同調性が悪い |

上記項目をNPPV導入直後から1〜2時間程度，継時的に評価し，NPPV継続か挿管に切り替えるか検討しましょう．

## G　離床・体位変換時のチェックポイント

　NPPV装着中の患者さんを離床する際には，必ず離床前の呼吸状態（一回換気量，分時換気量，呼吸回数，$SpO_2$，リーク量）を確認しましょう．体位変換や離床を行った際は上記の呼吸状態の変化に気を配り，負荷量の調整を行う事が大切です．下記のチェックポイントを参考に安全なアプローチを心がけましょう．

- ☐ マスクのズレはないか？
- ☐ リークが多く換気不十分になっていないか？
- ☐ マスク・チューブを引っ張りすぎていないか？
- ☐ マスク内に分泌物が貯留していないか？
- ☐ 呼吸困難感等が出現していないか？

# Chapter 3 わかりやすい！検査データの読み方と周辺機器の知識

## Section 10 離床の前に知っておきたい血液ガスデータの読み方

　血液ガスデータは，呼吸状態の把握だけではなく，酸・塩基平衡を読み解くことで全身状態の把握にも有用です．しかし，難しい横文字や数字の羅列に，つい臨床では読むのが後回しになりがちです．この項では，正常値を暗記するのではなく，臨床ですぐに活用できる酸素化の指標と，簡易的に使用できる酸・塩基平衡の計算式から一次性変化を判断する方法を紹介します．

## A まずは基礎データを読もう！

### 1. 検査項目の基準値

　表に血液ガスデータの基準値を示します．各項目ごとに解説を進めます．

| 検査項目 | 略 | 基準値（成人） |
|---|---|---|
| pH | pH | 7.35〜7.45 |
| 動脈血酸素分圧 | $PaO_2$ | 70〜100Torr（年齢依存性） |
| 動脈血二酸化炭素分圧 | $PaCO_2$ | 35〜45Torr |
| 重炭酸イオン | $HCO_3^-$ | 22〜26mEq/L |
| 動脈血酸素飽和度 | $SaO_2$ | 93〜98% |

### 2. 見せかけの数値にだまされない！P/F比を理解しよう

　$PaO_2$は動脈血に含まれた酸素の量を示しており，液体であるため分圧と呼びます．70Torr以上あれば正常ですが，酸素療法中の患者さんの$PaO_2$が昨日より下がっているとき，酸素化が悪くなったと理解してよいのでしょうか．実はこの$PaO_2$，吸入酸素濃度により容易に変動します．このような見せかけの数値の変化を読み解くのがP/F比です．

▶ポケットマニュアル／呼吸ケアと早期離床 P.42 参照

### 1. P/F 比の計算法

　P/F比は P÷Fで求められ，吸入酸素濃度が変わっても肺の酸素化能が定量的に評価できます．

$$P/F比 = P(PaO_2) \div F(F_IO_2)$$

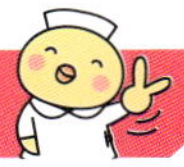

**ここがポイント**

　吸入酸素濃度は100％や50％のようにパーセントで表記しますが，$F_IO_2$は小数点に直して，100％=1.0，50％=0.5と表記します．

### 2. P/F 比の異常値

　P/F比は400以上が正常の目安で，P/F比400未満は呼吸状態に問題があると考えます．特に200未満では重篤な呼吸障害を示唆し，積極的

| | |
|---|---|
| 500以上 | 正常（制限なし） |
| 500〜400 | |
| 400〜300 | 攻めの離床 |
| 300〜200 | 注意深く離床 |
| 200以下 | 医師・ベテランと相談してから離床 |

図1　P/F比からみた離床の目安

な離床を控える可能性もあります．P/F比と離床判断の目安を図に示します（図1）．

> **練習問題1**　回答はP.130
>
> 吸入酸素濃度70％で，PaO₂ 126Torrの患者さんが，次の日のデータは，吸入酸素濃度60％で，PaO₂ 108Torrになっていました．それぞれのP/F比を求め，酸素化が改善していると言えるでしょうか．

## 3. 血液ガスデータ以外に酸素化を知る指標

$SpO_2$（経皮的動脈血酸素飽和度）は皮膚表面からの脈波の測定であるため，非侵襲的かつ簡便に評価が可能であり臨床でよく用いられています．$SpO_2$ 95%くらいまでは$PaO_2 ≒ SpO_2$と同じ程度の値ですが，$SpO_2$ 94%より低くなると対応する$PaO_2$の値は低くなり，$SpO_2$ 90%の時は$PaO_2$は60Torrになることを知っておかなければなりません（図2）．

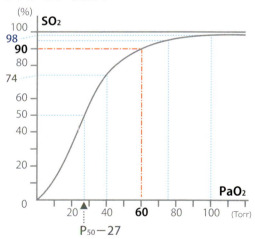

図2　酸素解離曲線

 **豆知識**

酸素飽和度の表示法には，$SaO_2$と$SpO_2$の2種類があります．$SaO_2$は動脈血の酸素飽和度を直接測定したもの，$SpO_2$は皮膚表面から脈波を拾って測定したものです．両値は測定条件が同じであればほぼ同値です．

 **ここがポイント**

$SpO_2$は便利な指標ですが万能ではありません．$SpO_2$の数値は，直接酸素の「量」を診るものではなく，ヘモグロビンと酸素が結合している「割合」を診るものです．

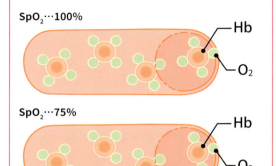

$SpO_2$は正常値でも，貧血時には運搬役のヘモグロビン自身が不足しているため，全身の組織は酸素欠乏状態となります．数値だけでなく，患者さんのフィジカルアセスメントや訴えを併せて診ることが重要です．

## 4. 二酸化炭素をみる指標～ $PaCO_2$ ～

二酸化炭素は換気に影響を受けます．肺の機能が悪くなれば二酸化炭素が貯留するため数値は上昇し，逆に換気が促進されれば数値は下降します．（図3）．

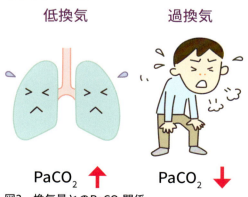

図3　換気量との$PaCO_2$関係

慢性呼吸不全（COPD）などの症例では，軽度高$CO_2$血症の状態で問題なく生活していることがあります．臨床では通常の数値を知ることが大切です．

正常値より"通常"が大切なのね！

## B 隠れた合併症をあぶりだそう！酸塩基平衡のみかた

人間はpH7.4近辺で保たれており，この数値でないと正常な体の機能（ホメオスタシス）を営むことはできません．

### 1. pHの正常値とアシドーシスとアルカローシス

しかし，生体は様々な影響で酸性に傾いたり，アルカリ性に傾いたりします．pHが低下し，生体が酸性に傾いた状態をアシドーシスと呼びます．対してpHが上昇し，生体がアルカリ性に傾いた状態をアルカローシスと呼びます．

まずは以下の3点を頭に入れてください．

| pH | 酸塩基平衡 |
|---|---|
| 7.4前後 | 中性＝身体は安定 |
| < 7.35 | 酸性に傾く＝アシドーシス |
| > 7.45 | アルカリ性に傾く＝アルカローシス |

### 2. アシドーシスとアルカローシスの原因〜呼吸性と代謝性〜

pHの調節器官は肺と腎臓です．pHの値は，肺で調節される$PaCO_2$と腎臓で調節される$HCO_3^-$に影響を受けて変化します．

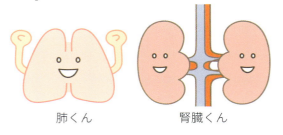

肺くん　　　腎臓くん

両者は酸塩基平衡を保つためにバランスを取っていますが，そのバランスが崩れるとアシドーシスやアルカローシスになります．$PaCO_2$が変化して起こる変化を「呼吸性」$HCO_3^-$が変化しておこる変化を，「代謝性」と呼びます（図4）．

どちらに問題があってもpHはくるってしまうんだね

① **呼吸性アシドーシス**：$PaCO_2$が上昇（>45 Torr）する病態です．呼吸不全などによる排泄障害起でこります．pHは低下し，酸性に傾きます．

② **呼吸性アルカローシス**：$PaCO_2$が低下（<35 Torr）する病態です．換気量が増加することによって起こります．pHは上昇し，アルカリ性に傾きます．

③ **代謝性アシドーシス**：$HCO_3^-$が減少（<22 mEq/L）する病態です．pHは低下し，酸性に傾きます．

④ **代謝性アルカローシス**：$HCO_3^-$が増加（>26 mEq/L）する病態です．pHは上昇し，アルカリ性に傾きます．

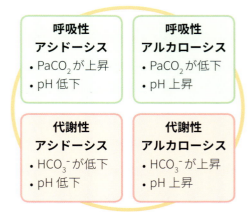

図4　酸塩基平衡障害の原因と各パラメーターの変化

> **練習問題2**　回答はP.130
>
> 下記データより
> a. 酸塩基平衡がアシドーシスかアルカローシスか判断しましょう．
> b. 原因は呼吸性か代謝性か判断しましょう．
>
> ① pH：7.284　$PaCO_2$：45 Torr　$HCO_3^-$：18 mEq/L
> ② pH：7.521　$PaCO_2$：20 Torr　$HCO_3^-$：24 mEq/L
> ③ pH：7.284　$PaCO_2$：65 Torr　$HCO_3^-$：19 mEq/L

## 3. 代償反応とその見極め方　～0.6の法則～

　代償反応とは，一次性変化によって酸塩基平衡（pH）の異常が行った場合に，生体が酸塩基平衡を中性（pH 7.4）に戻そうとする反応のことです．前記の通り，pHは$PaCO_2$と$HCO_3^-$によって調節されています．どちらかが増加すれば，分母と分子のバランスをとるように，もう一方も増加します．逆に，どちらかが減少すれば，もう一方も減少します．呼吸性の代償は，二酸化炭素の反応が急速に調節可能なためすぐに起こります．しかし，代謝性の代償は，腎による排泄や再吸収によって調節されるため，ゆっくり起こります．

> **ここがポイント**
>
> **代償反応による変化は，一次性変化を超えて反応することは原則ない！**
>
> 　代償反応は障害のない臓器が正常な範囲で起こす反応であるため，一次性変化ほど大きな反応を示すことはありません．この原則を利用することで，各パラメーターの異常が一次性変化によるものか，代償反応によるものか見分けることができます．

　本来pHはHenderson-Hasselbalchの式により求めることができますが，計算が複雑であるため臨床的ではそれほど活用しません．ここでは0.6の計算により，一次性変化と代償反応を見極める，0.6の法則を紹介します．

$$pH = pK + \log \frac{HCO_3^-}{0.03 \times PaCO_2}$$

（定数 6.1 / 腎機能を反映する / 定数 / 換気量によって変化する）

この式で，中性であるpH7.4を基準に考えてみると，

$$pH = 7.4 = 6.1(pK) + \log \frac{HCO_3^-}{0.03 \times PaCO_2}$$

となります．
$HCO_3^-$の基準値は24，$PaCO_2$の基準値は40ですから

$$pH = 7.4 = 6.1(pK) + \log \frac{24}{0.03 \times 40}$$

となります．

$\dfrac{24}{0.03 \times 40}$ を計算すると $24 \div (0.03 \times 40) = 20$

要するに

$\dfrac{HCO_3^-}{0.03 \times PaCO_2}$ が20であれば，pHは7.4に維持されるのです．

ここでもう1つ，単純に解釈してみましょう．

$\dfrac{HCO_3^-}{0.03 \times PaCO_2}$ この式では，0.03という係数が常に不変のものとなります．

よってそれぞれの実測値が変化した時に以下のような法則が成り立ちます．

> $HCO_3^- \div 0.6$ の値が $PaCO_2$
> $PaCO_2 \times 0.6$ の値が $HCO_3^-$
> ならば
> pHは7.4に維持される ……▶ **0.6の法則**

この法則を使うと
実測値 $HCO_3^-$ ÷ 0.6 ＝ 代償限界値 $PaCO_2$
実測値 $PaCO_2$ × 0.6 ＝ 代償限界値 $HCO_3^-$
を求めることができます．
↓
それぞれ実測値と代償限界値を比べ，代償限界値を実測値が逸脱している方が一次性変化であり，他方は代償反応と考えることができるのです．

### 【計算例】
pH：7.356　$HCO_3^-$：27 mEq/L　$PaCO_2$：52 Torr

このデータの場合，pHは正常範囲に保たれていますが，$HCO_3^-$と$PaCO_2$はどちらも基準値を外れており，一次性変化により酸塩基平衡異常が起こり，その後代償反応によってpHが保たれていると推測できます．しかしこれだけでは一次性変化と代償反応はどちらか見分けることができません．これを計算によって見極めていきます．

① まず各データが基準値に対して過剰に上昇しているか低下しているかを見ます．この場合，pHは正常範囲内ですが，$HCO_3^-$，$PaCO_2$ともに基準値より**上昇**しています．
② 次に0.6の法則に従って計算をします．

**26** ÷ 0.6 ＝ **45**
（$HCO_3^-$の実測値）　　　（$PaCO_2$の代償限界値）

**52** × 0.6 ＝ **31.2**
（$PaCO_2$の実測値）　　　（$HCO_3^-$の代償限界値）

③ 実測値と代償限界値を比較し，代償限界値より実測値が逸脱（この場合は上昇）している方が一次性変化と判断します．例題では，$PaCO_2$は代償限界値が45Torrに対して実測値が52Torrと過剰に上昇しています．$HCO_3^-$は代償限界値が31.2mEq/Lに対して実測値が26mEq/Lと許容範囲内です．よって一次性変化は呼吸性であり，代謝性は代償反応と考えることができます．

### 練習問題3　回答はP.130

以下のデータの一次性変化は$HCO_3^-$によるものか$PaCO_2$によるものかを0.6の法則を使って判断しましょう．
① $HCO_3^-$ 26mEq/Lで，$PaCO_2$ 60Torrの場合
② $HCO_3^-$ 18mEq/Lで，$PaCO_2$ 38Torrの場合

### 急激な変化に気をつけよう！

肺の調節機能である$PaCO_2$は呼吸介助等を行うことで容易に変化されることが可能です．しかし，異常値を示しているからといって，何らかの手技を使って正常値に戻すことは大変危険です．例えば，一次変化の原因が呼吸（$PaCO_2$の上昇）にあると判明した場合，呼吸性のアシドーシスになっています．この場合，単純に呼吸に働きかけて$PaCO_2$を排泄させてしまえば良いのでしょうか？

代償反応は，身体のホメオスタシスの一部です．代賞反応として$HCO_3^-$が徐々に上昇しているはずです．そこで急激に$PaCO_2$を下げてしまっては，せっかく中性に近づきかけていたpHを，逆に急激にアルカローシスへ傾かせてしまう結果となります．

数値の異常・正常にとらわれず，体で起こっている反応を理解し，適切に対応することが大切です．

## 4. 症状・病態

酸・塩基平衡障害があると判断した場合，以下に示す病態が存在する患者さんでは，原因が推測できます．また，同時に複数の病態が存在する可能性も考えられます．

### 呼吸性アシドーシス（呼吸不全）の原因として考えられる病態

- **中枢神経抑制**：薬物過剰，麻酔・鎮静剤
- **胸郭の運動障害**：重症筋無力症，ポリオ，高度の肥満，横隔膜麻痺，フレイルチェスト，筋弛緩薬・麻酔
- **肺疾患**：重症の喘息発作，慢性閉塞性肺疾患，重症肺炎，重症肺水腫
- **上気道疾患**：上気道閉塞

### 呼吸性アルカローシスの原因として考えられる病態

- **過剰換気**：随意的過換気，不安（過換気症候群）
- **酸素循環不全**：低酸素症（高地も含む），敗血症，肝不全

### 代謝性アシドーシスの原因として考えられる病態

- **ケトン体の増加**：糖尿病，飢餓，アルコール
- **乳酸の蓄積**：循環不全，腎不全，敗血症
- **中毒**：メタノール，アスピリン，サリチル酸，パラアルデヒド
- **消化管からの$HCO_3^-$喪失**：下痢，腸液の消失（瘻孔・ドレナージ），
- **腎からの$HCO_3^-$喪失**：細尿管性アシドーシス，間質性腎炎

### 代謝性アルカローシスの原因として考えられる病態

- **塩素イオン反応性**：利尿剤投与，胃管吸引，副腎皮質ホルモン投与，嘔吐
- **塩素イオン抵抗性**：高アルドステロン病態（クッシング症候群，バーター症候群），高度の$K^+$喪失

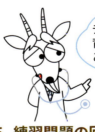

データを見るだけでなく，背後に隠れた病態を探すことが大切じゃ．

## 5. 練習問題の回答

### 練習問題1

1日目　$126 ÷ 0.7 = 180$
2日目　$108 ÷ 0.6 = 180$

1日目も2日目もP/F比に変化はありません．この患者さんの酸素化能は「変わらない」といえます．

### 練習問題2

① a. pHは7.284であり，酸塩基平衡はアシドーシスと考えられる．
  b. $HCO_3^-$がアシドーシス側に変動しているため代謝性の原因と考えられる．
② a. pHは7.521であり，酸塩基平衡はアルカローシスと考えられる．
  b. $PaCO_2$がアルカローシス側に変動しており呼吸性の原因と考えられる．
③ a. pHは7.284であり，酸塩基平衡はアシドーシスと考えられる．
  b. いずれもアシドーシス側に変動しており混合性の原因と考えられる．

### 練習問題3

① $HCO_3^-$ 26mEq/Lで，$PaCO_2$ 60Torrの場合両数値は上がっているためどのくらい上昇できるかの限界値を求めます．

$26 ÷ 0.6 = 45$
（$HCO_3^-$の実測値）　（$PaCO_2$の代償限界値）

$60 × 0.6 = 36$
（$PaCO_2$の実測値）　（$HCO_3^-$の代償限界値）

$PaCO_2$は代償限界値が45Torrに対して実測値が60Torrと過剰に上昇しています．一方$HCO_3^-$は代償限界値が36mEq/Lに対して実測値が26mEq/Lと許容範囲内です．よって一次性変化は呼吸性であり，代謝性は代償反応と考えることができます．

② 今度は下がっているので，どれだけ下げられるかの限界値を求めます．

$18 ÷ 0.6 = 30$
（$HCO_3^-$の実測値）　（$PaCO_2$の代償限界値）

$38 × 0.6 = 22.8$
（$PaCO_2$の実測値）　（$HCO_3^-$の代償限界値）

$PaCO_2$は代償限界値が30Torrに対して実測値が38Torrと許容範囲内です．対して$HCO_3^-$は代償限界値が22.8mEq/Lに対して実測値が18mEq/Lと過剰に低下しています．よって一次性変化は代謝性であり，呼吸性は代償反応と考えることができます．

Chapter 3 わかりやすい！検査データの読み方と周辺機器の知識

Section 11 見えない危険を診る！胸部X線単純撮影の見方

> 離床前の呼吸・循環機能の評価や，離床の効果を判断する材料として胸部X線は重要です．この項では離床を進める際に押さえておきたい胸部X線のポイントについて解説します．

## A 胸部X線は離床にこう活かせ

### 1. 離床を行える病態か？

離床を行う前に胸部X線写真を読影し，他の情報と合わせて離床のリスクがどの程度存在するのかを判断します．当日の写真だけでなく，前日や数日前と比較して病態がどのように変化しているのかを把握します．その際，立位と臥位での撮影条件によって多少見え方が異なるので注意が必要です（表1）．

表1　立位と臥位における違い

|  | 立位<br>PA：Posterior-Anterior | 臥位<br>AP：Anterior-Posterior |
|---|---|---|
| レントゲン照射方向 | 後ろ（背中側）<br>⇒前（腹側） | 前（腹側）<br>⇒後ろ（背中側） |
| 心臓の陰影 | 正常：<br>CTR50％以下 | 正常：<br>CTR55〜57％ |
| 肩甲骨の位置 | 肺野に被らない | 肺野と被る |
| 横隔膜の位置 | 右横隔膜の辺縁は後肋骨10番目付近 | 腹部臓器の圧迫のため立位より上方 |

### 2. 離床の効果は？

胸部X線写真の経時的変化を追うことで，行ったアプローチの効果を判定することができます．他の臨床データと併せて解釈し，効果があると判定できれば離床を継続し，効果がないと判断したら離床計画を見直します．例えば，無気肺を起こしている患者に，離床を行ったところ無気肺が改善するようであれば積極的な離床を進めます．しかし離床によってCTRの拡大や気胸の増悪を認めるようであれば離床計画を見直す必要があります．

## B 診る順序はコレ！基礎からわかる読影法

### 1. 撮影条件の見分け方

現在パソコンやモニター画面でデジタル画像を確認することができるようになってきたため，左右を見間違えることは限りなく少なくなってきました．画像の上方隅に右か左かの表示や，撮影条件（P-A/A-P/座位など）も明記されていますのでそれらを確認します（写真1）．

写真1：撮影条件の表示位置

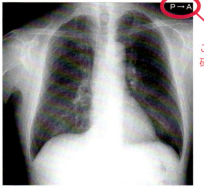

この表示を確認しよう

## 2. X線透過度によるコントラスト

胸部X線写真は，X線の透過度の違いを黒と白のコントラストで表現したものです．骨のような構造物では，X線をあまり通さないため白く映り，肺のように空気が多く含まれる構造物ではX線を良く通すため黒く映ります（表2）．水溶性の痰や胸水，脂肪はX線をわずかに通すためグレーに映ります．

表2 X線透過度によるコントラスト

| 白い部分 | | 黒い部分 |
|---|---|---|
| 骨・金属 | 水・組織 | 空気 |
| 肩甲骨・鎖骨・ペースメーカー | 心臓・血管 | 肺胞気・腸管ガス |

## 3. 正常構造物の理解

写真に映る正常像（図1）を理解しておかないと異常を発見することはできません．ここでは，最低限押さえておきたいポイントを下記に示します．

##  離床に関連する呼吸器病変

### 1. 無気肺

#### シルエットサインは陽性か

正常像では見えるはずの境界線が見えないことを「シルエットサイン陽性」といいます．前述の肺と心臓との境界線や下行大動脈，横隔膜との境界線が見える（シルエットサイン陰性）のか見えない（シルエットサイン陽性）のかによって，病変の存在を知ることができます．これらは主に無気肺の診断に有用で，写真2のように右横隔膜の辺縁消失で右下葉の無気肺を，写真3のように下行大動脈の左縁・左横隔膜の辺縁消失で左下葉の無気肺を疑います．

①**心臓**：心臓の右縁と左縁の境界は以下の部位に相当します．
　**右縁**：上大静脈（右第1弓），右心房（右第2弓）
　**左縁**：大動脈弓（左第1弓），肺動脈（左第2弓），
　　　　　左心耳もしくは左心房（左第3弓），左心室（左第4弓）
②**肺区域**：肺と心臓が接する境界は以下の部位に相当します．
　**右縁**：$S^3$（右第1弓），$S^5$（右第2弓）
　**左縁**：$S^{1+2}$（左第1弓），$S^3$（左第2弓），
　　　　　$S^4$（左第3弓），$S^5$（左第4弓）
③**下行大動脈**：心臓より後ろに存在しますが，その左縁が明瞭かを確認します．
④**気管・気管支**：気管分岐部は第4～5胸椎の位置にあり，中央よりやや右で分岐しています．
⑤**横隔膜**：肺野の下縁は横隔膜の輪郭です．右は肝臓が存在するため左より1肋間高いのが正常です．
⑥**肋骨横隔膜角（CP angle）**：正常像では鋭角に映し出されます．
⑦**肺血管**：肺血管は肺動脈と肺静脈があります．上方に位置し気管支と並走しているのが肺動脈で，その下方から外側に向けて走行しているのが肺静脈になります．

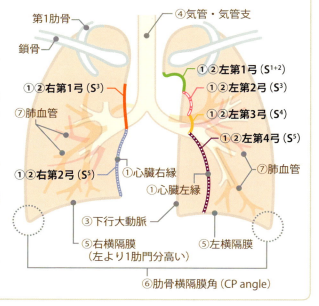

図1　X線写真でわかる正常構造物

写真2　右下葉無気肺

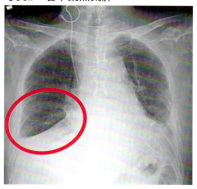

写真3　左下葉無気肺

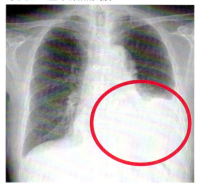

### 気管の偏位はないか

無気肺により，肺胞は虚脱状態となります．虚脱状態になると周りの組織を引き寄せることになるため，主気管支や左右の気管支が患側に偏位します．逆に胸水や気胸，腫瘍や動脈瘤が存在する場合，主気管支や左右の気管支が圧排され健側に偏位します（写真4）．

写真4　弓部大動脈瘤により右へ主気管支が偏位

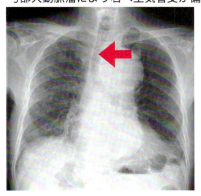

## 2. 肺　炎

病変のある肺葉に一致した浸潤影を認めます（写真5）．この浸潤影を「エアーブロンコグラム（Air Bronchogram）」と呼び，図2のBように気管支周囲の肺胞に液体が溜まり，本来空気がたまっていて見えないはずの肺胞が白く映り，周りの気管支の空気が浮き出るように見えることを示します．離床を行う場合は，肺炎に対する治療が行われているか確認し，体を動かす時期かどうかを慎重に判断する必要があります．

写真5　右下葉肺炎

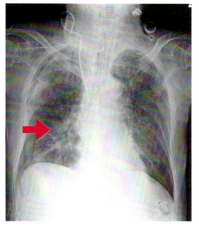

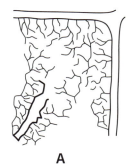
A
正　常

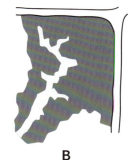
B
肺胞が液体で満たされると，その部分の透過性が低下するため，気管が浮き出てみえる．

図2　エアーブロンコグラム

▶ ポケットマニュアル / 呼吸ケアと早期離床　P.47 参照

## 3. 胸　水

　座位の場合，重力の関係から写真6のように胸水が存在すると，肋骨横隔膜角が鈍くなり，横隔膜付近が丸みを帯びた像となります（この状態をCP angle dullといいます）．ただし臥位でのX線撮影では，胸水が貯留している患側全域に胸水が広がるため，横隔膜付近だけでなく肺野全体に胸水が広がる所見となります．多量の胸水がある場合，肺葉が胸水によって押しつぶされ圧迫性の無気肺を起こす危険性があるため，胸水穿刺を行うか医師と相談して離床を進めます．また胸水の原因を把握する必要があります．

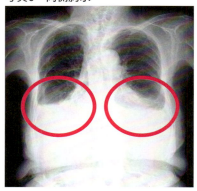

写真6　両側胸水

## 4. 気　胸

　気胸のX線写真では，臓側胸膜の輪郭及び肋骨横隔膜角が鮮明化し，気胸に陥った部分の透過性亢進・肺紋理の消失がみられます．またこの横隔膜が深く切れ込んだ所見をDeep Sulcus Sign（ディープサルカスサイン：写真7）といいます．胸腔ドレーンが挿入されていない未処置の気胸は，緊張性気胸という病態から心停止を起こす危険性もあります．

　またX線写真上では，気胸が治癒しているように見えても離床によって気胸が再発する危険性もあるため，必ず医師と相談しながら離床を進めましょう．X線撮影では，判読しにくい気胸の場合，胸部CT画像により確実に判断することができます．（写真8）

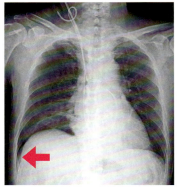

写真7　右気胸

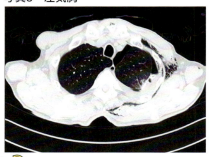

写真8　左気胸

### こんな時どうする？

　臥位のX線撮影では，胸水や気胸の診断が困難な場合があります．その際，重力の影響を利用して側臥位や座位でX線撮影をすることがあります．そうすることにより，胸水の場合は重力によって下方に移動し，気胸の場合は空気が上方に移動することで診断につながることがあります．

## 5. うっ血性心不全

### 心胸郭比の評価

　胸郭に占める心臓の割合を表したものを心胸郭比（CTR）といい，立位と臥位のX線所見で正常域が多少異なります（表1参照）．計算方法は，CTR＝ab（心臓の幅）/cd（胸郭の幅）×100（％）であり，正常範囲は立位で50％以下，臥位で55％以下です．撮影条件と共に，経時的な変化を評価し離床による心不全の増悪（CTRの増大）がないか確認します（写真9）．

写真9　うっ血性心不全

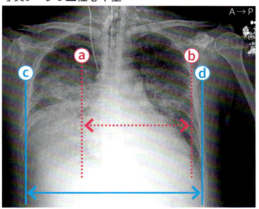

### 肺血管陰影の評価

　正常像では下肺野のほうが太く見える肺静脈が，上肺野でも太く見える場合は，左心不全が疑われます．左心不全が進行すると肺水腫（写真10）に移行し，低酸素状態をきたし人工呼吸器管理を必要とする重篤な状態に陥ります．肺水腫の状態では，蝶が羽を広げたような所見であるバタフライシャドーを認めることがあります．肺血管陰影・CTR・水分バランスを評価し，心機能を加味したうえで，離床の可否を判断します．

写真10　肺水腫

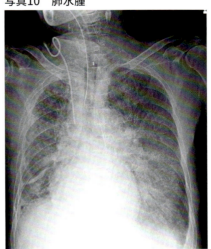

バタフライシャドーを認める

▶ ポケットマニュアル / 呼吸ケアと早期離床　P.48 参照

## D　カテーテル・チューブの位置と確認のしかた

### 1. 挿管チューブ

　挿管チューブには，X線不透過の線が必ず記されています．挿管チューブの先端位置は，気管分岐部（胸椎第4～5）の位置から，2～3cm上方に位置していることが望ましいため，位置が浅すぎないか深すぎないかを確認します（写真11）．

写真11　挿管チューブ

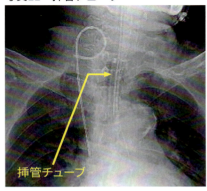

### 2. 胃管チューブ

　成人では，45cm～50cm程度挿入されていれば胃内にチューブが到達していると考えます．しかし，まれに気管支に誤挿入されることがあるため，必ずX線撮影で先端位置を確認します．その際，必ずチューブの走行を目で追い，気管支に迷入していないか確認します．チューブが見えにくい場合は，白黒反転するなどデジタル画像の特徴を活かして所見を得ます（写真12）．

写真12　胃管チューブ

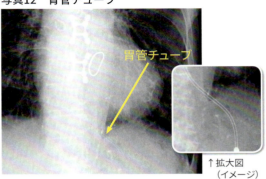

↑拡大図（イメージ）

### 3. 胸腔ドレーン

　手術後の排液の観察や気胸，胸水が存在する際に挿入されることが多い胸腔ドレーンですが，穿刺部位は前腋窩線（もしくは中腋窩線）上の第4～6肋間の範囲になります．ドレーンの先端位置は重力の関係上，気胸の場合は，肺の上方に向かって挿入されることが多く胸水の場合は肺の下方に向かって挿入されます．挿入後のX線所見と共に，経時的な変化を観察します（写真13）．

写真13　胸腔ドレーン

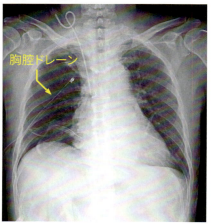

### 4. CVカテーテル

　一般的には内頸静脈および鎖骨下静脈から穿刺されることがほとんどです．カテーテルの先端位置は右第1弓と第2弓の境くらいが適当な位置になります．鎖骨下静脈から穿刺した場合は，肺尖部の気胸を合併しやすいので，気胸の所見がないか注意します（写真14）．

写真14　CVカテーテル

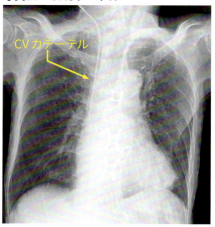

#### おわりに

　レントゲン写真は読影数がものを言います．最初は見えなかった特徴も，数をこなせば，だんだん診えるようになってきます．読影の"眼"を養うために，呼吸器科の医師の回診に出席してみることをお勧めします．定期的に診ることで，どんどん読影技術が上がりますので，是非試してみてください．

**安全に離床を進めるためには？**

　身体に挿入されているあらゆるチューブ・カテーテルに関しては，必ず離床前に挿入部位や深さ，確実な固定がなされているかを確認します．ここで紹介しているカテーテル・チューブは，いずれもレントゲン画像で位置を確認することができますので，挿入位置が適切かどうか確認してから離床を行うことが望ましいでしょう．

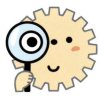

# Chapter 3 わかりやすい！検査データの読み方と周辺機器の知識

## Section 12 離床の前に知っておきたい薬剤の知識

　安全かつ効果的に離床を進めるには，患者さんの病態や現在の状態を把握しておく必要があります．薬物療法は，患者さんの病態や症状に合わせて行われている治療法です．対象となる患者さんの薬物療法を理解することは，離床を進める上で，その患者さんの状態を予測し，薬物が離床に及ぼす影響も含めたリスク管理につながります．ここでは薬物の効果と副作用から，離床時に起こり得るリスクを離床の阻害因子に沿って整理します．

### A 循環器疾患に使用される薬剤

　循環器領域において，心不全の患者さんに遭遇する事はとても多く，心不全治療薬を理解する事は離床の進行を判断する上で大変役立ちます．ここでは，代表的な心不全治療薬と，心不全増悪の原因ともなり得る不整脈の治療療薬について解説します．

#### 1. 急性心不全で用いる薬剤

　急性心不全の治療は，救命が優先されます．多くの場合，"ゼーゼー"，"ハーハー"といった息切れ症状を訴えます．これは心不全によって肺に水が溜まることが原因です．これを治療するには，①肺の水を取り除く利尿薬，②末梢血管を拡げて，そこに余分な水を溜める血管拡張薬，③心臓のパワーを上げて肺に水を溜めない強心薬，があります．強心薬は主にカテコラミンを使用しますが別項で記述されているので，ここでは利尿薬と血管拡張薬について述べます．

▶詳しくは，P.94 参照

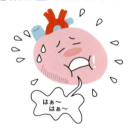

#### ■ 利尿薬
- **効果**：利尿を促す事で肺うっ血を解除します．
- **薬品名**：ラシックス®など（※急性心不全治療において高頻度に使用します）
- **対象**：うっ血性心不全など
- **主な副作用**：低カリウム血症，脱水など

#### ■ 血管拡張薬
- **効果**：動静脈血管拡張作用により過剰な水分を血管にプールすることで肺うっ血を解除します．また，ラシックス®よりも弱いですが利尿作用もあります．
- **薬品名**：hANP®（ハンプ）
- **対象**：うっ血性心不全など
- **主な副作用**：脱水がある場合に用いると血圧低下を起こす事があります．

### ここがポイント

**利尿薬や血管拡張薬を使用している時は…**

　急性心不全治療において利尿薬や血管拡張薬を使用している時は，救命治療が優先されます．離床開始時期は主治医と相談して決めましょう．

## 2. 慢性心不全で用いる薬剤

慢性心不全の治療は，心不全の長期予後を良くすることに主眼が置かれます．投与の目的は，心不全患者における心血管イベント発生率や再入院率，そして死亡率を抑えることです．ここでは，それらの効果を期待されているACE阻害薬，ARB，β遮断薬について解説します．

### ■ ACE阻害薬

- **対象**：高血圧症
- **効果**：肺毛細血管の内皮細胞にあるアンジオテンシン変換酵素（ACE）によってアンジオテンシンⅡが作られ，アンジオテンシンⅡが受容体に結合すると血管が収縮して血圧上昇に繋がります．このアンジオテンシンⅡの生成を抑制するのがACE阻害薬です．降圧薬として使用も可能ですが，アンジオテンシンⅡのもつ悪影響である心肥大や心筋線維化などの心筋障害，血管平滑筋の肥大，増殖などの血管障害を予防し，心不全の長期予後を改善することが期待できます．
- **薬品名**：レニベース®，コバシル®，カプトリル®，タナトリル®など
- **主な副作用**：咳嗽，高カリウム血症など

### ■ ARB

- **対象**：高血圧症
- **効果**：アンジオテンシンⅡが血管のAT1受容体と結合するのを防ぎます．これによって血管の収縮を抑制し降圧作用をもたらします．ACE阻害薬同様，降圧薬として使用しますが，前述したようなアンジオテンシンⅡのもつ悪影響を抑制し心不全の長期予後を改善することが期待できます．
- **薬品名**：ブロプレス®，ニューロタン®，ミカルディス®，オルメテック®など
- **主な副作用**：高カリウム血症など

### ■ β遮断薬

- **対象**：本態性高血圧症（軽症～中等症），狭心症，慢性心不全など
- **効果**：交感神経の活性化を抑制する事で心不全の予後を改善します．具体的には，心筋収縮力を弱め，心拍数を抑えることで心筋酸素消費量を減少させ心負荷を軽減したり，レニン分泌を抑制することで心不全の長期予後を改善します．
- **薬品名**：メインテート®，アーチスト®，テノーミン®，セロケン®など
- **主な副作用**：徐脈，房室ブロック，洞不全症候群，喘息状態の誘発など

### 安全に離床を進めるためには？

**β遮断薬を使用しているときの離床は…**

β遮断薬は心臓の動きを穏やかにしますが，離床や運動中は適度な心拍数の上昇が必要な場合もあります．運動しているのに心拍数が上昇せず，疲労や息切が出現する場合は，β遮断薬の減量などを主治医に相談しましょう．

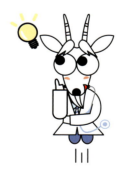

慢性心不全は血圧の管理が大切なのね！

## 3. 抗不整脈薬

不整脈は循環器病棟のみならず多くの場面で遭遇し，それによって心拍出量が低下することで心不全増悪の誘因にもなり得ます．ここでは抗不整脈治療の基本であるVaughan-Williams分類（表1）[19]に基づいて紹介します．

### ■ I群薬：Na⁺チャネル遮断薬

- **効果**：主に固有心筋（心房筋，心室筋）の活動電位の立ち上がりを抑制し，興奮伝導速度を低下させる事で抗不整脈作用を示します．
- **主な副作用**：陰性変力作用（心筋収縮力の低下），催不整脈作用など

### ■ II群薬：β遮断薬

- **効果**：交感神経のβ受容体作用を抑制し，洞結節や房室結節の興奮性を低下させます．
- **主な副作用**：徐脈，気管支喘息の誘発など

### ■ III群薬：K⁺チャネル遮断薬

- **効果**：主に固有心筋の再分極を遅延させ不応期の延長をもたらします．これは心電図上QT間隔の延長として現れます．
- **主な副作用**：催不整脈作用（QT延長症候群），間質性肺炎など

### ■ IV群薬：Ca²⁺チャネル遮断薬

- **効果**：洞結節および房室結節の脱分極を抑制し，興奮伝導速度を低下させます．
- **主な副作用**：徐脈，房室ブロックなど

> **ここがポイント**
>
> **抗不整脈薬を使用している時は…**
>
> 心電図のモニタリングが大前提ですが，大切なのは，危険な不整脈を発見できるかどうかです．すぐに対処すべき不整脈は必ず覚えておきましょう．

表1　抗不整脈薬のVaughan-Williams分類（略式）

| 分類 | | 活動電位持続時間 | Naチャネル／結合解離 | 商品名 | 適応不整脈 |
|---|---|---|---|---|---|
| I Na⁺チャネル遮断薬 | a | 延長 | 中間 | キニジン リスモダン アミサリン アジマリン, リトモス シベノール ピメノール | 1. 上室性期外収縮，心室性期外収縮 2. 心房細動，心房粗動 3. 上室頻拍 4. 心室頻拍 |
| | | 不変 | | アスペノン | |
| | b | 短縮 | 速い | キシロカイン メキシチール アレビアチン | 1. 心室性期外収縮 2. 心室頻拍 |
| | c | 不変 | 遅い | プロノン タンボコール サンリズム | Iaと同じ |
| II | | 交感神経遮断薬（β遮断薬） | | インデラル セロケン テノーミン | 洞性頻拍，上室頻拍，心室性期外収縮，心室頻拍，心房細動（粗）動の心拍数の調節 |
| III | | 活動電位持続時間延長（K⁺チャネル遮断薬） | | アンカロン ソタコール シンビット | 心房細動，（肥大型心筋症合併例），心室頻拍，心室細動（致死的，再発性，他剤無効例） |
| IV | | Ca拮抗薬（Ca²⁺チャネル遮断薬） | | ワソラン ヘルベッサー ベプリコール | 1. 上室頻拍 2. ある種の心室頻拍 3. 心房細（粗）動の心拍数調節 |

## 4. 輸液療法

循環器分野における離床の阻害因子の1つに起立性低血圧があります．起立性低血圧の治療には循環血液量の補充が重要であり，その役目を担うのが輸液です．輸液療法は「水分・電解質の補給」「栄養補給」「血漿増量」の3つに大別されます．ここでは離床のリスク管理上，特に重要な「水分・電解質の補給」と「血漿増量薬」について説明します．

### 水分・電解質の補給

#### 低張性電解質液

血漿よりもナトリウム濃度が低い液のことを言い，低張液または細胞内液，維持液などと呼ばれ1号～4号液まであります．それぞれ生理食塩水と5%ブドウ糖液を混合して作成されます．

1号液は1/2，2号液は1/3，3号液は1/4，4号液は1/5が生理食塩水で構成されています．つまり，1号液が最も生理食塩水の割合が多くなります． ▶詳しくは，P.106参照

① 1号液（開始液）
- 効果：カリウム，マグネシウム，リンを含まない輸液製剤です．緊急時の水分・電解質の補給には第一選択となります．
- 薬品名：ソリタ®-T1号輸液など
- 対象：透析や，高カリウム血症や病態不明の患者さん

② 2号液（脱水補給液）
- 効果：細胞内に多く分布されるカリウム，リンを含む輸液製剤です．
- 薬品名：ソリタ®-T2号輸液など
- 対象：低カリウム血症の患者さんなど

③ 3号液（維持液）
- 効果：2,000mL/日投与すると1日に必要な水分・電解質を維持できます．
- 薬品名：ソリタ®-T3号輸液など
- 対象：経口摂取が出来ない，または不十分な患者さんなど

④ 4号液（術後回復液）
- 効果：電解質濃度が低く，水分補給を目的とした輸液です．
- 薬品名：ソリタ®-T4号輸液
- 対象：腎機能の未熟な新生児や腎機能が低下している高齢者など

#### 等張性電解質液

ナトリウム濃度が血漿とほぼ同じで等張液，補充液とも呼ばれます． ▶詳しくは，P.106参照
- 効果：等張液を投与すると，細胞外液にその全てが分布します．
- 薬品名：生理食塩水，ヴィーン®F輸液，ラクテック®注など
- 対象：主に出血や循環血液量不足（脱水）など，細胞外液の欠乏した患者さん

### 血漿増量薬

- 効果：急激に循環血液量が減少した場合に，循環血液量を増加させるために使用します．
- 薬品名：低分子デキストランL注，ヘスパンダー®輸液，サリンヘス®など
- 対象：外科手術における出血多量の患者さんなど

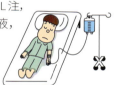

---

### 安全に離床を進めるためには？

**輸液製剤と離床**

輸液製剤は種類によって血管内に留まる割合が異なります．離床を安全に行うには循環血液量を保った状態で実施する事が重要です．言い換えると循環血液量を増やす輸液製剤の使用中は，循環が不安定になる可能性があるということです．

## B 呼吸器疾患に使用される薬剤

呼吸リハビリの対象となる患者さんの多くは、慢性的な呼吸器疾患を抱えています。このような患者さんの離床を進めていくには、使用されている薬剤とその使用量から病態・重症度を推測することや副作用の出現を予測することが大切です。ここでは、慢性閉塞性肺疾患（COPD）や気管支喘息で使用される薬剤について特徴や注意するポイントをまとめます。

### 1. 気管支拡張薬

気管支平滑筋は、自律神経の交感神経で拡張し、副交感神経で収縮します。交感神経を刺激して気管支を拡張させるものとして$β_2$刺激薬やテオフィリン薬があり、副交感神経を遮断して気管支の収縮を抑制する抗コリン薬があります。

#### ■ $β_2$刺激薬

- **効果**：気管支平滑筋を拡張させます。
- **薬品名**：ベネトリン®, サルタノール®, ホクナリン®, メプチン®, スピロペント® など
- **対象**：気管支喘息、COPDの患者さん
- **主な副作用**：血圧変動、吐気、頻脈など

> **ここがポイント**
> 
> **$β_2$刺激薬を使用しているときは…**
> 交感神経を刺激するため、血圧上昇や頻脈などが出現する恐れがあります。離床の際には、自覚症状だけでなく、モニタリングが必要です。

#### ■ テオフィリン薬（キサンチン誘導体）

- **効果**：気管支を拡張させるほか、抗炎症作用、横隔膜の収縮力増強作用、呼吸中枢刺激作用、強心・利尿作用があります。内服薬は気管支喘息やCOPDの維持療法として使用され、注射薬は気管支喘息発作時に使用されます。発作が中等度以上の場合、$β_2$刺激薬と併用されます。
- **薬品名**：テオドール®, テオロング®, ネオフィリン® など
- **対象**：気管支喘息、うっ血性心不全
- **主な副作用**：痙攣、不整脈、頻脈、意識障害、肝機能障害など。テオフィリン薬の副作用は重篤なものが多く、有効域と中毒域が近いため、投与中の患者さんは定期的に薬剤血中濃度のモニタリングが必要となります。

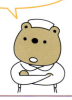

> **安全に離床を進めるためには？**
> 
> **テオフィリン薬を使用しているときの離床は…**（不整脈に注意ね！）
> 
> 離床中は、頻脈性の不整脈に注意が必要です。他剤との相互作用や脱水、運動負荷によって頻脈が誘発されやすくなります。

#### ■ 抗コリン薬

- **効果**：気管支平滑筋の収縮を抑制します。
- **薬品名**：アトロベント®, テルシガン®, スピリーバ® など
- **対象**：COPD患者さんの第一選択薬、気管支喘息の維持治療
- **主な副作用**：口渇、鼻閉、咽頭違和感、眼圧上昇 など

> **臨床のコツ**
> 
> **抗コリン薬を使用しているときは…**
> 副交感神経を抑制するので、緑内障の悪化、排尿困難、便秘などを生じる恐れがあります。口渇や鼻閉を生じやすいので呼吸法や排痰時の含嗽などに留意します。

## 2. 抗炎症薬

細細胞に炎症が生じると，浮腫が起こります．気管内での浮腫は，気道を狭窄・閉塞する恐れがあるため注意が必要です．抗炎症薬は，炎症を抑制・軽減させる目的で使用され気道の狭窄・閉塞を改善します．

### ■ ステロイド薬（主に吸入薬を使用）

- **効果**：血管内皮細胞や気道上皮細胞などのサイトカイン産生を抑制します．ステロイドの吸入薬は副作用が少なく，炎症のコントロールに適しているため，気管支喘息の薬物療法の中心的役割を担っています．
- **薬品名**：キュバール®，フルタイド®，パルミコート®，オルベスコ® など
- **対象**：気管支喘息（中等症以上の症状がある場合，または軽症でも持続的な発作がある場合），COPDの患者さん
- **主な副作用**：咽喉頭症状，嗄声，感染，骨粗鬆症など．

#### ここがポイント

**ステロイドを使用しているときは…**

経口ステロイドを使用しているのは重症の患者さんです．吸入ステロイドを使用している患者さんよりも骨粗鬆症や感染には注意が必要です．離床時には十分注意しましょう．

## 3. 抗アレルギー薬

- **効果**：アレルギー反応によって，細胞から遊離した化学物質のはたらきを抑制します．症状を改善するよりも，気管支平滑筋の収縮，血管透過性の亢進，分泌物の増加を予防する作用があります．
- **薬品名**：リザベン®，インタール®，ケタス®，ザジテン®，ゼスラン® など
- **対象**：気管支喘息，アレルギー性鼻炎の患者さん
- **主な副作用**：口渇，眠気，倦怠感，頭痛など

#### 豆知識

**抗アレルギー薬を使用しているときは…**

眠気や倦怠感が離床の妨げとなることがありますが，患者さんのモチベーションの問題だけではないことを理解しましょう．口渇を生じやすいので，摂食嚥下機能（食塊形成，送り込み）が低下している患者さんには口腔内環境や摂食方法に留意します．

## 4. 去痰薬

排痰が困難になる原因としては，①痰の粘りが強い，②痰の量が多い，③咳嗽が弱い，が挙げられます．去痰薬はこのうちの①に作用して，痰の粘りを弱め，痰を出しやすくする働きがあります．

- **効果**：
  - ⓐ 粘液溶解作用：気道に直接作用して分泌物を増やします．痰の粘液成分物質の一部を破壊して粘性を低下させます．
  - ⓑ 粘液修復作用：痰の構成成分を変えて正常化させます．
  - ⓒ 粘膜潤滑作用：気道粘膜を潤滑させて線毛運動を活発にさせます．
- **薬品名**：
  - ⓐ ムコフィリン®，ゼオチン®，ビソルボン® など
  - ⓑ ムコダイン®
  - ⓒ ムコソルバン®，ムコサール® など
- **対象**：排痰困難な患者さん
- **主な副作用**：嘔吐，食欲不振，過敏症状など

#### 安全に離床を進めるためには？

**去痰薬を使用しているときの離床は…**

分泌物を除去しながら離床を行います．痰の流動性が良くなることで，離床とともに上部気管支が閉塞する可能性が高くなることを知っておきましょう．

# C 鎮痛薬

## 1. 鎮痛薬

　離床を進める上で，痛みは最も困難な問題の一つです．痛みをコントロールできれば，離床はスムーズに進みます．痛みには，プロスタグランジンやブラジキニンなの発痛物質，発痛増強物質と痛覚伝達神経が関与しています．

　鎮痛を知るにはまずは痛みを伝える経路である痛覚伝導路について知る必要があります．

　痛み刺激は末梢から中枢へ上行性痛覚伝導路で伝わり，痛みとして認識されます．また，脳から脊髄に至る下行性痛覚抑制系もあり，痛みを抑制する働きを持ちます（図2）．

　鎮痛薬や作用機序の違いにより，①非オピオイド鎮痛薬，②オピオイド鎮痛薬，③神経障害性疼痛治療薬，④鎮痛補助薬に分けられます．

### 非オピオイド鎮痛薬

#### 非ステロイド性抗炎症薬（NSAIDs）

- **効果**：発痛物質であるプロスタグランジン産生を抑制することで鎮痛効果をもたらします（図2）．速効性で，数時間で効くものが多いのですが，十分な血中濃度に達するまでに数日を要するものもあります．また，投与量も適応によって違います．急性期には2～3日で効果判定を行う必要があります．
- **薬品名**：アスピリン®，インダシン®，ボルタレン®，クリノリル®，ハイペン®，ナイキサン®，ロキソニン®，ニフラン®，ポンタール®，フルカム®，ロピオン®など
- **対象**：発熱や疼痛を伴う患者さん
- **主な副作用**：消化器症状，腎機能障害，肝機能障害（アスピリンでは白血球や血小板減少，喘息発作の誘発など

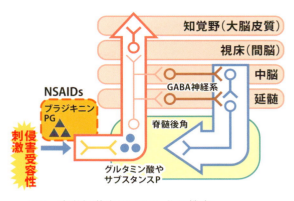

図2　痛覚伝導路とNSAIDs作用機序

#### アニリン系（非ピリン系）

- **効果**：非ステロイド性抗炎症薬（NSAIDs）は末梢に働きかけるのに対して，アニリン系は視床下部や大脳皮質に働きかけ，鎮痛効果をもたらせます（図3）．
- **薬品名**：アセトアミノフェン®，カロナール®，アンヒバ®など
- **対象**：インフルエンザ，急性上気道炎などの発熱患者さん
- **主な副作用**：肝障害など（NSAIDsと比較し副作用が少なく小児にも使える）

### ここがポイント

血液データに注意し，腎機能障害などが生じていないかチェックしましょう．NSAIDsを服用している際は，腹痛などの消化性潰瘍の症状が無いかを気をつけましょう．

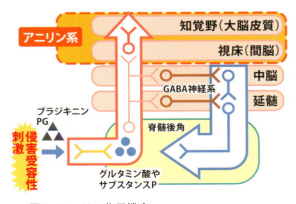

図3　アニリン作用機序

### ■麻薬性鎮痛薬，非麻薬性鎮痛薬

- **効果**：麻薬性鎮痛薬及び非麻薬性鎮痛薬の機序は以下の通りです（図4）．
  - ⓐ 大脳皮質にある痛みのオピオイド受容体に作用して痛みの域値を上昇させる．
  - ⓑ 脊髄後角にある神経細胞に働きかけて痛みの伝達を抑制する．
- **薬品名**：
  - ⓐ 麻薬性鎮痛薬：塩酸モルヒネ®，アンペック®，カディアン®，MSコンチン®，オキシコンチン®，オピスタン®，ペチロルファン®，オプソ®，フェンタネスト®，デュロテップ®，パッチ®など
  - ⓑ 非麻薬性鎮痛薬：ソセゴン®，ペンタジン®，レペタン®など
- **対象**：手術後や末期がんの疼痛など，非ステロイド系抗炎症薬では効果がない痛みに使用されます．
- **主な副作用**：
  - ⓐ 3大副作用：便秘，悪心・嘔吐，眠気
  - ⓑ その他：血圧低下，肝機能障害，せん妄，耐性，依存性，呼吸抑制など

### ■神経障害性疼痛治療薬

- **効果**：シナプス前終末に働きかけ，神経伝達物質の放出を妨げることで鎮痛効果を生じます．
- **薬品名**：リリカ®
- **対象**：神経障害性疼痛（帯状疱疹後神経痛，糖尿病による末梢神経障害性疼痛など）の患者さん
- **主な副作用**：浮腫，歩行困難，体重増加，めまい，眠気，頭痛

**ここがポイント**

神経障害性疼痛治療薬では浮腫や体重増加，めまいなどにより歩行困難を誘発します．日々の臨床で浮腫のチェック，体重の推移には気をつけて転倒に注意しましょう．

### ■鎮痛補助薬

鎮痛補助薬は主な作用は鎮痛では無いですが，下行性痛覚抑制系を刺激して疼痛を軽減させる効果があります（図5）．

- **薬品名**：デパス®，ホリゾン®，メイラックス®など

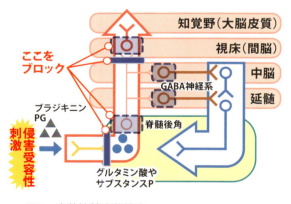

図4　麻薬性鎮痛薬機序

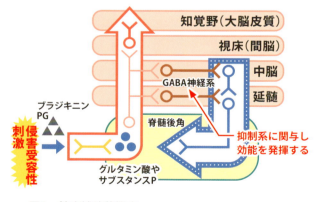

図5　鎮痛補助薬機序

**臨床のコツ**

オピオイド受容体は，痛覚に関わる神経経路だけでなく，様々な部位に存在するため，鎮痛以外の様々な副作用ももたらすため注意が必要です．

## D 鎮静薬

　不眠，不穏状態では，効果的に離床を進めることができません．睡眠効果の高い鎮静薬は夜間入眠を促し，生活リズムを整える役割があります．

　鎮痛薬と違い，鎮静薬には，痛みを抑える作用はありません．鎮静薬を使用していると患者さんは入眠していますが，精神活動が抑制されているだけで痛みがないわけではありません．痛みを伴う場合は鎮痛薬の使用が有効です．

　ICUなど，全身管理が行える場所では鎮静目的で静脈麻酔薬が使用され，挿管患者さんの場合，鎮静薬の種類や投与量によって治療方針が予測できることもあります．

　現在ICUで用いられている鎮静薬は多くあります．また，これらは単剤で用いられる場合と，組み合わせて用いられる場合があります．ドルミカム®などは，強い鎮静効果があるので，早期抜管は困難です．逆に，ディプリバン®は作用時間が短く，代謝・排泄が早く覚醒も早いので，早期抜管に適しています．

　また，プレセデックス®は鎮静・鎮痛効果を併せ持ち，呼吸抑制を誘発しません．投与中でも容易に覚醒させることができ，コミュニケーションをとることができます．刺激をしなければ，鎮静効果が得られ，抜管後の使用も可能です．

###  ここがポイント

　現在，不必要な鎮静はなるべく使用せず，患者さんの自発的な動きを保って離床を行うことが推奨されています．「人工呼吸器が装着されている患者さんは，のど元まで管が入っているので苦しいのではないか」と考えがちですが，このような苦痛は鎮痛をしっかり行うことで解消され，気管挿管されていない患者さんと同様に活動することができます．使用されている鎮静剤は本当に必要なのか考えることが重要です．

▶詳しくは，P.60参照

### ■ベンゾジアゼピン系（ミダゾラムなど）

- **効果**：ベンゾジアゼピン系の作用機序は，脳に分布している神経伝達物質の中で抑制的に働くGABAを活性化させることで薬効が発揮されます．作用発現は速やかで作用時間は短いです．長時間の鎮静を行う場合は，持続静注をします．48～72時間以上の持続投与を行うと，覚醒が遷延する場合があるので，作用はできるだけ短時間にするべきとされています．
- **薬品名**：ドルミカム®，セルシン®，ホリゾン®，レキソタン®，セニラン®，など

###  これはダメ

　なるべく鎮静を使わずに離床するほうが良い症例がある一方で，鎮静を使った方が患者さんのためになる症例もあります．体動するだけで循環動態が不安定になってしまう症例や，呼吸不全により自発呼吸を行うだけでも肺損傷が進んでしまう症例は，鎮静剤を使用し救命に努めるべきです．「どんな症例でも鎮静は使用せずに離床」という考えは危険です．

### ■プロポフォール

- **効果**：作用機序はベンゾジアゼピン系の薬剤と同様にGABA受容体ですが，結合部位が異なると考えられています．短時間作用性であり，鎮静量を静注すると1～2分で効果が現れます．よって抜管直前や神経学的所見の確認など，急速な覚醒が必要な場合に用いるとよいです．また，小児への使用は禁忌です．
- **薬品名**：ディプリバン®

### ■デクスメデトミジン

- **効果**：作用機序はベンゾジアゼピン系やプロポフォールとは異なり，鎮静・鎮痛作用がある$α_2$受容体に作用します．それにより，ノルアドレナリンの放出を抑制して上位中枢の興奮・覚醒レベルを抑えます．短時間の鎮静に用いられます．
- **薬品名**：プレセデックス®

表2　鎮静剤のメリット，デメリット

| | メリット | デメリット |
|---|---|---|
| ベンゾジアゼピン系（ミダゾラム） | ・半減期が短く短時間作用性→鎮静深度の調節が容易 | ・呼吸抑制が強い<br>・肝疾患や重症疾患では代謝の低下<br>・他の薬剤と比較して高率にせん妄を引き起こす |
| プロポフォール | ・投与中止から覚醒までの時間が非常に短い<br>・蓄積や作用の遷延もほとんどない<br>・肝腎機能にもほとんど影響を受けない | ・脂肪製剤のため汚染が起こりやすい<br>・小児への投与は原則禁忌<br>・循環抑制が強く（血圧低下），長期間の投与は不向き |
| デクスメデトミジン | ・自然な睡眠に近く，刺激により容易に覚醒<br>・呼吸抑制がほとんどみられない<br>・鎮痛作用が軽度だがある | ・徐脈<br>・一過性の高血圧や低血圧 |

## トピックス

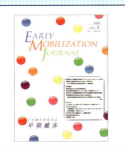

　早期離床（英名EMJ: Early Mobilization Journal）は，日本離床学会の機関誌です．医療・介護分野の学術発展に寄与するため，急性期から在宅の離床に関する学術論文の投稿を受け，査読審査のうえで受諾された論文を掲載しています．また，国内外の離床に関する最新エビデンスから，解説・世界の最新事情まで，幅広い内容で充実しています．
詳しくはホームページをご覧ください．

日本離床学会　検索

Memo

## E 脳卒中に使用される薬剤

脳卒中で使用される薬剤には，脳血流再開作用や血管拡張作用があり，頭蓋内出血や脳圧亢進症状が認められることがあるため，注意して離床を進めていくことが大切です．

▶ 脳卒中急性期における看護ケアとリハビリテーション完全ガイド P.142 参照

### ■抗血栓薬

- 効果：
  - ⓐ 抗血小板薬：血小板の凝集を抑制し，血小板血栓の生成を予防します．
  - ⓑ 抗凝固薬：凝固因子の活動を抑制し，フィブリン血栓の生成を予防します．
  - ⓒ 血栓溶解薬：脳血流を遮断している血栓を溶解し，血流を再開させます．
- 対象：表3参照
- 薬品名：表3参照
- 主な副作用：脳出血，消化管出血，頭痛，など

### トピックス

**t-PA 投与後の離床**

2005年より認可された血栓溶解薬t-PA：tissue-type Plasminogen Activatorは，現在，脳梗塞発症後4.5時間以内であれば投与が可能とされ，血栓を強力に溶かすことで劇的に症状を改善させることができます．一方で，強力すぎる薬効のため，頭蓋内出血を合併する症例も多く，一般的には24時間の厳格な血圧管理の後に離床を検討するものと考えられています[20,21]．離床開始前には，血圧が180/105mmHg以下にコントロールされていることを確認して離床を進めましょう[22]．

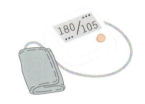

表3 抗血栓薬の種類と適応

| 分類 | 薬剤（商品名） | 病型 | | | 急性期 | 慢性期 |
|---|---|---|---|---|---|---|
| 血栓溶解薬 | アルテプラーゼ（アクチバシン®，グルトパ®） | アテローム血栓性脳梗塞 | ラクナ梗塞 | 心原性脳塞栓症 | ● | |
| | ウロキナーゼ（ウロナーゼ®，ウロキナーゼ®） | | | | ●（ラクナ梗塞は除く） | |
| 抗血小板薬 | オザグレルナトリウム（カタクロット®） | | | | ● | |
| | クロピドグレル硫酸塩（プラビックス®） | | | | ● | ● |
| | シロスタゾール（プレタール®） | | | | ● | ● |
| | アスピリン（バイアスピリン®） | | | | ● | ● |
| 抗凝固薬 | アルガトロバン水和物（スロンノン®） | | | | ● | |
| | ヘパリンナトリウム（ヘパリン®） | | | | ● | |
| DOAC※ | ダビガトラン（プラザキサ®） | | | | ●※※ | ● |
| | リバーロキサバン（イグザレルト®） | | | | ●※※ | ● |
| | アピキサバン（エリキュース®） | | | | ●※※ | ● |
| | ワルファリンカリウム（ワーファリン®） | | | | | ● |

※‥‥ DOAC（Direct Oral Anti Coagulants：直接経口抗凝固薬）
※※‥ 現時点では大規模臨床試験により急性期におけるDOACの有効性・安全性が明確にされているわけではないですが，実臨床では急性期からDOACが用いられるようになってきています．

## ここがポイント

### 抗血栓薬を使用しているときは…
易出血傾向となるため，離床時は皮下出血を起こさないように注意しましょう．

抗血小板薬のシロスタゾール（プレタール®）は，血管拡張作用による脳血流増加から頭痛を起こしたり，心筋への作用から頻脈などの副作用を起こすことがあります．

脳梗塞発症後は，脳血流を維持するため，血圧は高めでコントロールされています．梗塞範囲が広い場合は，出血性梗塞をきたしやすいので，血圧変動や神経症状の変化に注意が必要です．

## 抗脳浮腫薬

- **効果**：脳細胞が障害されると浮腫を起こし，脳圧が亢進します．浸透圧を利用して脳組織から血管内に水分を移動させて尿として排泄し，一時的に脳圧を下げるはたらきがあります．
- **薬品名**：濃グリセリン果糖製剤（グリセオール®），D-マンニトール（マンニットール®）など
- **対象**：脳外科術後，脳浮腫を伴う病態
- **主な副作用**：脱水，電解質異常，頭痛など（マンニットール®は即効性で利尿効果が強く，反跳現象として脳浮腫を助長することがあります）

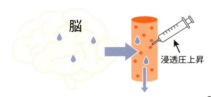

## 安全に離床を進めるためには？

### 抗脳浮腫薬を使用しているときの離床は…
利尿作用があるため，脱水や電解質異常による不整脈に注意が必要です．離床を行う際には脳圧亢進症状（嘔吐，嘔気，頭痛，意識障害，瞳孔不動）の出現に注意しましょう．D-マンニトール投与時は，脳圧の上昇により，脳ヘルニアの危険が高い状態のため離床は進められません．

## 脳保護薬

- **効果**：脳虚血により発生するフリーラジカルを消去し，虚血周辺部位の脳細胞の傷害を予防します．
- **薬品名**：エダラボン（ラジカット®）
- **対象**：脳梗塞の急性期
- **主な副作用**：急性腎障害，肝機能障害，血小板減少など

## 臨床のコツ

### ラジカットを使用しているときは…
副作用の腎障害や肝機能障害は両者とも投与初期に出現しやすいので，血液データもチェックをしておきましょう．腎障害，肝機能障害がある場合は，各臓器への血流量保持を考慮し運動負荷量には注意しましょう．

## 血管拡張薬

- **効果**：脳血管攣縮期などで血管平滑筋の収縮を抑制し，血管を拡張させます．
- **薬品名**：ファスジル塩酸塩水和物（エリル®）など
- **対象**：くも膜下出血の脳血管攣縮期，脳梗塞
- **主な副作用**：頭蓋内出血，消化管出血，肺出血，肝・腎機能障害など

## 豆知識

### エリルを使用しているときは…
脳血管攣縮期です．通常，血液量を増やすため血圧を通常の10～20%増しで輸液負荷をかけています．脱水症状や血圧低下，神経症状の変化には注意が必要です．頭蓋内出血を起こす可能性がありますので，脳圧亢進症状の有無を確認して離床を進めましょう．

## F 糖尿病に使用される薬剤

糖尿病の治療は，空腹時や食後の異常な高血糖の状態を正常な血糖パターンに近づけていくことが目標となります．治療法としては，運動療法や食事療法での生活習慣改善のほか，経口血糖降下薬の内服やインスリン注射があります．

糖尿病治療薬を使用している患者さんの場合，血糖値の変動が大きなリスクとなります．高・低血糖の発作を生じた場合には，作用機序や持続時間をふまえた迅速な対応が必要となります．

### ■経口血糖降下薬

- **効果：**
  - ⓐ インスリン抵抗性改善系：インスリン抵抗性とは，血液中にインスリンがあるにも関わらず，その働きが得られない状態をいいます．肝臓での糖新生を抑制し，骨格筋や脂肪での糖の取り込みを促進します．
  - ⓑ インスリン分泌促進系：膵臓からのインスリン分泌を促進し，食後高血糖を改善します．インスリンとは逆の働きを促すグルカゴンの分泌を抑制するものもあります．
  - ⓒ 糖吸収・排泄調節系：腸管での急激な糖吸収を抑制し，食後の高血糖を改善します．また，腎での再吸収阻害により尿中ブドウ糖の排泄を促進します．
- **薬品名：** 表4（次頁）参照
- **対象：** 生活習慣改善（食事療法，運動療法）にて十分な血糖コントロールが得られない糖尿病患者さん
- **主な副作用：** 低血糖，肝障害，腸閉塞など

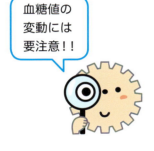
血糖値の変動には要注意！！

### ■インスリン製剤（注射薬）

インスリン製剤には，基礎分泌を補う中間型，持効型，追加分泌を補う速効型，超速効型，基礎・追加分泌の両者を補う混合型があります．患者さんの状態に合わせて使用するインスリン製剤の種類や使用回数を調節します．

- **効果：** インスリン分泌の代替
- **薬品名：** 表5参照
- **対象：** 生活習慣の改善，経口血糖降下薬の内服にて十分な血糖コントロールが得られない糖尿病患者さん（経口血糖降下薬を併用することがあります），Ⅰ型糖尿病の患者さん
- **主な副作用：** 低血糖，貧血，口渇，便秘，浮腫など

#### こんな時どうする？

**低血糖症状を起こした場合**

身近にある糖分を含んだものを摂取させることが効果的ですが，α-グルコシダーゼ阻害薬を他剤と併用している場合は，腸管からの吸収を抑制しているため，蔗糖の摂取では低血糖症状が改善されないので，ブドウ糖を投与する必要があります．患者さんにブドウ糖を携帯してもらうことや20％程度の注射用グルコースのある場所を確認しておきましょう．

#### 安全に離床を進めるためには？

**糖尿病治療薬を使用しているときは…**

食事の量や摂取時間，投薬時間，活動量がいつも通りであるかを確認しましょう．冷や汗，倦怠感，めまい，悪寒，嘔気などの低血糖症状，口渇，意識混濁などの高血糖症状に注意しながら離床を進めましょう．

表4　経口血糖降下薬の種類と主な作用

| | 薬剤（商品名） | 主な作用 |
|---|---|---|
| インスリン抵抗性改善系 | チアゾリジン薬（アクトス®） | ・骨格筋・肝臓でのインスリン感受性の改善<br>・単独使用では低血糖のリスクは低い |
| | ビグアナイド薬<br>（メトグルコ®, グリコラン®, ジベトス®） | ・肝臓での糖新生の抑制<br>・単独使用では低血糖をきたす可能性は低い |
| インスリン分泌促進系 | グリニド薬：速効型インスリン分泌促進薬<br>（グルファスト®, スターシス®, シュアポスト®） | ・服用後短時間でのインスリン分泌の促進<br>・低血糖症状に注意が必要 |
| | スルホニル尿素薬：SU薬<br>（オイグルコン®, アマリール®, グリミクロン®） | ・インスリン分泌の促進<br>・低血糖症状に注意が必要 |
| | DPP-4阻害薬<br>（ジャヌビア®, ネシーナ®, トラゼンタ®, オングリザ®） | ・インスリン分泌の促進<br>・グルカゴン分泌の抑制<br>・単独使用では低血糖の可能性は低い |
| 糖吸収・排泄調節系 | α-グルコシダーゼ阻害薬<br>（グルコバイ®, ベイスン®, セイブル®） | ・糖の吸収を遅延させ食後高血糖を抑制<br>・単独使用では低血糖の可能性は低い |
| | SGLT2阻害薬<br>（スーグラ®, フォシーガ®, ルセフィ®） | ・尿中ブドウ糖排泄促進<br>・単独使用では低血糖の可能性は低い |

表5　インスリン製剤の種類と役割

| | | 商品名 | 役割 |
|---|---|---|---|
| 超速効型 | 食直前 | ノボラピッド®<br>ヒューマログ® | インスリン追加分泌の代替 |
| 速効型 | 食時30分前 | ノボリン®R<br>ヒューマリン®R | インスリン追加分泌の代替 |
| 混合型 | 食直前 | ノボラピッド®30ミックス<br>ノボラピッド®50ミックス<br>ノボラピッド®70ミックス<br>ヒューマログ®ミックス25<br>ヒューマログ®ミックス50 | インスリン追加・基礎分泌両方の代替 |
| | 食時30分前 | ノボリン®30R<br>ヒューマリン®3/7 | |
| 中間型 | | ノボリン®N<br>ヒューマリン®N | インスリン基礎分泌の代替 |
| 持効型 | | トレシーバ®<br>レベミル®<br>ランタス® | インスリン基礎分泌の代替 |

# Mobilization
~ Risk Management ~

## ここがポイント！安全な離床の進め方

Chapter 4

病棟で離床を進めようと思っても，いったい何から始めて良いのかわからず，立ち止まってしまうことも多いのではないでしょうか．この章では，離床基準の活用法から，合併症への対応・チームビルディングのしかたまで，より円滑に離床を推進するためのポイントについて解説します．

1. 離床計画の立てかた
2. 離床のリスク管理
3. 重症患者における離床の進め方
4. チームで離床を進めよう！

# Chapter 4 ここがポイント！安全な離床の進め方

## Section 01 離床計画の立てかた

> 離床は，身体機能を改善するための手段であり，ADLを拡大し，長期予後の改善を目指す治療手段です．離床計画を立てる際には，こうした長期目標として何の改善を目指すのか考えておく必要があります．退院後の生活を見据えた目標として，運動能力や筋力だけでなく，ADLやQOL，痛み，栄養の評価などを盛り込んだ離床計画[1]を目指しましょう．また，治療手段である以上，効果がある反面リスクを伴います．そのため，離床を安全に進めるためには，しっかりした計画とリスク管理が重要です．図1に，離床を安全に進めるために必要となる判断を示します．フローチャートの順序に従い，離床を進めるうえでの意思決定の流れを追っていきましょう．

### A 離床を阻害している原因を考えよう

まず，目の前の患者さんが離床できない原因を推測することから始めます．離床を阻害する因子（①呼吸機能，②循環機能，③疼痛，④運動機能，⑤意識状態，⑥精神機能，⑦モチベーション）のうち，実際にどの因子が離床を阻害しているのか考えます．

### B 推測した原因についてのアセスメント

離床の阻害原因を推測したら，その原因を中心にアセスメントを進めます．この時，アセスメントが予測した因子に偏らないように注意してください．

すべての阻害因子を評価し，①予測した阻害因子とアセスメントが一致したか，②予測した因子以外に阻害因子が存在したか，の2点を確認します．大きな視点から患者さんの全体像をつかむことが大切です．

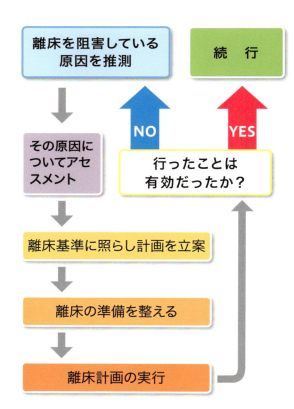

図1　離床における意思決定の流れ

## C 離床計画の立案と実行

離床を阻害する原因を特定したら，実際の離床計画を立案します．計画立案時には，以下の点について留意する必要があります．

### 1. 離床の開始時期

離床は，すべての患者さんに対して万能ではありません．原疾患の治療を優先し，安静にすべき病態も存在します．脳卒中患者の24時間以内の早期離床は機能予後を悪化させる可能性も報告されています[2]．医療スタッフが意見を出し合い，今，離床を開始すべきかどうか判断する必要があります．特に，初めて離床を行う場合や，次のレベルに進める場合には，必ず主治医に相談し，了解を得た上で行いましょう．

### 2. 離床開始時の基準・中止基準

離床のリスク管理上，最も重要なのは，実施者が対象となる患者さんの病態を十分考慮し，常にリスクを念頭において離床を実行することです．そこで有用なのが，病態に合わせ，離床を実践できる開始時の基準・中止基準を設けることです．開始時の基準とは，離床を安易に行ってはいけない基準のこと，中止基準とは離床中にこの条件になったら一度離床を中止し休む基準のことです．

こうした離床開始時の基準・中止基準を決めておくと，施設のスタッフが共通認識でリスク管理を行うことができ，実施者に関わらず標準的で安全性の高い離床介入が可能となります．

表1に，日本離床学会による離床の安全基準を示します．

表1　日本離床学会による離床の安全基準

| 離床の開始基準<br>離床を行わないほうが良い場合 | 離床の中止基準<br>離床を中断し，再評価したほうが良い場合 |
|---|---|
| ・安静時の心拍数が50回/分以下<br>　または120回/分以上<br>・安静時の収縮期血圧が80mmHg以下<br>　（心原性ショックの状態）<br>・安静時の収縮期血圧が200mmHg以上<br>　または拡張期血圧120mmHg以上<br>・安静時より危険な不整脈が出現している<br>　（Lown分類4B以上の心室性期外収縮，<br>　ショートラン，RonT，モービッツⅡ型ブロック，<br>　完全房室ブロック）<br>・安静時より異常呼吸が見られる<br>　（異常呼吸パターンを伴う10回/分以下の徐呼吸<br>　40回/分以上の頻呼吸）<br>・P/F比（$PaO_2/F_IO_2$）が200以下の重症呼吸不全<br>・安静時の疼痛・倦怠感がVAS 7以上<br>・38.0度以上の発熱<br>・神経症状の憎悪が見られる<br>・意識障害の進行が見られる | ・脈拍が140回/分を超えたとき<br>　（瞬間的に超えた場合は除く）<br>・収縮期血圧に30±10mmHg以上の変動がみられたとき<br>・危険な不整脈が出現したとき<br>　（Lown分類4B以上の心室性期外収縮，<br>　ショートラン，RonT，モービッツⅡ型ブロック，<br>　完全房室ブロック）<br>・$SpO_2$が90％以下となったとき<br>　（瞬間的に低下した場合は除く）<br>・息切れ・倦怠感が修正ボルグスケールで7以上になったとき<br>・体動で疼痛がVAS 7以上に増強したとき |

※心疾患を合併している場合は循環器理学療法の基準を参照のこと
※症例・病態によってはこの基準が該当しない場合があるので総合的に評価し離床を進めること

この基準は，患者さんの静的状態を評価して離床を行うべきか判断する「開始基準」と，離床を行っているときの動的状態を評価して離床を途中で中断すべきか判断する「中止基準」に分かれています．また，客観的な判断を行いやすいよう，数値で表すフィジカルパラメータを中心に構成されています．臨床場面では，この基準を参考に患者さんの状態が安定しているかを見きわめ，個々の施設において離床の可否を判断します．なお，循環器疾患を合併している場合には，本基準ではなく，循環器理学療法の基準[3]をもとに離床の可否を判断してください．

### トピックス

2017年に，日本集中治療医学会早期リハビリテーション検討委員会より「集中治療における早期リハビリテーション〜根拠に基づくエキスパートコンセンサス〜」[4]が発行されました．当初は「早期リハビリテーションガイドライン」という形式で検討されていましたが，日本人患者を対象とした質の高い治療のエビデンスを集めることは困難であったため，早期リハビリテーションの手順を示す手引きという形で発行されています．2000年から2015年までに出版された研究論文を対象としたものですが，経験の浅い医療スタッフが多い施設や，ICUで早期リハビリテーションを積極的に実施していない施設において，大いに参考になるマニュアルとなることが期待されています．

### こんな時どうする？

**基準で引っかかったら終了で離床はできない？**

開始基準により離床が進められない場合は，ここで離床をあきらめるのではなく主治医やベテランスタッフに相談をして，離床が進められる可能性を模索します．臥床状態はさらなる合併症を併発する恐れがあるため，病状の好転や安定化に併せて，早期に離床を進めることを相談しましょう．

## 3. 離床レベルの設定と進め方

離床の開始が決定されたら，何を行うか考えます．患者さんごとに病態や臥床期間は異なります．離床を行うにせよ，ヘッドアップまでにとどめるのか，端座位まで行うのか，など，レベルを考えなくてはなりません．そんな時に有用なのが離床のStep Upプログラムです．Step 1＝ヘッドアップ，Step 2＝端座位など，施設で共通認識できるレベル分けを決めておきます（図2）．開始基準で問題のなかった症例はStep 1に進みます．Step 1では床上の介入が主となります．ヘッドアップを中心として，左右への側臥位や上下肢の運動が行われます．

介入を行った結果，バイタルサインや各パラメータがどう変化したか評価します．離床中止基準に照らし合わせ，Step 1の介入後も安定してれば，Step 2に進みます．もし離床中止基準

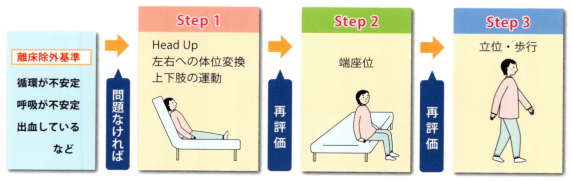

図2　離床のStep Upプログラム

に該当した場合は，次のStepへ進むことはできません．介入して評価という流れを繰り返し，次のStepへ段階的にそして可及的早期に進めていきます．介入の仕方が決まっているので，病棟で「重症そうに見えるから離床はやめておこう」とあきらめてしまう傾向を打破しようとする考え方です．少しずつ活動性を上げていく段階的離床を行うことで，血行動態への重力負荷を軽減し，離床に伴う患者さんの不安を軽減するとともに，患者の血圧調整機能の重要な評価手段となります．

### 4. 介入頻度・介入時間の考え方

疾患によっては1日当たりの介入時間が長いことが機能予後を悪化する可能性も報告されていて[5]，介入は高頻度・低負荷が好ましいとされています．わが国のリハビリテーションは，所定単位として20分1単位と定められています．看護師さんであっても，低負荷である，この20分を目標として開始をしてみてください．また，午前中に理学療法士，お昼に言語聴覚士，午後に作業療法士，夕方に看護師のように多職種で分けて介入することで1日に複数回の介入ができ，多職種間の連携向上にも繋がります．もちろん，患者さん1人ひとりをしっかりアセスメントした上で，その人に合った無理のない離床計画を立案する必要があります．

## D アプローチの有効性を確認しよう

離床の過程において最も大切なのが，「行ったことが有効であったか」の判断です．

自分が行ったアプローチが有効であることを確認できなければ，アプローチを続けるべきではありません．効果のないアプローチを漫然と続けることは，患者さんに不利益を与えます．

離床を行う前だけでなく，行った後にもアセスメントを行い，必ずアプローチの有効性を確認しましょう．離床の前後で同じパラメータをアセスメントすることが，適切な判断につながります．

## E プロトコルを用いた離床

離床プロトコルを用いて離床を行うと，チームで流れを共有できるため，スムーズに離床を進めることができます．プロトコルを用いる場合のポイントについて解説します．

### ポイント1　ゴールを毎日設定する

離床を行う前に多職種チームで話し合い，その日のゴール（達成目標）を立てましょう．週1回のカンファレンスのように全員が集まる必要はありません．朝の回診時や，立ち話でもよいので，今日どこまで離床するのか目標を設定します．こうしたゴール設定を毎日行って離床すると，ADLが早く回復し，入院期間を短縮できるというエビデンス[6]があります．チームで共通の目標を持つことが大切です．

### ポイント2　わかりやすい判断基準を設ける

離床を行って良い場合，医師やベテランに相談してから行う場合，離床してはいけない場合を明確に決めておきましょう．こうした明文化された基準を用いて離床に取り組むと，離床が5.5倍早く進むというエビデンスがあります[7]．誰にでもわかりやすい指標を病棟・施設全体で決めておくことが重要です．

### ポイント3　離床を継続するか話し合う

離床して「ああよかった」と終わってはいけません．目標としたゴールは達成できたのか，患者さんのメリットは何なのか，といった点を振り返り，今後，離床を継続すべきか協議することが大切です．「離床は良いもの」と信じ込むあまり，かえって患者さんに不利益となることを押し付けているということもあり得ます．次頁に示すプロトコルを参考にしながら，ベストなアプローチを実現していきましょう．

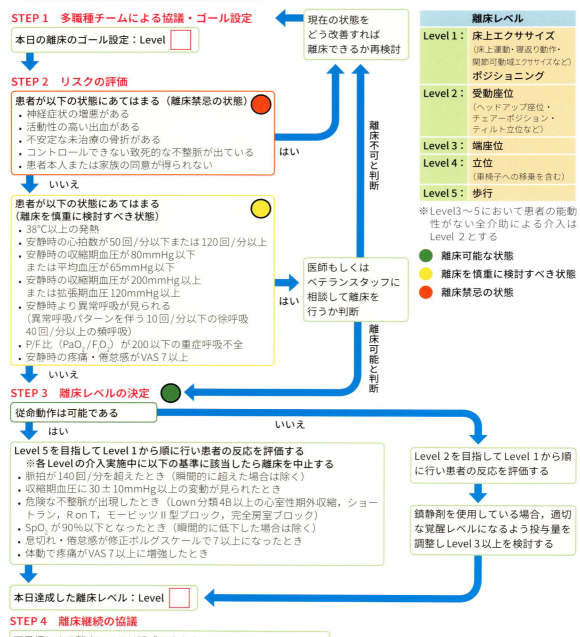

# Chapter 4 ここがポイント！安全な離床の進め方

## Section 02 離床のリスク管理

### A 離床の準備 〜5つのポイント〜

臥床状態にある患者さんが安全・安楽に離床を行うためには，さまざまな工夫が必要です．表1に，理想的な準備状態が整えるためのポイントを示します．

**表1 離床の前に必要な準備事項**

① 疼痛コントロール
② インフォームドコンセント
③ 効率的な呼吸法の指導
④ リラクゼーション
⑤ 環境整備

#### 1. 疼痛のコントロール

疼痛コントロールで重要なのは医療者側の思い込みではなく，患者さん自身の訴えです．離床の阻害因子となりうる疼痛をコントロールするためには，患者さんと密接にコミュニケーションをとり，痛みや不安をきめ細かく評価することが必要です[8]．このことが，「患者中心（patient centered）」という考え方につながります．特に手術後の患者さんの場合に注意が必要です．手術後の疼痛管理にPCA（Patient Controlled Analgesia：自己管理鎮痛法）システム以外で疼痛管理を行っている場合では，1日の計画をしっかり立てて離床を進めたほうが，無理なく離床が行えると考えられます．投与薬剤の種類を検討し，投与時期を適切に決定できれば，PCAを使用しなくても適切な疼痛コントロールが得られます．

#### 2. インフォームドコンセント

どのような医療行為を行うにしても，患者さんの理解は必要不可欠です．離床も例外ではありません．重篤な状態にあった患者さんほど，離床に対する不安は大きいものです．このような患者さんに対しては，なぜ離床が必要なのかを十分に説明し，同意を得ることが大切です．

#### 3. 効率的な呼吸法の指導

離床を進めると，動作による酸素消費量が増大します．酸素消費量の増大は，息切れを招く原因となり，離床の阻害要因となります．

加えて，動作時の息こらえにより呼吸困難感が出現し，$SpO_2$が低下します．動作時の呼吸困難感や$SpO_2$の低下を予防するため，効率の良い呼吸法を指導した上で動作を行うことが重要です．

#### 4. リラクゼーション

患者さんは，手術や検査・処置によって侵襲を受けています．侵襲は，筋肉の過緊張を生み，呼吸効率の低下や動作時の痛みを招き，離床を阻害します．

リラクゼーションを行うと，効率のよい筋活動が生まれ，離床を円滑に進めることができます．ただしリラクゼーションは，適応をよく考えて行うべきです．適応を定めずに行うと患者さんは安楽のみを求めるようになり，依存的になる可能性があります．

リラクゼーションは，あくまで離床を円滑に進めていく際の補助手段として用い，適応に準じて行うことが重要です．

### 5. 環境整備

離床には，各種ドレーンや点滴のルート類の閉塞・抜去の危険があります．離床を進めていく際は，患者さんの肢位を想定し，ラインの長さを把握して，無理のない位置にライン類を移動しておくことが準備として大切です．

## B ココをみよう！離床のレベル別にみた留意点

離床を実行する際には，呼吸数，血圧，脈拍，意識レベル，体温といったバイタルサインをはじめとする患者さんの状態を，常にチェックしながら行う必要があります．先に述べた離床の基準を踏まえて，患者さんの状態を離床の前後だけでなく，離床の最中においてもしっかり確認しましょう．以下に，確認のポイントを示します．

### 1. ヘッドアップで気をつけること

#### ■ バイタルサイン等のチェック

実施前には，呼吸数，脈拍数，血圧，意識レベルというバイタルサインや，心電図所見，$SpO_2$，自覚症状をチェックします．実施中には，呼吸数や脈拍数，血圧の変化に注意するとともに，患者さんに話しかけながら行うことで意識レベルの変化をとらえることができます．

#### ■ ヘッドアップはゆっくり行う

離床開始当初，ヘッドアップによって，急激な循環動態への重力負荷がかからないよう，段階的に行います．

起立性低血圧が予測できる患者さんの場合，段階ごとに下肢の自動運動（筋ポンプ作用）により静脈還流の増加を促します．下肢の末梢血管抵抗を増加させる目的で弾性包帯を使用（写真1）することも，起立性低血圧を予防する方法として有効です．

#### ■ 正しいポジショニング

患者さんをベッドの下方に位置したままヘッドアップを行うと，肩甲帯周囲のみが上がり，呼吸に不利な姿勢となります（写真2）．5章を参照し，正しいヘッドアップの方法で行いましょう．

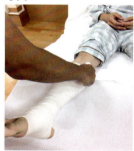

写真1 弾性包帯による起立性低血圧の予防

写真2 ヘッドアップ時の不良姿勢

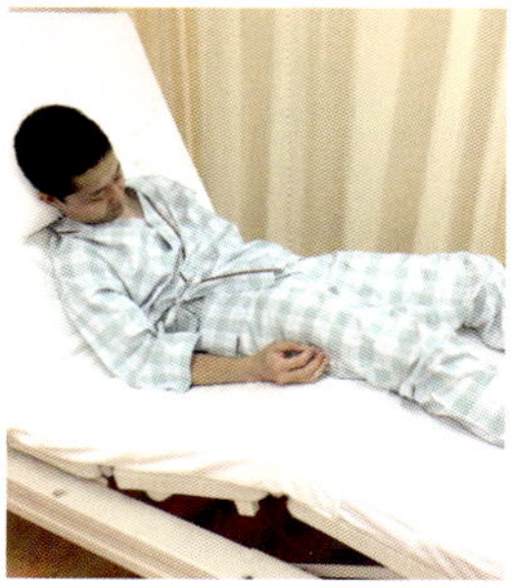

### 2. 端座位・車椅子座位で気をつけること

#### ■ 運動耐容能を意識する

端座位は，立位・歩行への準備段階です．ヘッドアップと異なり，足をベッドに下ろし，背もたれなしで座位をとることは，重力に抗して活動することへ耐容能を高めます．

#### ■ 足底接地を意識する

足底には，多くの感覚受容器が存在します．車椅子座位から足底を接地し足部に体重をかけることで，立ち上がる準備が整います．

また，足底を接地すると体幹も前傾するため，腹筋・背筋を中心とした抗重力筋の活動が促されます．

### 3. 立ち上がりから立位・歩行で気をつけること

#### ■ 起立性低血圧への配慮を継続

立ち上がりは，主として下肢の抗重力筋を使用し，座位から立位へと姿勢を変える動作です．

また，立位時には下肢への血液貯留が著明に増加し，静脈還流の減少が生じるため，起立性低血圧が起こりやすくなります．

下肢の筋力低下，静脈還流量の減少，血圧調整機能障害が認められる患者さんや，端座位の時点で起立性低血圧の徴候が既に認められた患者さんの場合には，一層の注意が必要です．

### ■ 事前に運動機能の把握

適切な介助のためにも，実施前には十分に運動機能のアセスメントを行います．患者さんの持っている筋力を引き出すためにも，事前によく説明し，過剰な介助にならないように注意する必要があります．

初回の起立時には，患者さんに自信を持たせるためにも，確実に起立できるような介助が必要です．明らかな筋力の低下が認められる患者さんの場合は，転倒防止のため，膝折れを予防する工夫が必要となります． ▶詳しくは，P.51 参照

## C もし起こってもあわてない！離床に関連した合併症の知識

### 1. 起立性低血圧

#### ■ 起立生低血圧への対応

一番の対策は離床前の準備です．
① **輸液**：前述した通り，臥床傾向の患者さんは，利尿が進み，循環血液量が不足している状態のことが多いため，輸液を考慮します
② **弾性包帯の使用**：離床する際，体液が下半身へ急速に移動します．このとき移動する体液量は，利尿が進んだ分を差し引いても，約700mLといわれています[9]．下肢への血流シフトを最小限に留めるために弾性包帯を用いることも考慮します．

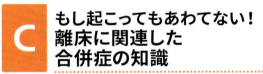
▶フィジカルアセスメント完全攻略Book P.151 参照

③ **段階的離床**：急激な離床は下肢への大きな血流シフトを生むため，血圧低下を引き起こします．血流シフトの影響を最小限におさえるためにも，段階的に離床を行いましょう．

>
> ### 臨床のコツ
> 臥床後に初めて患者さんが座位や立位となる場合，心拍数の上昇を確認しましょう．もし，心拍数の変化が生じず血圧が下がるようであれば，筆者の経験上，β遮断薬が著効し，心拍上昇を阻害している可能性を考え，投薬状況を確認します．また，心拍数の上昇を認めても血圧が低下してしまう場合は，循環血液量が著しく低下している可能性を考え，輸液が重要な治療となります．このように心拍数の変化を評価することで起立性低血圧のリスクを予測することができます．
> ▶詳しくは，P.138 参照

### 2. ICU-AW

ICU-AW（ICU-acquired weakness 以下ICU-AW）とは，重症疾患に続発する神経筋障害の総称で，たった数日間寝ているだけで四肢不全麻痺になってしまう病態です． ▶詳しくは，P.18 参照

#### ■ ICU-AW の評価

ICU-AWを確実に診断するためには，針筋電図を用いますが，侵襲を伴うため，あまり臨床では用いられていません．よく用いられる方法として徒手筋力テストをもとにしたICU版MRCスコアが用いられています．図1に示す6つの筋力を左右で評価し，60点満点中48点以下であればICU-AWとする方法です．

「48点なんて平均で筋力テスト4レベルでしょ，そんな患者さんどこにでもいるよ」と考えがちですが，研究分野で統計的にも検証[10]されており，現在世界中で用いられています．著者らの研究グループより急性期に対応したMRCの正式な日本語訳版（ICU MRC score-J）が日本離床研究会ホームページよりダウンロード可能です．参考にしてみて下さい． ▶詳しくは，P.54 参照

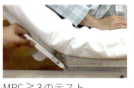

MRC≧3のテスト

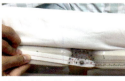

MRC＜3のテスト

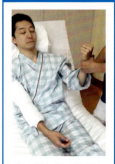

反対側の筋の結果を推定値として用いる

**図1** MRCスコアを急性期病棟で評価する時の留意点[7]

## ICU-AWへの対応

最良の手段は，1）侵襲に対する迅速な処置，2）鎮静剤・筋弛緩剤の不使用（なるべく使わない），3）早期人工呼吸器離脱，4）適切な血糖コントロール，5）早期離床，等の対策をバンドル（束）で行うことが重要です．早期からの関節運動や自発体動は，ICU-AWを予防する可能性[11]が示されてきており，アプローチの重要性が高まってきています．

### 臨床のコツ

#### ①Over Use（過用）を避ける

ICU-AWの初期は神経再生時期であり，過大な運動負荷は末梢神経が機能過多となります．過大な運動は，再生機能に悪影響を及ぼし，筋力低下がより明らかになる可能性が指摘されているので，運動負荷には注意しましょう．

#### ②長期戦の覚悟

ICU-AWの予防には，早期運動・離床が推奨されていますが，不動による筋の変性や筋量の減少は，発症または手術から48時間以内に始まり[12]，2～3週間のうちに最大となります[13]．2～3週間経過して症状が回復してこない場合には，筋力・不全麻痺の回復に長期間要すこともあるため，回復期リハビリテーションを受ける環境を整えるなど準備が必要です．

## 3. DVT 深部静脈血栓症
（Deep Vein Thrombosis：DVT）

### DVTの予防

肺血栓塞栓症/深部静脈血栓症（静脈血栓塞栓症）予防ガイドライン[14]の中で，下肢挙上や足関節運動は，下肢血流のうっ滞を改善する[15]目的で推奨されています．これは離床や積極的運動が行えない場合の「代替手段」として推奨されていると考えられ，予防法として優先すべきは，離床をすすめることだと解釈できます．的確に離床阻害因子を見極め，できるだけ早く起こして，ADL拡大を図っていくことが最大の予防と考えられます．

### 臨床のコツ

従来，DVTと診断された患者さんは，臥床を強いられてきました．しかし，近年DVTを発症した患者さんを離床させても，PEに発展するリスクは増えない[16]，と報告が出され，臨床での対応は大きく変化しました．近年では，臥床リスクのほうが，離床によるPE発症のリスクより高いという認識が世界的に広まっています．このような流れを受け，2016年アメリカ理学療法士協会は，DVTと診断された患者に対するガイドライン[17]を発表しました．このガイドラインではDVTに対する治療種別に離床開始の時期が決められています（図1）．日本へアメリカのガイドラインをそのまま導入することはできませんが，安静第一だったDVT患者の治療を見直す大きなきっかけになっています．

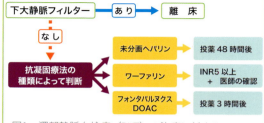

**図1** 深部静脈血栓症（DVT）の治療に対する離床時期の見極め
（アメリカ理学療法士協会によるガイドラインより作図）

## 4. 褥瘡

褥瘡とはいわゆる床ずれのことです．同じ姿勢で長期間ねたきり・座っている状態でいると，接触部分の皮膚や皮下組織が圧迫されて血行が悪化します．その結果，皮下組織が壊死し最終的には骨まで見えてしまいます．褥瘡の原因は，①過剰な圧，②低栄養状態（病的骨突出や浮腫），③衛生状態の悪化，④寝たきり（ADL低下や関節拘縮）の4つが挙げられます．

### ■ 褥瘡への対応

#### ① 体位変換

褥瘡の原因は，長時間の圧迫が主となります．自分で体動が困難な患者さんには定期的な体位変換・ポジショニングが必須となります．また，体位変換時に発生する「ずり応力」に気をつけることが大切です．ずり応力とは皮膚とベッド面の擦れによって働く力のことで，褥瘡である部位に加わるとポケット状の褥瘡へと悪化する原因となります．

### ここがポイント

**褥瘡を保護する体位変換のポイント**

1) ヘッドアップする時には直接手で創部を保護する．2) ベッドアップ安静を保つときには，ずり落ちない工夫をする．3) ポジショニングが済んだら背抜きを必ず行う．といった点をいつも心がけましょう． ▶詳しくは，P.180 参照

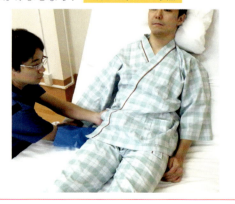

#### ② 栄養と離床

低栄養になると，運動機能が低下し，寝たきりを引き起こす結果，褥瘡が発生しやすくなります．さらに亜鉛（Zn）や銅（Cu）などの微量元素が低栄養により不足するとコラーゲンの生成が低下することから，褥瘡ができやすく，治りにくい状態に陥ります．栄養補助食品の摂取，静脈栄養などを積極的に考慮する必要があります．

#### ③ スキンケア

褥瘡になりやすい皮膚の状態は，尿や便失禁による湿潤が挙げられます．排泄物から皮膚を守るためには，皮膚の洗浄後に，肛門・外陰部から周囲皮膚へ皮膚保護のための保湿クリーム等の塗布を行うことが勧められています．

### こんな時どうする？

**2時間毎の体位変換ってゼッタイ？**

2時間毎の体位変換の根拠は，一つの論文が有名になったためです．しかし，最近はマットレスが非常に良くなっており，2時間毎 vs 3時間毎 vs 4時間毎で褥瘡発生率に有意差なし[18]という報告もあります．個々の患者さんの体重や状態をアセスメントしながら，体位変換の時間やマットレスの選択が必要です．

### 臨床のコツ

褥瘡が生じてしまう患者さんは，自分で体位変換ができない方がほとんどです．こうした患者さんを褥瘡があるからといって放置すると，圧が常に加わって治りにくいだけでなく，食欲の低下から低栄養を招くため，負のスパイラルに陥ります．しっかり離床し，ワッサーマンの歯車を回すことで体力をつけ，患部に圧がかからず，食欲を増進させるよう働きかけることが大切です．

# Chapter 4 ここがポイント！安全な離床の進め方

## Section 03 重症患者における離床の進め方

近年，重症患者さんへの離床介入への報告（1章参照）が数多くされています．しかし実際には全身状態は不安定であるため，身体情報だけでなく装着機器やラインの情報などを統合し，慎重な離床の判断と実行が求められます．

## A 人工呼吸器装着患者の場合

表1 人工呼吸器装着患者における離床の流れ

**PLASMA sequence**
（日本離床学会による）

**P　Physical Evaluation（離床前の評価）**
循環機能や呼吸機能など，離床を行ってよい状態か多角的に評価しましょう

**L　Line（ライン類の確認）**
事故抜去の回避を目的に，ヘッドアップや端座位を想定してライン類の整理と固定・ルートの長さをしっかり確保しましょう

**A　Alarm and setting（アラーム・設定確認）**
離床のリスクに対応できるように，各パラメータの上限・下限アラームや血圧測定間隔などを確認しましょう

**S　Suctioning（カフ圧の確認と吸引）**
適切な換気の維持・誤嚥の予防目的に，カフ圧の確認と気管・口腔内・カフ上部の吸引をしっかり行いましょう

**M　Mobilization（座位・立位・歩行）**
適切な介助量で患者さんの自立を促しましょう

**A　Assesment（離床後の再評価）**
バイタルサイン等の変動は許容範囲内か確認しましょう
離床前後のパラメータを比較し有効性を評価しましょう

▶ポケットマニュアル／呼吸ケアと早期離床　P.94 参照

### 1. Physical Evaluation

まず，患者さんが離床できる状態か判断します．循環・呼吸機能などの評価の詳細は前述したので，ここでは離床の準備として必要な，自発覚醒トライアル（SAT：Spontaneous Awakening Trial）について解説します．

#### ■ 離床におけるSATの重要性

重症患者に対して積極的な離床を進めるためには，意識の覚醒が重要な要素となります．鎮静による未覚醒の状態でも，介助下で端座位程度の離床を行うことは可能ですが，転倒等のリスクが高まるうえ，自発運動を伴った立位・歩行は困難となります．鎮静剤の投与は最低限にとどめ，RASS -1〜0の状態で離床を進められればベストです．　▶詳しくは，P.59 参照

そこで重要となってくるのがSATの存在です．SATは自発覚醒トライアルのことで，一定の基準によって患者さんの平穏な覚醒状態を目指すものです．よく人工呼吸器からの離脱を図る際に用いられます．離床場面では，過鎮静による弊害を少なくする目的で使われます．このSATが整備されていないと，重症患者に離床を行っても十分な効果は得られない可能性があるため[19]，各施設で整備することを検討しましょう．

## 自発覚醒トライアル[20]
（SAT：Spontaneous awakening trial）

### SAT開始安全基準

以下の事項に該当しない
- 痙攣
- アルコール離脱症状のため鎮静薬を持続投与中
- 興奮状態が持続し，鎮静薬の投与量が増加している
- 筋弛緩薬を使用している
- 24時間以内の新たな不整脈や心筋虚血の徴候
- 頭蓋内圧の上昇
- 医師の指示

### SAT成功基準

①②ともにクリアできた場合を「成功」
① RASS：-1〜0
② 鎮静薬を中止して30分以上過ぎても次の状態とならない
- 興奮状態や持続的な不安状態
- 鎮痛薬を投与しても痛みをコントロールできない
- 頻呼吸（呼吸数≧35回/分　5分間以上）
- $SpO_2$＜90％（5分間以上）
- 新たな不整脈

### 臨床のコツ

**発声できない患者さんへの対応**

気管挿管や気管切開によりコミュニケーションが取りにくい患者さんには，アイコンタクトや手を使ったジェスチャーなど，発声以外に行える意思表示を確認しておきましょう．

## 2. Line

事故抜去の回避を目的に，ヘッドアップや端座位を想定してライン類の整理と固定・ルートの長さをしっかり確保しましょう．

### こんな時どうする？

**気管カニューレやチューブが引っ張られてしまった**

一時的に気管カニューレや気管挿管チューブが引っ張られてしまったら，とりあえずその場所で動作を中断します．チューブが引っ張られたことで，患者さんは刺激により咳嗽が誘発される場合があります．

チューブの根元（患者さんに一番近い部分）を固定し（図1），咳嗽が治まるのを待ちましょう．気管カニューレは気管に挿入している長さが短いので，特に注意が必要です．抜けかかったものを無造作に押し込むと，食道に誤って入り込んでしまうこともあるのでやめましょう．

また，気管挿管チューブはもともと固定された長さを知っておくことが重要です．抜けかけていると判断したら，換気状態を確認しつつ応援を要請して再固定をします．

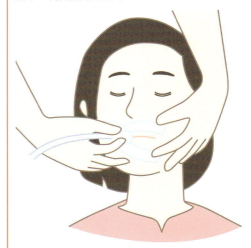

図1　気管挿管チューブ・気管カニューレの固定

## こんな時どうする？

**呼吸器を動かしたい**

まず，配管と電源コードの長さを調整しましょう．動かしたい位置まで届くように，十分のばしておきます．呼吸器を動かしたことによって起こり得る事故は，配管や電源コードの外れ，気管挿管チューブの事故抜去です．器械を動かす時には1人で行わず，必ず複数で行いましょう．

1人は，呼吸器と人工気道の接続部で固定し（図1），監視します．このときの固定は，必ず手を顔に密着させてチューブの根元を指でしっかりつまみます．高濃度の酸素投与や高いPEEPがかかっている場合，呼吸器を外すのは危険ですが，そうでなければ，バッグバルブマスクに切り替えて換気しながら，呼吸器を患者さんから外して動かしたほうが安全な場合もあります．

## 3. Alarm and setting

離床のリスクに対応できるように，各パラメータの上限・下限アラームの設定や血圧測定間隔などを確認しましょう．　▶詳しくは，P.118 参照

## 4. Suctioning

適切な換気の維持・誤嚥の予防目的に，カフ圧の確認と離床前に気管・口腔内・カフ上部の吸引をしっかり行いましょう

### ここがポイント

カフ上部には唾液等の貯留物がある場合があり，気管に入ると肺炎の原因になる場合があります（図2）．カフ上部の吸引を行ってから離床を行っていきましょう．

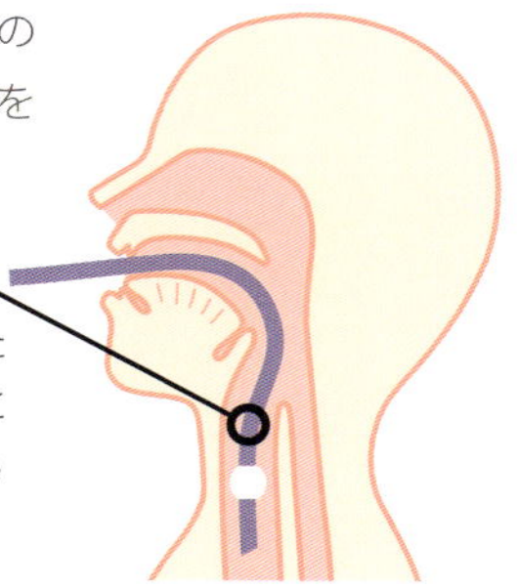

**カフ上部**
この部分に貯留した分泌物を放置すると誤嚥のリスクが高まる

**図2　カフ上部**

## 5. Mobilization

### ■離床の開始時期

各施設の離床開始基準に準じて開始しますが，人工呼吸器装着患者では$F_IO_2$が1つの目安になります．多くの集中治療医は$F_IO_2$ 0.6で酸素化がしっかり保てるよう，様々な手を尽くして治療を展開するため，$F_IO_2$ 0.7から改善傾向にある時期に，座位以上の離床を検討しはじめ，0.6より改善してくれば段階的なレベルアップを検討していきます．

次ページに離床時の留意点を示します．気管挿管チューブやライン類のトラブルや転倒に留意しましょう．バイタルサインを確認し，状態の変化に細心の注意を払いましょう．特に気管挿管チューブ挿入時の離床に取り組み始めたばかりの施設は，次頁の写真のように1名チューブを固定するスタッフを配置することをお勧めします．患者さん自身が慣れてくれば患者さん自身で口元を押さえながら離床することが可能な場合もありますが，安全を第一に考え，チューブを管理するスタッフが必要と考えます．

### ■離床中にみるべきポイント
　〜重症患者の場合〜

#### 1. 循環への気遣い

離床を図るうえで絶対不可欠な要素が，循環動態の安定です．血圧測定は新たな体位をとる前後で行うだけでなく，あらかじめ自動で測定できるようマンシェットを巻いたまま離床し，2〜3分間隔で行うとよいでしょう．

また，患者さんの手の温度を感じながら，脈に触れつつ離床することが大切です．手が冷たく脈が弱くなる症例は要注意です．

#### 2. 呼吸への気遣い

離床は患者さんに一定の負荷がかかります．元々，呼吸が悪い患者さんの離床を援助するので，一気に負荷がかからないよう介助量を考えて離床すべきです．

重症な患者さんが離床した時，呼吸数が一気に増え，苦しそうに息をする症例は負荷がかかりすぎているかもしれません．介助量を増やし負荷量を少しずつかける工夫が必要です．

　もし息切れが激しい患者さんがいたら下記のようなフローチャートに則って考えると対処がスムーズにいきます．

写真1　気管挿管患者の離床時の留意点

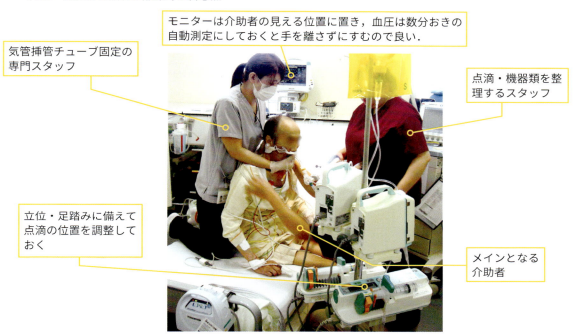

- 気管挿管チューブ固定の専門スタッフ
- モニターは介助者の見える位置に置き，血圧は数分おきの自動測定にしておくと手を離さずにすむので良い．
- 点滴・機器類を整理するスタッフ
- 立位・足踏みに備えて点滴の位置を調整しておく
- メインとなる介助者

フローチャート

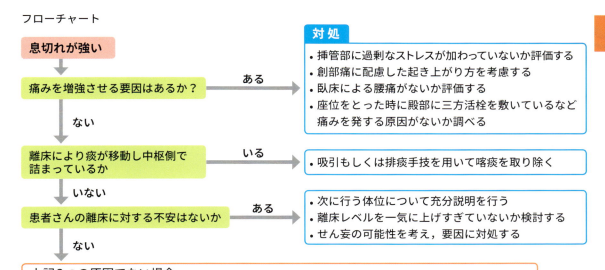

**息切れが強い**

痛みを増強させる要因はあるか？ → ある → 対処
- 挿管部に過剰なストレスが加わっていないか評価する
- 創部痛に配慮した起き上がり方を考慮する
- 臥床による腰痛がないか評価する
- 座位をとった時に殿部に三方活栓を敷いているなど痛みを発する原因がないか調べる

↓ ない

離床により痰が移動し中枢側で詰まっているか → いる → 吸引もしくは排痰手技を用いて喀痰を取り除く

↓ いない

患者さんの離床に対する不安はないか → ある →
- 次に行う体位について充分説明を行う
- 離床レベルを一気に上げすぎていないか検討する
- せん妄の可能性を考え，要因に対処する

↓ ない

上記3つの原因でない場合
呼吸，循環への過負荷を考え，一度元の体位に戻して負荷量を再検討する

### 3. 筋・骨格系への気遣い

筋・骨格系では，なんといってもICU-AWの患者さんが離床する場合に注意が必要です．前述のようにICU-AWの患者さんは離床で負荷がかかりすぎると，かえって筋力低下が進む場合があります．MRCの合計スコアが48点以下の症例では，初回介入で上げる離床レベルを1つまでとし，2～3時間あけて筋力が落ちていないか再評価したうえで，次のレベルを目指しましょう．

▶詳しくは，P.54参照

#### こんな時どうする？

**離床できる状態でない**

Physical Evaluationの結果，積極的に離床を行える状態でないと判断される場合も少なくありません．その場合はベッド上においても，最低限の体位変換，四肢の運動，床上エルゴメーター，認知課題などを用い，新たな二次障害の予防に最大限取り組むことが重要となります．

## 6. Assessment

離床の後は，バイタルサイン等の変動が許容範囲内か確認しましょう．また，離床前後のパラメータを比較し有効性を評価しましょう．

▶詳しくは，P.155参照

#### 注意

**離床後の現状復帰**

目的とした動作が行えたからといって，それで終わりではありません．離床の一連の流れは，姿勢を戻すところまでです．特に人工呼吸器装着下であれば，離床終了後も継続して人工呼吸器が正常に作動していることが大前提となります．

姿勢を戻せたら人工呼吸器やその他の医療機器の配置を整理し，現状復帰を怠らないようにしましょう．

## B　ECMO装着患者の場合

ECMOはExtracorporeal Membrane Oxygenationの略で，体外式膜型人工肺を意味します．ECMOには心臓をサポートするVA-ECMOと肺をサポートするVV-ECMOの2種類があり，日本では移植を前提としたBridge to transplantationはあまり行っていないため，治療効果が得られるまでの支持療法Bridge to recoveryが主流となります．ここでは重症呼吸不全患者の救命療法として導入されるVV-ECMO（Bridge to recovery）の離床に焦点をあて，患者さんの適切な"Select"と"Safe"の確立について説明します．

### 1. 適切な"Select"

#### Step1／Awake ECMO

積極的な離床をするためには患者さんを覚醒させる必要があります（Awake ECMO）．Lindenら[21]は鎮静薬の減量と自発呼吸（PSモード）で管理することが生存率の向上につながると報告しています．しかし，Bridge to transplantationと異なり，Bridge to recoveryの対象疾患は敗血症，外傷，溺水と多臓器障害であり，鎮静を減量すると肺保護を維持できず，覚醒を得られないことが多い疾患です．大切なことは今患者さんが治療過程のどの病期にいるかを理解することになります．

① **蘇生期（急性期）**：大量補液やカテコールアミンを必要とし鎮静の減量は難しい．
② **回復期**：水分のボリュームコントロールができてくる（日々の水分インアウトバランスをマイナスにすることができる）．この時期から鎮痛・鎮静の減量を試してみる（肺保護を維持できる範囲まで鎮痛・鎮静を減量してみる）．

### ここがポイント

**Awake ECMO のここがポイント**

鎮痛・鎮静薬を減量し覚醒を促すのがAwake ECMOですが，大原則は肺障害を悪化させないように肺保護を維持することです．以下に，肺保護換気設定について表記します（表1）．体内水分量の適正化，鎮痛鎮静の適切な使用による快適な呼吸状態を維持（必要があればスイープガスの流量を調節），せん妄・不穏などの予防が大切です．

表1 肺保護換気設定

| 人工呼吸器設定[22)] | |
|---|---|
| 圧制御設定<br>（Pressure Control Mode） | ・最適なPEEPの設定（10～15cmH$_2$O）<br>　　　　　　　　→肺胞虚脱予防<br>・プラトー圧に上限を設ける<br>　（20～25cmH$_2$O）→圧損傷の予防<br>・1回換気量は6mL/kg以下<br>　（理想体重で計算）→量損傷の予防<br>　（ECMO中の1回換気量は4mL/kg以下も許容される）<br>・設定呼吸数　5～25回/分<br>・F$_I$O$_2$ 30～50% |
| 覚醒後も肺保護設定を維持することに加えて以下の臨床所見を参考にする | ・呼吸数：自発呼吸を含めて30回/分を超えない．<br>・呼吸補助筋を使った努力呼吸をさせない． |

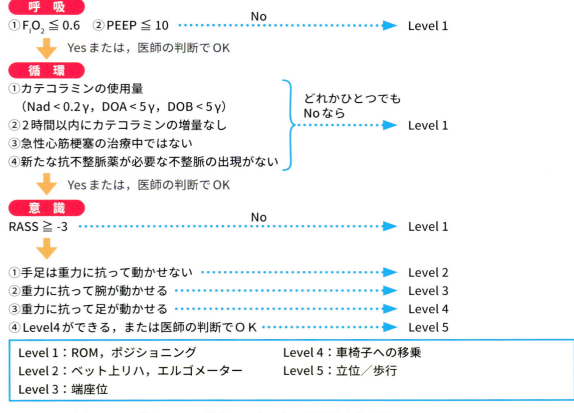

**呼吸**
① F$_I$O$_2$ ≦ 0.6　② PEEP ≦ 10 ········ No ▶ Level 1

↓ Yesまたは，医師の判断でOK

**循環**
① カテコラミンの使用量
　（Nad＜0.2γ，DOA＜5γ，DOB＜5γ）
② 2時間以内にカテコラミンの増量なし
③ 急性心筋梗塞の治療中ではない
④ 新たな抗不整脈薬が必要な不整脈の出現がない

どれかひとつでもNoなら ▶ Level 1

↓ Yesまたは，医師の判断でOK

**意識**
RASS ≧ -3 ········ No ▶ Level 1

↓

① 手足は重力に抗って動かせない ········ Level 2
② 重力に抗って腕が動かせる ········ Level 3
③ 重力に抗って足が動かせる ········ Level 4
④ Level4ができる，または医師の判断でOK ········ Level 5

Level 1：ROM，ポジショニング
Level 2：ベット上リハ，エルゴメーター
Level 3：端座位
Level 4：車椅子への移乗
Level 5：立位／歩行

図1　ECMO患者における離床レベルの決定アルゴリズム（前橋赤十字病院）

### ■ Step2／適切な Select

患者さんがどんな離床に耐えられるのか，どんなリスクがあるのか，事前にアセスメントをする必要があります．Abramsら[23]は3段階のアセスメントツールを使用し，筆者が所属する前橋赤十字病院では「前橋早期離床プロトコール」を使い患者さんの評価をして離床内容を決定しています．ここでは例として当院のプロトコールを使って患者さんを離床まで導く評価を紹介します．

① **事前の準備**：担当医師が朝の血液検査で凝固障害がないことを確認．出血傾向がないことを確かめ，前橋早期離床アルゴリズム（図1）を使用して，患者さんの循環・呼吸・意識状態を評価，離床内容を決定する．決定した内容を看護師と理学療法士に伝え，指定した時間に集まれるように各職種とタイムスケジュールの調整をする．その際，ECMOカニューレの位置，固定の強度，点滴台の配置，中心・末梢静脈路，動脈ライン，モニターの位置などを確認しリスクを共有する．
② **呼吸状態の評価**：覚醒した状態（Awake）でも肺保護を維持できているか
③ **循環動態の評価**：アルゴリズムに従い評価
④ **意識状態の評価**：意識の状態と手足の筋力に従い離床内容を最終決定

### ■ Step3／離床の実施

実際の離床時には人員の確保と役割分担をする必要があります．ECMO患者さんの歩行時は医師1〜2人（呼吸循環状態およびカニューレのモニタリング），看護師2〜3人（患者サポートや点滴台の管理），理学療法士1人（患者サポート），臨床工学技士1人（ECMO本体の管理）の体制環境を整えるとよいでしょう（図2）．ECMO患者さんの離床に慣れてくれば，この人数は減らせますが，初めて試みる施設では十分な人員配置が望まれます．

### ここがポイント

**離床時の人工呼吸器・ECMO設定について決まったものはなく，また各国の報告でもかなり差があるのが現状です．**

- ECMO流量：2〜4L/min
- スイープガス：本人が呼吸を快適と感じる流量に調整（離床時は二酸化炭素生産量が増えるためスイープガスの流量を増加させる．最大10L/min）
- APTT：出血合併症を防ぐため 40〜60秒にコントロール．
- 人工呼吸器設定：筆者の施設ではECMOの離床時はスイープガスを調整しているが，人工呼吸器の$F_iO_2$を1.0に調整する国もある．

### こんな時どうする？

**ECMO施行中の離床時の注意点**

- 凝固状態の確認：出血合併症を考慮し血小板<2万/μL，APTT>80秒は積極的な離床は控える
- 中止基準の設定（呼吸，循環，患者の拒否など人工呼吸器リハの中止基準に準ずる）
- カニューレの位置ずれや刺入部の出血（安静臥床位にもどし止血を優先する）
- ECMO流量の低下（離床するとカニューレの位置がずれて脱血不良に陥ることがある．体位変換などで改善が得られない場合は安静臥床となりECMO流量の改善を優先する）
- 心損傷（最も致命的合併症はカニューレ先端による右房損傷である．緊急手術の適応である．）

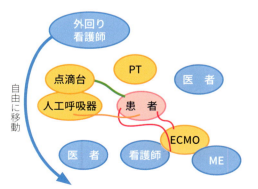

図2　実際のECMO歩行時の配置

## 2. Safeの確立

ECMO施行中の合併症は，時に致死的となることがあります．安全性を高めることはECMO施行施設にとって必須努力です．「ARDS診療ガイドライン2016」では熟練したチームがECMOを提供するように喚起しています[24]．キーワードは①センター化，②教育とシミュレーションです[25]．

### 1. センター化の重要性

ECMOの施行には包括的で専門性の高い多職種チームが必要であり，24時間のハイクオリティーな医療の提供が求められます．Barbaroら[26]は，年間30症例より多くのECMO患者さんを経験している施設は，年間30症例以下の施設に比べて死亡率が低いことを報告しています．症例数を積むことは，ECMOチームの経験となり成熟につながることがわかります．積極的にECMOの提供を検討している施設は地域連携などを通して，地域のECMO予備患者さんの集約化をする必要があります．前橋赤十字病院では，重症集中治療管理としてECMOプロジェクトの広報誌を作成し，積極的に紹介しました（図3）．

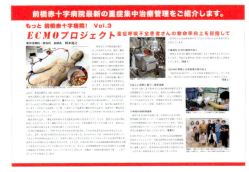

図3　県内に配布した広報誌

### 2. 教育とシミュレーション

定期的な勉強会，シミュレーションでスタッフの知識技能を向上維持するため，各施設で教育プログラムを作成する必要があります．その際，共通した院内マニュアルがある方が知識の共有がしやすく，合併症やトラブルが発生した時の対処ができるようにシミュレーショントレーニングも行う必要があります．筆者の施設ではふた月に一回，ECMO緊急停止時や，大量の空気が回路内に入ってしまった場合などのシミュレーショントレーニングを医師，看護師，リハビリスタッフ，臨床工学技士らとともに行っています．

シミュレーションの様子，実際のECMO回路装置を使用

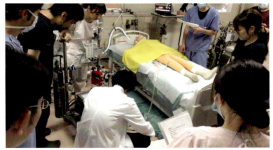

## おわりに

1章で述べた通り，重症患者に対する離床は安全であると多くの論文で報告されていますが，あくまでそれらのデータはかなり習熟したチームが行った時の成績であることを忘れてはなりません．まだ慣れていない施設や初めて離床を試みる場合は，様々な角度からアセスメントを行い，安全に進めることが重要です．慎重になりすぎれば寝たきり，何も考えずに起こせば急変と，どちらも"過ぎたるは及ばざるが如し"．大切なことは次の離床レベルを目指す前向きな気持ちと，変化に気づく観察力だと思います．どんなことが起こっても，それがなぜ起こったのか考え，解決して前へ進みましょう．そうすれば，必ず自信を持って離床を援助することができるようになるはずです．

# Chapter 4 ここがポイント！安全な離床の進め方

## Section 04 チームで離床を進めよう！

> 本書の読者にも，「離床が根付かない」「なかなか上手く離床を進められない」といった現状に悩まれているスタッフが多いことと思います．
> 　離床は本来，決して難しいことを患者さんに強いるものではありません．我々が日々当然のように行っている動作を実施していくに過ぎないものなのです．この項では離床を上手に導入するための方法を考えてみましょう．

## A 離床実践における問題点

　離床が進まない理由について，個人の知識不足・努力不足のみに焦点を当ててはいけません．個人に無理な業務の追加，負担を強いるだけでは離床は広まらないのです．何が問題点なのか，チームで考え，リスト化して解決にあたっていくことが大切です．そうすることで多角的な視点で問題点を抽出することができます．
　Zanniらは[27] ICUで離床が進まない問題点を，スタッフの知識不足や過鎮静，とくに安全面での不安は大きいものだったと報告しています．様々な原因を考え，対策していきましょう．

## B 離床の推進方法

　McWilliamsらは[28]人工呼吸器装着患者の離床を強化するプログラムを作成し，質改善プロジェクトを実施しています．離床に関するアウトカム改善は，個々の離床に対する意識の向上と組織の変革によるものと述べています．以下に示す「4つのEs」(図1) アプローチ[29]をヒントに意識向上，組織変革に取り組みましょう．

### 1. Engage／人の結びつき

　共に働く仲間たちと一緒に，なぜ介入が重要なのかを理解するプロセスを踏みます．例えば

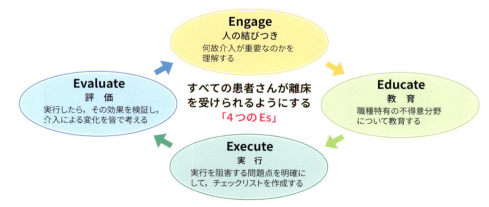

図1　Pronovost, Needhamらによる4Esアプローチ[29]

実際に無事退院し，元気に戻った患者さんを呼び，どのような体験だったかを話してもらうのも一つでしょう．また，離床に興味を引くための勉強会開催が有用です．勉強会に集まった人の中から積極的な人を見いだし，共に活動してくれる仲間を増やしましょう．

## 2. Educate／教育

離床の教育を進めるにあたっては，知識・技術両面を網羅することが重要です．特に職種特有の不得意分野について，重点的に教育していきます．表1に日本離床学会の教育ガイドラインの一部を示します．このガイドラインには離床に必要な教育項目が網羅されています．参考にして教育を進めましょう．また，院内新聞やポスター掲示などを使って教育をすることも検討しましょう．

## 3. Execute／実行

離床を実行するためには，各施設における問題点を解決しなくてはなりません．実際には，各施設によって離床の阻害要因は異なるため，要因ごとに対策をまとめたチェックリストを準備し，活用していきましょう．この作業を行わずに実行すると，途中で「こんなはずじゃなかった」という壁にあたって，なかなか離床が進みません．今，自分たちが抱える問題点は何なのか，明確にしましょう．

## 4. Evaluate／評価

介入を実行したら，その効果を検証します．効果判定というと難しく聞こえますが，そうではありません．簡単にデータ採取できる，端座位が取れた回数，立位で足踏みを行えた日数などをみんなで記録し，月ごとに比較するだけでも良いのです．どのようにデータが変化しているのか，皆で考えていくことで，改善点が見え，次のステップが見えてきます．

### こんな時どうする？

**離床への理解が得られない**

もちろん，離床への理解や業務変化への対応速度には個人差があります．これらの個人差に対しては，それぞれの段階に応じた対応[30]が必要となります．

| 対象 | 対応 |
| --- | --- |
| 離床に関心がない人 | 離床に対する意識を高めることのみに集中，退院時のADL向上といった効果や必要性に関する情報を提供する |
| 離床の必要性を理解している人 | 離床を実践したいという感情を引き出すため，実際の患者の物語を提供する |
| 離床の準備をしている人 | 勉強会やビデオ，デモンストレーションといった実践のための様々な戦略を提供する |
| 離床を実践している人 | モチベーションを維持するために，他の施設との比較や自分に反映させる機会を提供する |
| 離床の実践を維持している人 | 新しい戦略を探索するため，離床を実施した患者データなどのフィードバックを提供する |

### 表1　日本離床学会の教育ガイドラインより抜粋

| 大項目 | 中項目 | 小項目 |
| --- | --- | --- |
| □チーム医療（コラボレーション）マニュアルの整備 | □チーム医療マニュアルが整備されている | □離床チーム（E-MAT）が整備されている |
| | | □多職種カンファレンスのマニュアルが整備されている |
| | | □定期的に勉強会が整備されている |
| | | □連携評価ツールが整備されている |
| □離床基準マニュアルの整備 | □離床の開始基準が整備されている | □各部署で離床の開始基準が整備されている |
| | | □ステップアッププログラムが整備されている |
| | | □多職種共通の離床の開始基準が整備されている |
| | | □離床の中止基準が整備されている |

### 豆知識
#### 忙しくてスタッフが足りない

スタッフが不足している場合，まず，必要性の高い患者さんを絞り込み，優先的に時間（単位）を割りふります．それでも，スタッフの増員を必要と考える場合には，事務上層部に対して単純に増収を提案するのではなく，実際に今年1年で1人足りなかったため，いくらコストを取りそびれたことをアピールするなど提案方法を検討することも必要です．

### 豆知識
#### 看護に離床を取り入れるための工夫
現在の業務内容に組み込める可能なケアから導入する．ポータブルトイレに座ることも一つの離床と捉えます．せっかく座位になっても，すぐに臥床しては意味がありません．患者さんの状態を確認しながら，5章の病棟でできるリハビリを，数回でも取り入れてみるケアも離床を進める大切な一歩となります．

▶詳しくは，P.205 参照

**生活の中で離床を支援するアイデア**
（日本離床学会　看護ファシリテーターによる）

- おむつ交換の際に，腰をあげることできる方には協力を得る
- 髭剃りはヘッドアップして，なるべく自分でやってもらう
- 体位変換時にはベッド柵を握ってもらい，ヒップアップができるようであれば促す
- 清拭時は，自分でタオルを持って拭いてもらう
- 検温時に体温計は自分でさしてもらい，できない場合には脇を開ける介助をする
- 血圧測定では自分で腕をあげてもらい，マンシェットを巻く
- ヘッドアップ・端座位・車椅子での手浴や足浴を実施する
- 食器やスプーンを少しでも持ってもらう
- 食事はなるべく椅子に座って食べてもらう

### ここがポイント
#### 多職種の理解を得るコツ
なかなか他のスタッフから理解が得られない時は離床を進めることに執着せず，患者さんの目指すべきゴールを共有することから始めると良いでしょう．どんなスタッフであっても患者さんの回復を願わない人はいません．今，離床を進める話をするのではなく，「1週間後にポータブルトイレに移乗できるようになったらいいですよね」と切り出します．そのゴールが共有できたら，今，何をすべきか共に考えていきましょう．カテコラミンを追加投与し循環動態を落ち着かせれば座ることはできるかもね．など離床を進めるために必要な案が各職種から出てくるようになると思います．離床ありき，ではなくその必要性をスタッフみんなで考えることが重要です．

## C 離床を継続するために

Eakinらは[31] 離床プログラムを継続するためには集学的チームとのミーティング，スタッフ教育，スタッフ間のコミュニケーションと同意，上層部の支援，データの収集とフィードバックといった強固な基盤を培っていく必要があると述べています．全てを一度に揃えることは難しいですが，ひとつずつ少しずつ時間をかけて取り組んでいくことが大切です．

### おわりに

離床の実現には，1人ひとりのスタッフが自覚を持ち，一歩踏み出す勇気が必要になります．無力感を覚えても，まずは1年，努力を続けてみてください．何かが変わっているはずです．強い意志を持って3年，5年と続けることができれば，きっとあなたの周りには，いつの間にか離床が実現していることでしょう．

さじを投げたくなるときがあっても，患者さんのために頑張って離床を進めましょう．

# Mobilization
~ Assistance Technique ~

## 徹底解説！
## 離床に必須の基礎技術

Chapter
5

離床は，知識だけあってもなかなか成功できません．自分と患者さんにあった離床技術を身につけて初めて成功できます．この章では，離床時に必須の技術をDVDの画像にあわせて解説します．

1. ボディメカニクスに基づいた体位変換をマスターしよう！
2. 離床を促進する攻めの起居・移乗動作をマスターしよう！
3. 動作時の呼吸法と排痰に有用な呼吸介助手技をマスターしよう！
4. 関節拘縮を予防しよう！
5. 患者さんがひとりでに回復！病棟で簡単にできる運動療法

# Chapter 5 徹底解説！離床に必須の基礎技術

## Section 01 ボディメカニクスに基づいた体位変換をマスターしよう！

### A 効率的かつ安全な体位変換とは？

体位変換は様々な合併症から患者さんを守る大切な手技です．しかし，何も意識しないで体位変換を行うと介助者が腰を痛めたり，余分な力を使って疲労し，不利益を生じる原因となります．介助者は，ボディメカニクスに基づく体位変換法を身につける必要があるのです．体位変換・ADLの介助の基本として注意する点を以下に述べます．

#### 1. 患者さんの残存機能を最大限に発揮した介助

体位変換を行うにあたり，介助量は安全上必要な最小限にとどめ，患者さんの残存機能を最大限発揮させることが重要です．このような介助を心がけることによって，毎日の介助が患者さんにとってのリハビリテーションとなり，同時に介助者であるわれわれの身を守ることにもつながります．

#### 2. 力学的な作用（てこの原理）を考慮した介助

体位変換には「てこの原理」を応用すると効果的です．「てこの原理」は，小さな力で大きな作用を生む方法であり，たとえ介助者の力が弱くても十分な介助量を発揮することができます．

#### 3. 無理をしない勇気を持つ

無理な体位変換は，患者さんの安全を損ねるだけでなく，腰痛を招く原因となります．体格差や鎮静中などで自分一人で介助ができない場合は，複数名で対応するか機器を用いた介助を行い，患者と介助者の安全に配慮しましょう．

### B ベッド上での移動介助

#### 1. 上方への移動

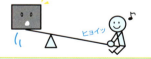

**注意**
- 頭をベッド柵にぶつけないように気を付けてください．
- 仙骨部に褥瘡がある患者さんの場合はズレ力を生じないように注意します．

■ 自分の力でできる場合

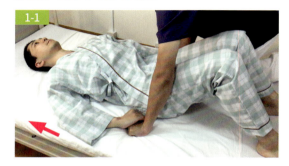

① 患者さんの両脇に，介助者の手を屈曲位で置きます（1-1）．
② 両膝を曲げてもらい，ベッドを蹴るように膝を伸展してもらうと同時に，介助者の手を支点にして肘を伸展させ，上方へ移動します．

■ **介助が必要な場合**

① 両膝を曲げてもらい，患者さんの肩甲帯下部に介助者の手を挿入します（1-2）．

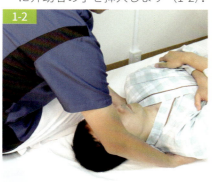

② 患者さんに交互に足を蹴って上方へ上がるように指示し，介助者は体幹を交互に回旋させるように介助します．こうすれば，摩擦面が少なくなるため容易に上方へ移動できます（1-3）．

 **ここがポイント**

- ベッドの足側を上げて傾斜をつけておくと，少ない力で上方に移動できます．

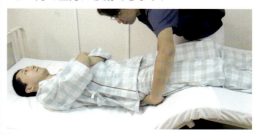

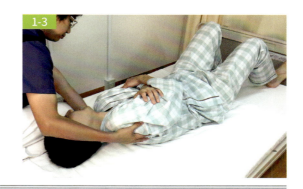

## 2. 側方への移動

① 介助者は患者さんを引き寄せたい側に立ち，患者さんの両腕を上腹部で組ませます．介助者は片方の手を仙骨の下，もう片方の手を反対の骨盤を持ちます．
② 介助者は両手で患者さんの骨盤を支え，移動したい方向へあらかじめ回旋させておきます（1-4）．

③ 勢いをつけて反対側へ骨盤を回旋させつつ，下側の手で手前に引き移動させます．
④ 次に肩に手を持ち替え，同様に手前に引き（写真），頚部・下肢を整えます（1-5）．

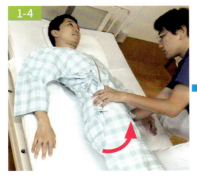
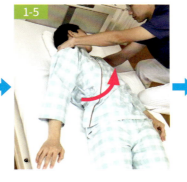
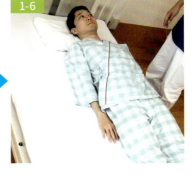

5-01

ボディメカニクスに基づいた体位変換をマスターしよう！

Mobilization Assistance Technique

## C 前傾側臥位への体位変換とポジショニングの留意点

前傾側臥位は一側の肺を上側に向けることで，酸素化の改善させるエビデンスがあります．その上，体圧分散効果も得られるため，マンパワーの少ない病棟では腹臥位の代用方法として活用してもらいたい体位です．　▶詳しくは，1章参照

### 方 法

① 患者さんを最終的に向けたい側と反対側に移動させます．（側方への移動参照）
　例：左側臥位時は右側に移動します．
② 向けたい側の上肢を外転させ，腋窩に体位変換用の枕を入れます（1-7）．
③ 介助者は足を前後に開き，重心を後方へ移動しながら患者さんを90度側臥位にします（1-8）．

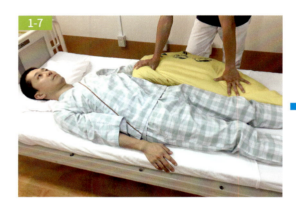
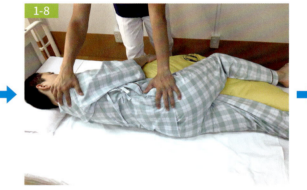

 **ここがポイント**
- 寝返りをした際に分泌物の移動によりSpO$_2$の低下やバイタルサインの変化がないかを確認します．
- 側臥位への介助では，足を前後に開くことで介助者の腰痛発生を予防します．
- 基本的に介助者は患者さんに近い位置で介助をしましょう．離れた位置で介助すると腰を痛めてしまう原因となります．

 **これはダメ**
- 下側の上肢に枕が乗ってしまうと神経麻痺を起こす可能性があるので注意しましょう．

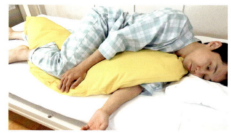

- 側臥位にする際，膝を持って介助を行うと，高齢者や骨粗鬆症の患者では，大腿骨頸部骨折をまねく危険があるため，近位の骨盤を持って介助することをお勧めします．

### 臨床のコツ

下側の手を手前に引くように，上側の手を前に押すようにしながら介助すると上手く体幹を前傾させることができます．

### ここがポイント

- 枕が低いと肩に圧がかかり，患者さんは痛みを訴えます．長い時間体位を継続するために頭が水平になる高さに保ちましょう．

④介助者は反対側に回り，下側の肩・骨盤を引くようにして体幹を前傾位にします（1-9）．

⑤患者さんの抱き枕や下肢の枕を整えます（1-10）．

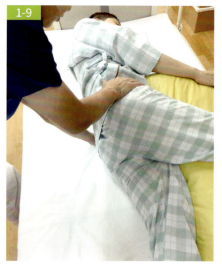

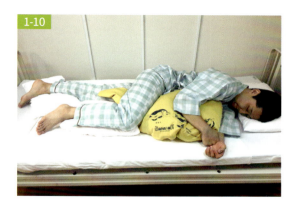

前傾側臥位のチェックポイント

| | チェックポイント | 対処法 |
|---|---|---|
| 気道確保 | ・頸部の前後屈が過度になっていないか | ・頸部を前後屈の中間位にもどす |
| 顔面の除圧 | ・顔・耳介に過度な圧がかかっていないか | ・保護材を下側の頰部にあてて除圧する |
| 枕の高さ | ・頸の側屈がないか | ・頸部が側屈しないよう枕の高さを調節する |
| 肩甲帯と前傾角度 | ・上側の肩峰が下側より前にあるか<br>・肩甲帯が外転しすぎていないか | ・上側の肩峰が前になるよう体幹をより前傾させる<br>・肩を引き肩甲骨の過度な外転を直す |
| 上肢の位置 | ・下側の上肢はつぶれていないか | ・下側の上肢の位置を修正する |
| 抱き枕の大きさ | ・体格にあった枕を使用しているか | ・枕の大きさを調節する |
| 体幹の角度 | ・体幹が過度に伸展していないか | ・体幹を軽度屈曲位に修正する |
| 腰部と前傾角度 | ・上側の大転子が下側より前にあるか<br>・下側の大転子は除圧できているか | ・上側の大転子が前になるよう腰部をより前傾させる<br>・腰部の角度を調節する |
| 下肢の位置 | ・上側の下肢は屈曲しているか<br>・下側の腓骨頭は除圧できているか | ・上側の下肢を適度に屈曲させる<br>・足首にクッション等を挿入し腓骨頭の除圧を図る |
| 全体の体圧分散 | ・枕等で前側の隙間は埋まっているか | ・隙間を埋めるようにクッション等を挿入する |

## D 腹臥位への体位変換とポジショニングの留意点

腹臥位は，重篤な肺疾患であっても，循環動態が落ちついていれば，酸素化改善が狙えるポジショニングです．ライン類の抜去，体圧分散等のリスクに十分な配慮して，適切に行いましょう．

① 寝返り時に下側になる上肢を「気をつけ」の姿勢で体幹側面につけ，手のひらを下にします．この時点で，人工呼吸器の回路やライン類が抜去されないよう，あらかじめ整えておきます．

② 下側の上肢を乗り越えるようにして，側臥位までの介助を行います．姿勢を安定させるため上になっている下肢を前に出します．

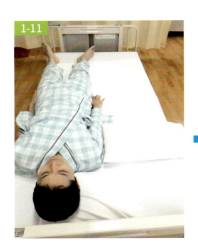

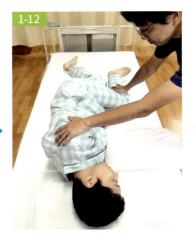

### 注意

- 人工呼吸器回路，ライン類が抜けないよう注意して行います．
- 高いPEEPがかかっている症例では，体位変換時に回路が外れないよう，より一層の注意が必要です．なぜなら，一度でも外れてしまうと，PEEP効果により膨らんでいた肺がしぼんでしまうからです．
- 頬骨，胸骨，陰茎は腹臥位における褥瘡の好発部位です．持続的に圧迫されないよう注意します．

### 腹臥位のチェックポイント

- ☐ 気道確保（前額部と胸部の枕で気管切開部の圧迫や人工呼吸器回路の屈曲がないか）
- ☐ 横隔膜運動の確保・骨突出部の除圧（骨盤下・下腿に枕が入っているか）
- ☐ ドレーン・ライン類の屈曲・閉塞はないか（骨盤下などの枕は適切か）
- ☐ 上肢の位置（非対称性緊張性頸反射を利用し，姿勢保持時間の延長を期待）（写真）
- ☐ 除圧がされているか
- ☐ バイタルサインの変動はないか

## トピックス

**イージープローン**

　背臥位から腹臥位への体位変換をサポートできる機器です．前額部，胸腹部にマットがついていて，人工呼吸器等の回路を逃がすことができるため，重症な患者さんにも有用です．

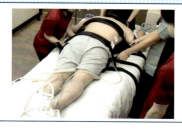
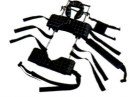

写真協力：パラマウントベッド

③ 後方から上肢を引き出し，慎重に腹臥位にします．
④ 前額部と胸部に枕を挿入し，気道確保をします．

⑤ 腹部ドレーンの閉塞防止，横隔膜運動の確保を目的として骨盤下に枕を入れ，上肢と骨盤を整えます．

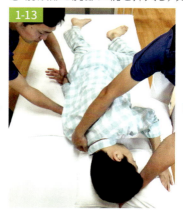

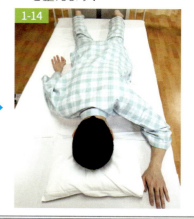

## E　側臥位への介助の工夫

　ベッドの一側が壁で，その壁の方に向って体位変換する場合，どうしていますか？ベッドを一時的に移動して体位変換を行い，また元に戻す，という事をしなくても，てこの原理を利用すれば，簡単に体位変換が可能です．

① 介助者は，手のひらを下にして，前腕を患者さんの肩甲帯と骨盤帯の下に挿入します（1-15）．
② 介助者が屈曲している肘を伸展させつつ，前方へ乗り出すように重心移動すると，患者さんが側臥位になります（1-16）．

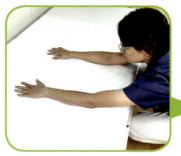
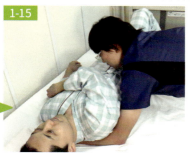
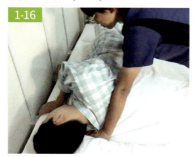

# Chapter 5 徹底解説！離床に必須の基礎技術

## Section 02 離床を促進する攻めの起居・移乗動作をマスターしよう！

### A ヘッドアップ座位の取りかた

離床を進めるにあたって，ヘッドアップは重要であり，最も基本的なものです．しかし，手順を間違えると，かえって呼吸・循環に悪影響を及ぼす危険もあります．正しい方法をしっかり学んで行う必要があります．

#### 1. ヘッドアップ時の注意点

① 患者さんを上方へ移動させ，ベッドの屈曲点に大転子を合わせます．

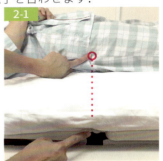

② 頭側を挙上する前に，ずり落ちを防止する目的に下肢を上げておきます．

③ 頭側を30度から挙上し，バイタルサインをチェックします．問題なければ45度，60度へと角度をあげていきます．

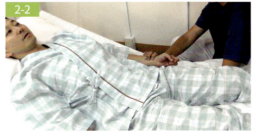

> **ここがポイント**
> - 初めて角度を上げる時には，起立性低血圧の発生に留意し，めまいの問診やバイタルサインのチェックを行いましょう．
> - ヘッドアップ時に橈骨動脈を触診することで，リスク管理に役立つ以下のことがわかります．
>   - 脈拍数の上昇→心臓反射の反応
>   - 末梢の冷感→血管反射の反応
>   - 拍動の有無→おおよその収縮期血圧

④ ヘッドアップの最終角度が決定したら，再度バイタルサインをチェックします．

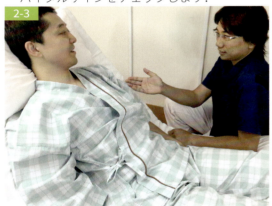

⑤ 最後に背抜きを行い，頸部・体幹が安定するように枕・クッションを挿入し，次頁のチェックポイントを確認します．

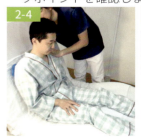
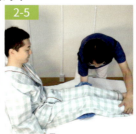

### ヘッドアップ最終チェック

- [ ] ヘッドアップの角度は適切か
- [ ] 頸部が過度に屈曲していないか
- [ ] 胸郭が運動しやすい姿勢となっているか
- [ ] 除圧（仙骨部・坐骨部の除圧，患者の機能に合ったマットレスを使用しているか）
- [ ] 下肢の位置（ベッドの屈曲点が大転子に合っているか，下肢の除圧が出来ているか）
- [ ] 背抜きはされているか
- [ ] ドレーン・ライン類の屈曲・閉塞はないか
- [ ] 必要に応じて屈曲や枕が使用できているか

### 注意

- 不良姿勢を取り続けると以下のような危険があります．
- 頸部の過度の緊張→不顕性誤嚥，筋緊張異常
- 脊柱の過度の屈曲→脊柱の変形，換気量の低下，腹部圧迫による嘔吐，ズレによる褥瘡

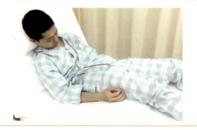

## B 起き上がり援助

### 1. 側臥位を経由した起き上がりの方法

① 患者さんを側臥位にします．
② 介助者は，患者さんの前方に立ち，両足を広めに開きます．この時，患者さんの下側上肢を屈曲し，前方へ出しておきます．
③ 介助者は，手をできるだけ深く患者さんの肩の下へ差し込み，上背部を保持します．同時に，患者さんの両側下肢を屈曲して前方へ動かし，膝から先をベッドの端から下ろします（2-6）．

### ここがポイント

- 両足を広めに開き，重心を低くすると，腰への負担が軽くなります．また，患者さんの下肢の重さを利用し，腰を中心に回転させると，介助者の負担が軽減します．

④ 肩の下へ差し込んだ手で体幹を起こし，腰を中心に回転するようにして患者さんを起き上がらせます（2-7）．
⑤ 患者さんの体重が左右の坐骨に均等にかかる姿勢にします．その後，両方の足底全体をしっかり床につけ，端座位をとります（2-8）．

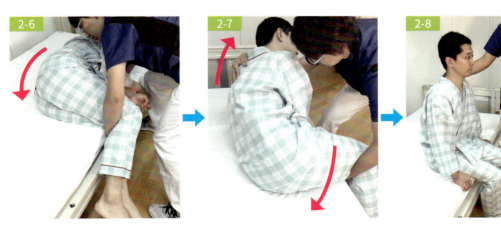

## 2. ヘッドアップを経由した起き上がりの方法

① 患者さんをベッドの起き上がる側の端に寄せ，ヘッドアップします（2-9）．
② 起き上がる側に立ち，両足を広めに開きます．
③ 介助者は，反対側の肩を抱きかかえるようにして片方の手をできるだけ深く差し込み，患者さんの上背部を保持します．同時に，もう一方の手で両膝を上方から抱え込むように保持します．

### 臨床のコツ
- 殿部を中心に回転させると，介助者の負担が軽減します．特に疼痛の強い患者さんに用いると有用です．

④ 両側下肢をベッドの端に下ろすように引き出し，起き上がる側の殿部を中心として回転させます（2-10）．
⑤ 患者さんの体重が左右の坐骨に均等にかかる姿勢にします．その後，両方の足底全体をしっかり床につけ，端座位をとります（2-11）．

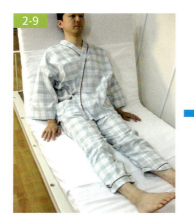
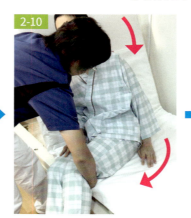
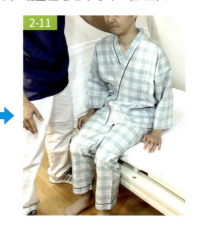

## C ベッド上での移動動作

### 1. 端座位から後方への移動

① 患者さんの手を胸の前で組ませます．
② 介助者は，腋窩から手を入れ，患者さんの前腕を把持します（2-12）．
③ 介助者の腕と患者さんの前腕を支点として患者さんの体幹を前傾させ，殿部を持ち上げて後方へずらします（2-13）．

### ここがポイント
- 体幹を前傾させると，体重が足部へ移るため，容易に殿部が浮きます．

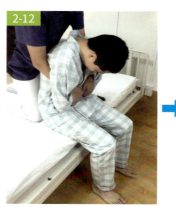
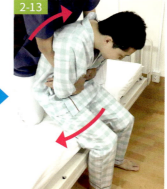

## 2. 端座位から側方への移動

① 患者さんの移動する側と反対側に座ります．
② 患者さんを立ち上がるようにして，殿部を浮かせます．同時に介助者の骨盤で，患者さんの骨盤を移動する方向へ押し出します（2-14）．

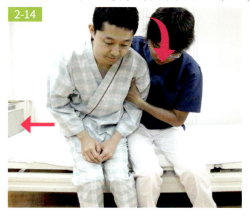

2-14

### ここがポイント

- 患者さんの動作に合わせて行うと，介助者の負担が軽減されます．

### 注意

- 体幹の支持性が低い患者さんの場合，後方などへ転倒する恐れがあるため，十分注意します．

## D 車椅子移乗の準備

移乗する際には，安全で，患者さんへの負担を少なくすることが大切です．以下に移乗時に必要な準備を示します．

### 1. 車椅子の選定

車椅子を選定する際には，まず患者さんの症状や障害といった身体的能力と転倒・転落を考慮した知的能力を把握する必要があります．

#### ①標準型車椅子

一般的に施設に置かれているタイプの車椅子で，介助量が多い場合，頸部・体幹の安定性が低い場合には適さないことがあります．

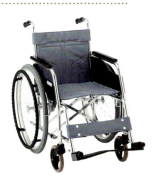

#### ②アーム（フット）レスト開閉式車椅子

下肢筋力が弱い患者さんの移乗時に殿部がアームレストに引っ掛かるのを防ぎます．

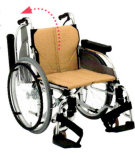

#### ③リクライニング型・ティルト型車椅子

重度介助が必要で，座位の安定性が獲得できていない場合に使用します．

車椅子 写真協力：
パラマウントベッド

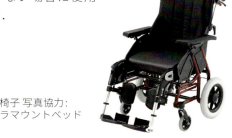

離床を促進する攻めの起居・移乗動作をマスターしよう！

**移乗動作から考える車椅子選択のフローチャート**

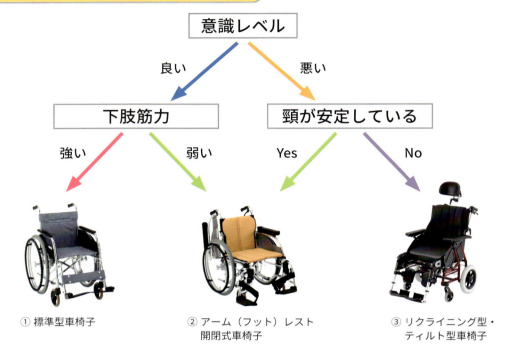

① 標準型車椅子
② アーム（フット）レスト 開閉式車椅子
③ リクライニング型・ティルト型車椅子

## 2. スタートポジション

移乗動作の前に，患者さんの姿勢を調整し，以下の点をチェックします．

- ✅ ベッドに浅く腰かけた状態になっているか
- ✅ 踵が床についているか
- ✅ 殿部を車椅子側に向け45度に座っているか
- ✅ 車椅子がベッドに対して45度に位置しているか
- ✅ 肩幅程度に足が開いているか

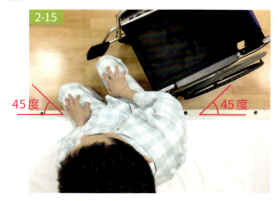

### 臨床のコツ

ベッドと車椅子の45度の位置関係は，移乗時にアームレストが最も障害にならない角度となるためです．そのため，アームレスト開閉式車椅子の場合には，車椅子の位置をベッドにしっかりとつけましょう．

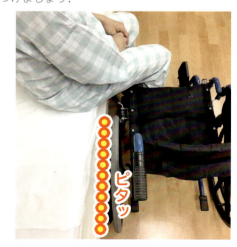

## 介助方法の選択シート

### 3. 介助量の設定

まず最初に立ち上がりの動作能力予測を用いて，介助量を予測します．その予測に基づき，下記のチャートに沿って介助方法を選択しましょう．初回介入時には，介助レベルを一つ上げた介助方法を選択し，安全面を優先にしましょう．　▶詳しくは，P.51 参照

**膝上げ，膝伸ばしによる介助量の予測**

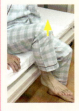
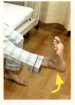

### ここがポイント

**患者さんの回復を阻害しない介助方法**

軽介助の患者さんの場合では，常に動作の方向や，目線の先を邪魔しないように介助することを心がけましょう．例えば，写真のように起き上がり時に頸部を支えている上肢は，患者さんにとっては，徐々に顔に腕が近づいてくるように感じます．人にはパーソナルスペースがあり，45cm 以内に他人が近づくと不快感を感じるといわれます．動作とともに患者さんの脇へ移動し，腕が顔に近づかないよう配慮しましょう．

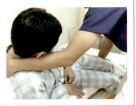

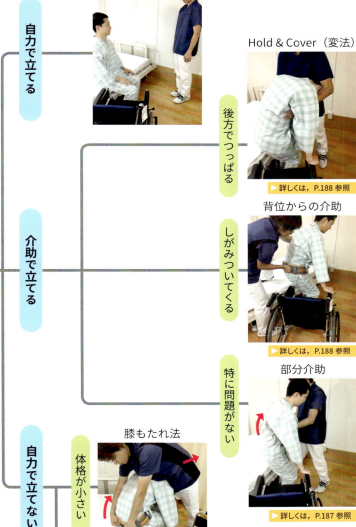

- 自力で立てる → 見守りで移乗
- 介助で立てる
  - 後方でつっぱる → Hold & Cover（変法） ▶詳しくは，P.188 参照
  - しがみついてくる → 背位からの介助 ▶詳しくは，P.188 参照
  - 特に問題がない → 部分介助 ▶詳しくは，P.187 参照
- 自力で立てない
  - 体格が小さい → 膝もたれ法 ▶詳しくは，P.189 参照
  - 体格が大きい → かつぎ法 ▶詳しくは，P.189 参照

185

**Mobilization Assistance Technique**

5-02 離床を促進する攻めの起居・移乗動作をマスターしよう！

# E 移乗介助の実際

## 1. 立ち上がり時の重心移動「Lの法則」

　立ち上がりは，屈曲相→伸展相の流れで行われます．この軌跡は，アルファベットの「L」の字を描きます．「重心移動Lの法則」と記憶し，臨床に活用してください．

　以下に，重心移動時の介助法を示します．

> **注　意**
>
> - 臨床での経験上，臥位から立ち上がる時に最も起立性低血圧が起こりやすいと感じます．立ち上がっても，すぐに座れる高さにベッドを設定しておかないと，転倒の原因になるので注意しましょう．

### 屈曲相

**手　技**

① 患者さんの両足を肩幅程度に開き，足底全体を床につけて，浅めに腰かけさせます．
② 介助者は，両手を患者さんの腋窩から後方へ差し込み，患者さんの体を前方へ傾けながら，患者の体重を前へ移すように誘導します（2-16）．

### 伸展相

③ 患者さんの体重が十分に両下肢にかかったら，さらに前上方へ誘導し，殿部を浮かせて立ち上がります（2-17）．

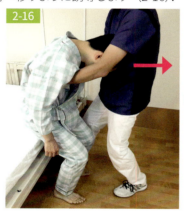

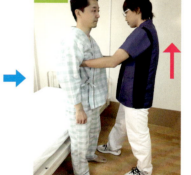

> **臨床のコツ**
>
> - 患者さんに密着しすぎた場合は，患者さんの体格が大きいと一緒に倒れてしまうため危険です．腋窩をしっかり保持し，適切な距離を保って介助しましょう．

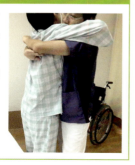

> **ここがポイント**
>
> - 下肢の伸展筋力が不十分な患者さんの場合は，介助者の膝を用いて，患者の膝を前外方から後内方へ押しつけるように固定します．

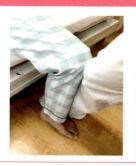

## 2. 部分介助での移乗動作の実際

### 1. 部分介助での移乗動作

① スタートポジションをとります．

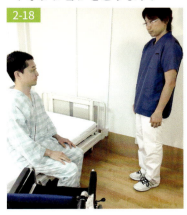

② 介助者は車椅子と反対側の足を前にして前後に開き，腋窩より介助を加えます．

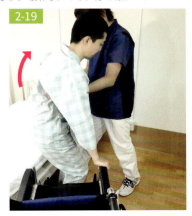

③ Lの法則に従って，立ち上がります．

④ 一度しっかり立位姿勢をとった後，左右に重心を移動させつつステップします．

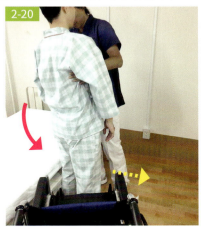

⑤ Lの法則に従って，体を屈曲させつつ，ゆっくり座ります．

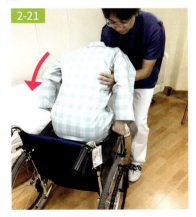

 **臨床のコツ**

- 患者さんの下肢の間に足を入れると，移動時に妨げとなるため，外側に足を置きます．

 **ここがポイント**

- 左右に重心を移動すると，患者さんの下肢が自然にステップします．

**注 意**

- 片麻痺，対麻痺の場合，筋力の強い側に車椅子を設置します．
- 患者さんの残存能力を活かすため介助は必要最低限とし，過剰な介助は避けましょう．

離床を促進する攻めの起居・移乗動作をマスターしよう！

5-02

Mobilization
Assistance Technique

## 2. Hold&Cover（変法）[1]

① スタートポジションをとります．
② 患者さんの後頭部を介助者の脇で支え，両腋窩を保持します（2-22）．
③ 介助者は引っ張り上げるのではなく，介助者の重心移動によって，屈曲相をゆっくりと引き出し，患者さんの殿部が浮いたら一緒に車椅子側へ回転します（2-23）．
④ 着座時は車椅子から遠い側の腋窩で支えていた手で，ゆっくりとコントロールします（2-24）．

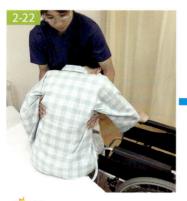
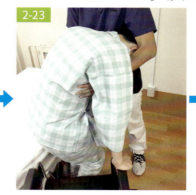
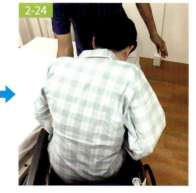

**注意**
- 介助者は脇で患者さんの頭部をしめつけてはいけません．

**ここがポイント**
- 後方へ突っ張る力が強い患者さんの場合は，着座時に車椅子ごと後方へ倒れてしまう危険性もあるので，体幹を前傾させながらゆっくり着座させましょう．

## 3. 背後からの介助

① スタートポジションをとります．
② 介助者は患者さんの後方に位置し，右手で介助ベルト，左手で腋窩を保持します（2-25）．
③ 患者さんを前方へ誘導し，屈曲相をしっかりと作り殿部を車椅子へ向けます（2-26）．
④ 介助ベルトを把持している手で着座スピードを調整しつつ，ゆっくり座ります（2-27）．

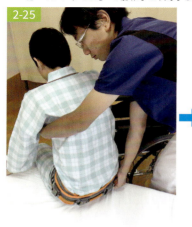
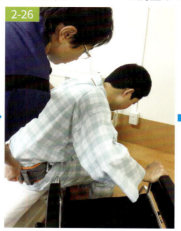
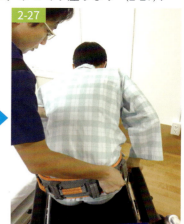

## 3. 全介助での移乗動作の実際

### 1. 全介助での移乗動作（膝もたれ法）

① スタートポジションをとります．
② 介助者は，車椅子の反対側にある足を患者さんの下肢の間に入れ，前後に足を開きます．
③ 患者さんの体幹を前傾させて膝にもたれるようにし，覆うように介助ベルトを握ります（2-28）．
④ 重心を後方へ移し，患者さんを引き上げます（2-29）．
⑤ 介助者は，腰を回転させて，患者さんの殿部を車椅子の上に移動させます（2-30）．

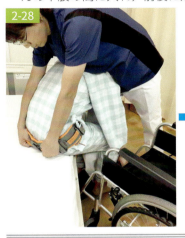
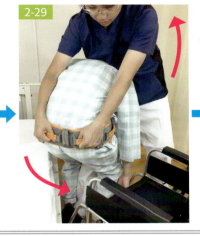
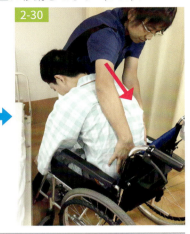

### 2. 全介助での移乗動作（かつぎ法）

① スタートポジションをとります．
② 介助者は，上体を患者さんの上体を肩で担ぐようにし，手で介助ベルトを握ります（2-31）．
③ 患者さんの体幹を前傾させ，肩で持ち上げるよう介助します．
④ 介助者は，腰を回転させて，患者さんの殿部を車椅子上に移動させます（2-32）．

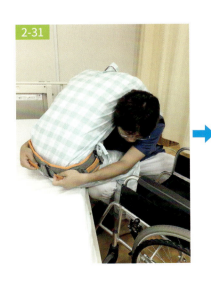
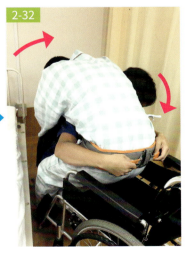

**ここがポイント**
・患者さんを一度後方へ移動させて反動を利用すると，楽に持ち上げることができます．

**臨床のコツ**
・膝折れの危険がある場合には，介助者の両膝関節の内側で患者さんの膝を挟み込み，膝を固定しましょう．

### 3. トランスファーボードの使用

米国のNational Institute for Occupational Safety and Health（国立労働安全衛生研究所）は腰部障害の観点から，椎間板にかかる力が3,400N以上の作業は行わないと定めています[2]．しかし，私たちコメディカルが日常行っている移乗動作では，容易に3,400Nを超えて，6,000N近くと報告されています[3]．

トランスファーボードの活用は，腰部への障害を防ぐ効果が期待できます[4]．まずは，残存機能や体格差を十分にアセスメントして，介助量が多い場合には，積極的にトランスファーボードを活用することをお勧めします．

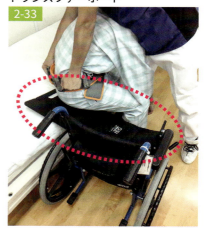

トランスファーボード
2-33

---

### 4. 2人で介助する場合の移乗動作の実際

① 車椅子をベッドと平行に設置し，患者さんの前後に介助者が1人ずつ立ちます．
② 後方の介助者は，患者さんの組んだ前腕部を背後から握り，前方の介助者は，車椅子側の上肢を患者さんの膝窩に入れます（2-34）．
③ 掛け声に合わせて患者さんを持ち上げ，車椅子に移動します（2-35）．

**ここがポイント**

- 持ち上げる際には，体幹を介助している介助者は患者さんの下肢方向へ，下肢を介助している介助者は患者さんの頭側方向へ重心を移動させると患者さんの支点が中心に集まり介助がしやすくなります．

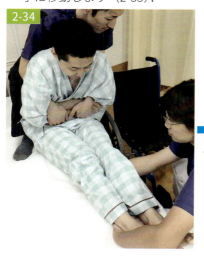

2-34

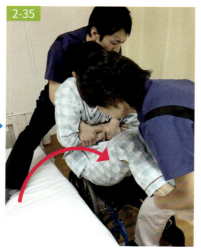

2-35

**注意**

- 点滴台をベッドと車椅子との間に配置すると，ラインがお尻の下敷きになるので危険です．移乗した後のポジジョンを予測して配置しましょう．

# Chapter 5 徹底解説！離床に必須の基礎技術

## Section 03 動作時の呼吸法と排痰に有用な呼吸介助手技をマスターしよう！

## A 動作時の呼吸法

息切れは，離床する患者さんにとって切実な問題です．喀痰の閉塞や動作による息切れは，呼吸法と排痰法を指導することで改善が得られ，楽に起きることができることがあります．ここでは離床時に問題となる，息切れと喀痰に対する対策法について説明します．

### 1. 口すぼめ呼吸

口をすぼめて「フー」とゆっくり，吸気の2～3倍の時間をかけて呼気を促す方法です．風車やシャボン玉などを使用すると，視覚的にわかりやすく効果的に練習できます．呼気の出口を狭くすることで，気道に陽圧がかかり二酸化炭素を吐き出しやすくなります．

> **注意**
> 呼吸状態の悪い患者さんに，ルーティンに口すぼめ呼吸を指導することはすすめられません．口すぼめ呼吸は，閉塞性肺疾患の患者さんに有用で，呼吸困難感を改善するなどの効果が報告[5]されていますが，拘束性肺疾患についてはエビデンスがあるとは言えず，効果が十分得られないこともあるので注意が必要です．

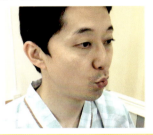

### ここがポイント

COPDの患者さんなど運動耐用能が低下している場合，動作時に息こらえをして，呼吸苦が増強します．動作に合わせて口すぼめ呼吸を行い，"息を吐く"ことを指導するようにしましょう．

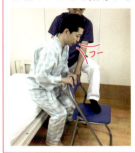 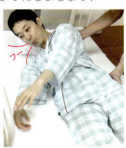

### 2. 効率的な自己排痰法 — ACBT —

#### 1. ACBT とは

自動周期呼吸法（ACBT：Active Cycle of Breathing Techniques）は，安静呼吸－深呼吸－強制呼気（ハッフィング・咳嗽）を周期的に行う排痰手技です．ACBTの効果は，排痰，呼吸音の改善，息切れの減少などが報告されており[6,7]，離床の前後に用いると有効な呼吸法です．また，特別な器具を必要としない点も利点としてあげられます．

#### 2. ACBT はどのようなときに有効か

一言でいえば「痰が出せそうで出せないとき」です．術後や臥床を強いられていた患者さんは，強い咳嗽ができず痰が出せないということがあります．そのような場合に，ACBTを用いることで，効率よく排痰することができる可能性があり，患者さんの負担も少なく，離床を継続することができます．

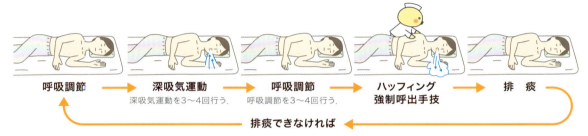

図1　ACBTの構成

### 3. ACBTの指導ポイント

患者さんに，始めから周期（サイクル）で行うように指導すると混乱します．4つのパートを区切って指導していくことがポイントです（図1）．

① **安静呼吸**：心を落ち着けるよう声かけしながらゆっくり呼吸します
② **深呼吸**：鼻から大きく吸って，口からゆっくり吐き出します．このとき口すぼめ呼吸を行って，呼気を少し長くするように声かけしながら指導します
③ **ハッフィング**：口を大きく「ハ」の形に開けて，強い呼気で「ハッ」と出します．患者さん自身に腹部を当ててもらうか，スタッフが呼吸介助を併用すると，呼気を強く出すことができるので，排痰を促すのに効果的です．
④ **咳嗽**：咳嗽反射が弱い場合は，ハッフィング同様に腹部に手を当てる，呼吸介助を併用すると効果的です．

## 3. 気道の加湿
　ー痰を柔らかくする工夫ー

### 1. 脱水状態ではないか

術後や疾病により臥床傾向の患者さんは，飲水制限や利尿の促進から脱水傾向となり，喀痰の粘調度が高くなり排痰困難となります．"痰が硬い"と感じたときに，すぐに加湿器や含嗽（うがい）を考える前に，脱水のアセスメントを行い，体水分バランスを見直しましょう．

### 2. ぬれタオルを室内にかける

室内の湿度を保つために，ぬれタオルをかける方法は有効です．この方法のメリットは，特別な器具を必要とせず簡便に加湿することができることです．注意点としては，感染対策の観点から，清潔なタオルをしようするようにしましょう．

### 3. 含嗽（うがい）

大部屋などで「ぬれタオルをかける方法」が使えない場合，含嗽（うがい）を頻繁に行いましょう．自分で管理できる患者さんであれば，水飲み・ガーグルベースン・ティッシュを3点セットとして手の届く範囲に置き，含嗽してもらうのが良策です．

ただし，意識障害・せん妄のある患者さんや，嚥下障害が疑われる患者さんでは，誤嚥する可能性があるので禁忌となります．

### 4. マスクをする

マスクをすることでも気道の乾燥を予防することができます．ぬれタオルや含嗽のように感染や誤嚥のリスクがないので，安全な方法です．

---

**豆知識**

**加湿器は効果がないの？**

加湿器の効果はありますが，感染への配慮が必要となります．実際に加湿器を原因とした院内感染の発生が報告されています[8]．加湿器を使用する際は，器具の清掃・消毒を頻繁に行う必要があります．また，超音波式ではなく，殺菌効果のある加熱式を用いる方が良いとされています．

リスクと清掃・消毒の業務負担から考えると，先に紹介した1から4の方法の方が，低リスクで簡便に加湿ができると考えられます．

## B 徒手的呼吸介助手技

この項では，離床の補助手段として行なわれる「徒手的呼吸介助」のコツを紹介します．徒手的呼吸介助手技の理論の詳細は，成書[9-13]を参照してください．

### 1. 徒手的呼吸介助手技とは

徒手的呼吸介助手技は，胸郭に手をあて，呼気を介助することで，排痰を促したり，動作による息切れを改善させる手技です．

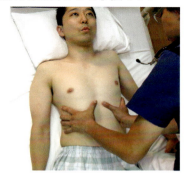

呼吸介助の詳しいエビデンスと考え方は，「実践！早期離床完全マニュアル1」をご覧ください．

### 2. 徒手的呼吸介助手技のエビデンス

徒手的呼吸介助手技を行うだけで，肺炎を予防したり，入院期間を短縮させるといった中期的なアウトカム（研究における指標）は改善しません．一方で，換気量の増加や痰の移動といった短期的なアウトカムは改善するというエビデンスが存在します[14,15]．こうしたエビデンスをもとに，徒手的呼吸介助手技の適応を3つに絞り，臨床で用います．

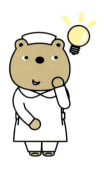

表1 徒手的呼吸介助手技の適応

| | |
|---|---|
| 1) | 中枢気道付近に存在する喀痰をより中枢側へ移動させたい場合 |
| | Ex. 触診にて痰の貯留は確認できているが，気管内吸引をしても吸引チューブが痰の部位までに届かなかった場合 |
| 2) | 深呼吸を促通したい場合<br>※意識障害がある場合を除く |
| | Ex. 手術後疼痛による恐怖感により，一回換気量の少ない浅い呼吸パターンを示している場合 |
| 3) | 呼吸困難感を軽減させたい場合 |
| | Ex. 動作時の息こらえにより呼吸困難感が出現した場合 |

## 3. 徒手的呼吸介助手技の実施法

### Q どのように触れればよいですか？

**A トータルコンタクト（用手全面接触）を意識しましょう**

徒手的呼吸介助手技を実施する場合，指先や母指球に強く圧がかかりやすくなりますが，患者さんは不快感・痛みが生じるため注意が必要です．手のひらから指先まで一定の圧になるように触りましょう．これを「トータルコンタクト（用手全面接触）」といいます．

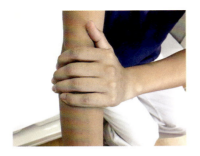

### Q 押す強さはどのくらいですか？

**A ビーチボールの空気を抜くときの強さです**

押す強さのイメージとしては，「ビーチボールの空気を抜く強さ」が最も近いイメージです．ビーチボールはいくら強い圧で押しても急に空気は抜けません．胸郭も同じで，一気に強い力で押すのではなく，ゆっくりを呼気に合わせて胸郭に圧をかけ，空気が抜けていくのを"待つ"のがポイントです．

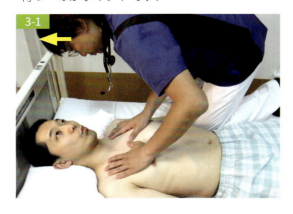

3-1

### Q 介助する方向は決まっていますか？

**A 一言でいえば「胸郭がしぼむ方向」です**

胸郭の動く方向は性差や個人差が大きいため，患者さんの胸郭の運動方向に合わせて実施することがポイントです．

### Q 何回くらい実施すると効果がありますか？

**A 回数で決めず，アウトカムで判断しましょう**

患者さんごとに呼吸状態や予備能に差があるため，「○○回実施すれば必ず良くなる」とはいえません．重要なことは，回数よりも目指すアウトカム（$SpO_2$，呼吸困難感，排痰）について改善が得られることです．

また，アウトカムの改善が得られない場合は，無闇に手技を継続せず，徒手的呼吸介助手技では改善が困難であると，真摯に手技の限界を認め，別の手段を検討することも重要な姿勢です．手技の実施と，得られる結果に対する手技継続の意思決定フローチャートを図に示します．

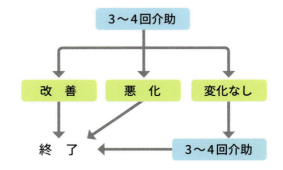

図　徒手的呼吸介助手技継続の意思決定フローチャート

※1回の介助を1呼吸サイクルの介助とした場合で表示．

## 5. 体位別におさえる 徒手的呼吸介助手技の実践ポイント

### 1. 背臥位編

#### ①上部胸郭に対する徒手的呼吸介助手技

**胸郭の運動方向**

上部胸郭は，吸気時に斜め45度上方へ膨らみ，呼気時に斜め45度下方へしぼんでいくような動きをしています．

**手の当て方**

- 中指を鎖骨の中心に当て，前胸部を掌側で覆うように密着させます（3-2）．

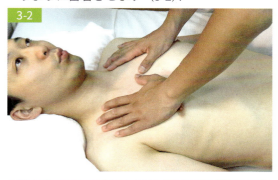
3-2

**実施方法**

① 吸気時には，手を当てておくだけで，胸郭が斜め45度上方に膨らんでいく動きを妨げないでください．
② 呼気開始時より介助者は前方へ重心を移動しつつ斜め45度下方に介助していきます（3-3）．

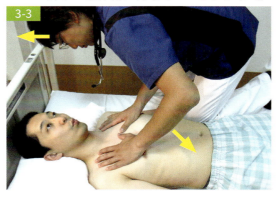
3-3

#### ②下部胸郭に対する徒手的呼吸介助手技

**胸郭の運動方向**

原則は当てた手が，呼気の際に胸郭がしぼんでいく方向に手技を行います．基本的な方向は，①胸郭が呼気に尻側に下がる方向，②下位肋骨が臍の方向に近づく方向の2つです（3-4）．

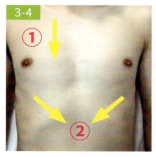
3-4

**手の当て方**

- 両方の母指を剣状突起に合わせます．
- 両手を側胸部の方向に広げ密着させます．

**実施方法**

① 呼気時は，胸郭を下方にさげつつ，左右の肋骨を少ししぼませるように介助します（3-5）．
② 吸気時には，胸郭が膨らみながら頭側に移動する動きを補助するように介助します．

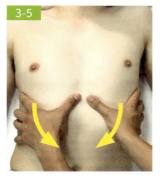
3-5

**注意**

心臓マッサージのように，胸郭を床方向に押すベクトルの圧はかけないでください．痛みの原因となります．

## 2. 前傾側臥位編

換気効率改善体位として前傾側臥位をとりながら，徒手的呼吸介助手技を実践する場面は，臨床でも多くあります．

### 胸郭の運動方向

基本の動きは2つです．前傾側臥位での胸郭の動きは①中腋窩線を中心に吸気で前後径が膨らみ，呼気で縮まります．また，②頭尾方向の動きが大きく，吸気で頭側に呼気で骨盤方向へ移動します（3-6）．柔軟性の高い女性では下位の肋骨が腸骨に接してしまうほど動く方も稀にいます．

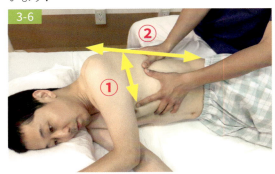

### 手の当て方

- 中腋窩線に沿って，両母指を置きます．
- 前胸部の手を中指が剣状突起に位置するように置きます．
- 後胸部の手を示指が肩甲骨の下縁に位置するように置きます．手が小さい方は，手を少し開いて胸郭を覆う形にするとよいでしょう（3-7）．

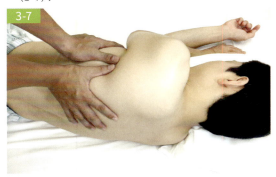

### 実施方法

① 呼気時に，介助者は前方へ重心を移動しつつ，中腋窩線を中心に縮む動きを介助しつつ，骨盤方向に下方へと介助していきます（3-8）．
② 吸気時には，前側では，胸郭が膨らむ動きを，後側では上方へ移動していく動きを補助するように介助します．

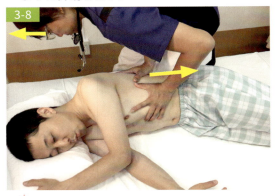

### 注意

加える圧は，介助者が体重移動することで，自然に手に圧が加わります．上肢の力で無理に押さないでください．過剰な圧は，痛みや肋骨骨折の原因となります．

### ここがポイント

介助を行うときに，肋間から指がずれないことが大切です．よく肋間から指がずれて，軟部組織をゆすっているような介助を行っている人を見かけます．最初のコンタクトで患者さんが不快にならない程度の圧をかけ，肋間から手がずれないように配慮しましょう．

## 3. 腹臥位編

### 胸郭の運動方向

腹臥位の胸郭の動きはシンプルです．吸気時に床に対して真上へ膨らんできます．呼気時には真下へしぼんでいきます．この動きは，単純な上下運動に近くなります．

### 手の当て方

両手を肩甲骨の下縁に沿ってトータルコンタクトで密着させます（3-9）．（肩甲骨の下縁から3横指まで位の位置あたりまでが肺の位置といわれています）

### 実施方法

① 吸気時には手を当てたまま，胸郭が膨らむの動きを妨げないで下さい．
② 呼気時に，下方向（床方向）に介助していきます（3-10）．

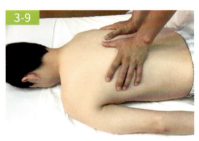

3-9

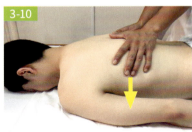

3-10

> **注意**
> 背面の胸郭の可動性はわずかです．介助の強さに注意しましょう．喫煙歴のある男性や長期臥床の患者さんではほとんど動かないこともあります．

## 4. 端座位編

### 胸郭の運動方向

端座位になったからといって複雑に考える必要はなく，背臥位の胸郭が立てに起きたと考えてください．基本的な方向は，①胸郭が呼気に尻側に下がる方向，②下位肋骨が臍の方向に近づく方向の2つです（3-11）．

### 手の当て方

両手を肩甲骨の下縁に沿ってトータルコンタクトで密着させます．（肩甲骨の下縁から3横指まで位の位置あたりまでが肺の位置といわれています．
- 両方の母指を剣状突起に合わせます（3-12）．
- 両手を側胸部の方向に広げトータルコンタクトで密着させます．

### 実施方法

① 吸気時には，手を当てておくだけで，胸郭が膨らみながら頭側に移動するのを妨げないようにします．
② 呼気時には，胸郭を下方にさげつつ，左右の肋骨を少ししぼませるように介助します．

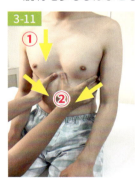

3-11

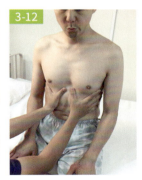

3-12

> **注意**
> 背臥位での介助とは異なり，介助者の体重移動が十分使えません．よって手のみで介助を行うことになります．指先・母指球に圧が集中しないよう注意しましょう．

5-03 動作時の呼吸法と呼吸介助手技をマスターしよう！

# Chapter 5 徹底解説！離床に必須の基礎技術

## Section 04 関節拘縮を予防しよう！

### A 関節拘縮とは

拘縮とは，関節外（筋肉，靱帯，関節包，皮膚など）の軟部組織に生じた変性が原因で，関節が硬くなってしまった状態です．関節拘縮は，さまざまな疾患を理由に臥床を余儀なくされ，長期間にわたって関節を動かさないことで起こります．

拘縮は一度起きてしまうと改善が困難で，離床後の歩行をはじめとする日常生活の大きな阻害因子となります．

#### 2. 関節拘縮の予防は先手必勝！

重症な患者さんのように自分で動くことができない場合には，他動的に関節可動域（ROM：Range of Motion）運動を行うことが大切です．関節を動かすことで，関節可動範囲を維持し，拘縮を予防することができ，在院日数の短縮，生活の質（QOL：Quality of Life）を改善させます．さらに，静脈還流量や酸素消費量が増加し，DVT予防，人工呼吸器の早期離脱にも関与します[16]．

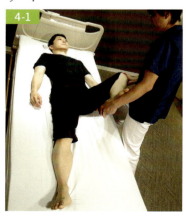
4-1

### B 関節可動域運動を行うコツ

**Q** どのように行えばいいの？

**A** やさしく，愛護的に触れることが大切です．タッチは，ボディランゲージとしても通じるものです．相手と直接接触するため，こちらの意図は，漠然と患者さんに伝わります．患者さんが不安にならないように，接触面を多くするようにしましょう．指先で把持することを避けて，手のひらを中心に包み込むようにします．

**Q** 自分の位置はどこがいいの？

**A** 関節可動域運動を行う際，実施者は無理のない体勢で行うことが大切です．腰への負担を考え，ベッドの高さを調節します．また，関節運動を行う側のベッドサイドに立ち，動かす関節をできるだけ自分に近い位置に置くようにしましょう．また，患者さんの表情確認のために，常に表情が見える位置にいることも大切です．

**Q** 痛みが出てもいいの？

**A** 痛みを起こさないようにしましょう．痛みを伴う関節運動は，過用・誤用を引き起こし，関節拘縮の原因や増悪につながります．過剰な範囲での関節運動を避け，患者さんの表情や関節運動に対する抵抗感に注意を払いながら，ゆっくりと愛護的に実施しましょう．

**Q 何回やればいいの？**

**A** 運動の回数・時間は，1つの関節で5〜10回程度，1日に1〜2回が一般的です．筋緊張が亢進している患者さんに対しては，回数を多めに（4〜5回程度）行いましょう．またストレッチングでは，筋肉の伸張性を得るためには20〜30秒間の持続伸張が必要となります．また，継続して行うためには，ケアに関わるスタッフ・家族を巻き込んで行うとよいでしょう．

**Q 硬い患者さんに行う工夫は？**

**A** 温熱療法の併用します．筋緊張が亢進している場合などでは，リラクゼーションや温熱療法（温かいタオルで温めるなど）後に行うと，筋緊張が和らぎ関節運動が行いやすくなります．ただし，急性期で炎症症状がある場合，出血傾向のある場合などでは，温めるのは禁忌となるので注意しましょう．

## C 関節可動域運動の手順

まず患者さんの状態を把握し，その原因を予想して治療手技を選択する必要があります．そして，手技を行なった後にどのような効果があったか評価します．

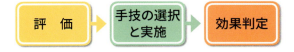

### 1. 評　価

#### 1. 問診〜聴いてみる〜

患者さんが体を動かす時に痛みを訴えたら，必ず痛みの評価を行います．「①いつ，②どこが，③どのように，④どのくらい」痛いのかなどを聴取します．痛みの部位を把握し，どのような時に，どの程度の痛みが生じるかをしっかり聞き取りましょう．

▶ 詳しくは，P.46 参照

▶ フィジカルアセスメント完全攻略 Book　P.100 参照

### 2. 視診・触診

患者さんが訴える疼痛部位を直接見て観察します．なるべく広範に肌を露出させ，疼痛を訴えている部位に発赤・皮下出血・腫張など異常がないか確認します．次に熱感がないかを確認します．筋肉や関節などに炎症がある場合は，熱感があるため，必ず確認しましょう．また臥床，呼吸筋の過緊張・過収縮が筋肉に短縮や硬結をもたらすことにより，動作時に疼痛を引き起こすことがあります．痛みを訴える部位の筋肉の硬さも評価しましょう．

### 3. 実際に動かしてみる

関節可動域運動に入る前に，可能な範囲で他動運動を行い，制限のある関節の可動域や最終域感（End-Feel）を把握することが重要です．最終域感をアセスメントすると表1に示すSoft，Firm，Hardという3つの異なる感覚を得ることができます．

**表1　最終域感の種類**

| 種　類 | 停止感 | 例 |
|---|---|---|
| Soft | 筋肉が接近する場合や伸張による停止感 | 肘・膝関節の屈曲 |
| Firm | 関節包や靱帯が伸張された停止感 | 股・肩関節の内外旋，足関節の背屈 |
| Hard | 骨と骨の接触による停止感 | 肘関節の伸展 |

▶ フィジカルアセスメント完全攻略 Book　P.92 参照

## 2. 手技の選択と実施

どの手技を選択するかは，最終域感から判断します．関節の最終域感からは，その制限因子が予測できるため，手技の選択に有効です（表2）．手技が決まったら，関節拘縮の存在する部位に手技を加えます．

表2　End Feelとアプローチの選択

| 構造的因子 | end feelの種類 | 手　技 |
|---|---|---|
| 皮膚・皮下組織 | Soft | マッサージ，ストレッチング |
| 筋　肉 | Soft | マッサージ，ストレッチング |
| 腱・靭帯・関節包 | Firm | ROMex（関節モビリゼーション） |
| 骨　性 | Hard | 禁　忌 |

### 1. マッサージ

**軽擦・強擦法**

**手　技**

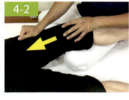

① 治療目標としている部位に軽く圧迫をします．
② 手掌（手の平）部を使い，末梢から中枢へ撫でるよう行います（4-2）．

**揉捻法**

**手　技**

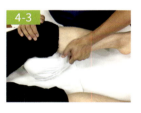

① 皮膚や表層にある軟部組織などを手前に緩めます．
② 治療目標としている部位に軽く圧迫をしながら揉みほぐします（4-3）．

### 3. 効果判定

手技を行う前後で筋の硬さや関節可動域の角度を評価します．痛みのスケールを使って痛みの変化をみても良いでしょう（表3）．角度や痛みが改善した場合，手技の継続を検討します．

▶詳しくは，P.49参照

### 2. ストレッチング

**静的圧迫法**

**手　技**

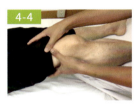

① 筋硬結などの筋肉が硬い部位に母指や手掌を当てます．
② 痛みが出ない範囲でゆっくりと圧迫を加えます（4-4）．

**持続伸張法**

**手　技**

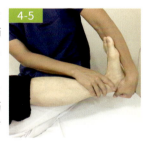

① 必ず一方は固定をし，もう一方の関節を筋肉が伸張する方向に動かします．
② 20〜30秒間以上をかけて持続的に筋肉を伸張します（4-5）．

表3　VASを用いた疼痛の評価

|  | 実施前 | 実施後 |
|---|---|---|
| 7/10 | 7.5 | 5.5 |
| 7/11 | 7.5 | 5.0 |
| 7/12 | 6.0 | 4.5 |

# D 関節可動域運動の実際

 上肢

## 1. 肩甲骨周囲筋のマッサージとROM ex.

　肩関節の運動を円滑に行うためには，肩甲骨の可動性を学ぶことが重要です．

　肩甲骨の運動を行ったうえで，上肢の運動へと進めます．

### 手技

① 患者さんを側臥位とし，片手を肩甲骨に，もう一方の手を肩関節前面にあてます．
② 肩甲骨を上下方向・内外方向にゆっくり動かします（4-6）．

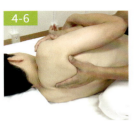

### ここがポイント

- 清拭などで側臥位をとった時に行うと効率的です．
- 呼吸に合わせて行うと呼吸機能の改善にもつながります．「吸気─上外方向」⇔「呼気─下内方向」に動かすのがポイントです．

## 2. 肩関節のROM ex.（屈曲・回旋）

### 手技

① 患者さんの肘関節又は手首付近をしっかり持ち，上肢を頭側へ動かします．
② 外側へ円を描くように回転運動を行います．描く円が，徐々に大きくなるように動かします（4-7）．

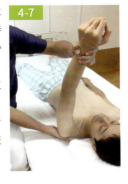

### 注意

- 弛緩性の麻痺がある患者さんは，亜脱臼を起こしている可能性があります．過剰な範囲で動かすと痛みの原因となる場合があるため，運動の開始時の屈曲は約90度にとどめます．

## 3. 肘関節のROM ex.

### 手技

① 片方の手で患者さんの肘関節を下から支え，もう一方の手で手首を持ちます．
② 患者さんの手の平を上に向けた状態で，肘を曲げ伸ばしします（4-8）．

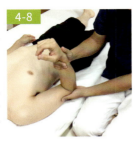

## 4. 手首と指のROM ex.

### 手技

① 患者さんの肘をベッドにつけたまま安定させ，片方の手で手首をしっかり持ちます．
② もう一方の手で，患者さんの手の甲からゆっくり優しく包み込むように握り，手首を曲げていきます．
③ 患者さんの手を握手するように握り，手首を回すように動かします．
④ 母指球から手のひらを開くように伸ばし，もう一方の手で他の四指をまとめて伸展し，手首を反らせていきます（4-9）．

5-04 関節拘縮を予防しよう！

## 下　肢

### 5-1. 股関節と膝関節のROM ex.

　座位を獲得するためには，股関節が90度以上屈曲する必要があります．外転・外旋角度に制限があると，下衣やオムツの交換時に支障をきたします．

> 手　技

① 踵，膝を支えて，下からしっかり持ち上げます．
② ゆっくりと股関節・膝関節を曲げていきます．
③ 股関節を中心に，下肢を回転させるように動かします．上肢と同様，小さい円から徐々に大きな円を描くように動かしていきます（4-10）．

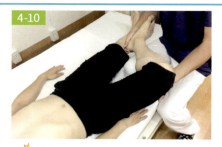

> 注　意

- 人工股関節の患者さんでは，屈曲・内転・内旋が脱臼肢位となります．過度な屈曲および内股にならないように注意しましょう．

### 5-2. ストレッチング（持続伸張）

> 手　技

① 股関節を可能な限り屈曲位とし，膝を曲げた状態から開始します．
② 一方の手で膝を固定します．
③ もう一方の手で踵を持ち，ゆっくりと膝を伸ばしていきます（4-11）．

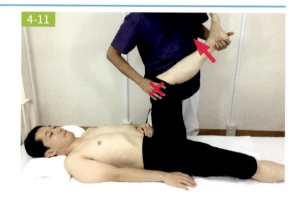

### 6. 足関節のROM ex.

　尖足がある患者さんは，離床の段階で足底が床に接地できず，立ち上がりや立位バランスに悪影響を及ぼします．しっかり予防しましょう．

> 手　技

① 踵を包み込むように把持します．
② 前腕を，患者さんの足底に接触させます．
③ 踵を持った手を下方向へ引っ張ります．
④ ゆっくりと足底にあてた前腕を倒していきます（4-12）．

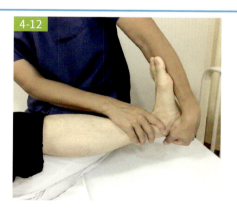

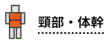 **頸部・体幹**

### 7-1. 頸部のROM ex.（屈曲・回旋）

後頸部の筋緊張が高くなる疾患では前弯が強まりますが、枕やヘッドアップの方法が悪い場合は後弯（首がお辞儀した状態）となります．

後弯の状態で、ベッド上端座位や椅子座位を取ると、頭が上がらず、座位の安定・嚥下の妨げとなります．

**手技**

① 両手の指を患者さんの後頸部にあて、首の弯曲にそって軽く持ち上げます．
② 患者さんの後頭部を把持し、左右の回旋運動を行います．
③ 手のひらで患者さんの後頭部を支え、臍を見るように首を屈曲させます（4-13）．

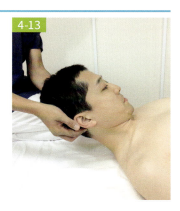
4-13

### 7-2. 体幹のROM ex.（回旋）

長期臥床の患者さんの場合、自重で腰椎の前弯がなくなり、後弯が強くなります．このような状態では、腰が持ちあがりにくく、座位を取らせても背中が伸びません．

そのため股関節がやや屈曲傾向にあり、膝を立てて寝ている事が多くなります．

**手技**

① 患者さんの両膝を立てます．
② 患者さんの膝をたおし、骨盤をささえ、左右に腰をひねります（4-14）．

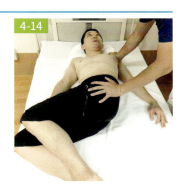
4-14

 **ここがポイント**

・呼吸とタイミングを合わせて実施すると効果的です．回旋時には呼息し、吸息は中間位で行いましょう．

**注意**

・ストマや導尿カテーテルの位置に注意しましょう．
・人工股関節の患者さんに対する内旋・内転は禁忌です．
・鼠径部の人工血管やカテーテルにも注意する必要があります．
・腰椎の手術後は禁忌です．

### 7-3. ストレッチング（持続伸張）

**手技**

① 両母指を、脊柱起立筋の筋腹に置きます．
② 棘突起外側に沿って、上方へすべらせながら圧迫します．
③ 筋肉が硬い場所をみつけたら動きを止め、やわらかくなるまで圧迫します（4-15）．
④ 位置を上下にずらし、①～③を繰り返します．

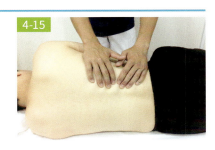
4-15

203

**Mobilization Assistance Technique**

_____ 様　関節可動域運動メニュー

## ① 上肢

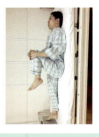
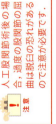

☐ テーブルにタオルを用意し、両上肢を載せて滑らせる。

方法：テーブルにタオルを用意し、上肢をのせ、ゆっくりと体を前に倒しながら両上肢を滑らせていきます。

☐ 指はしご

方法：壁を利用し上肢を挙上していきます。指で壁を登るように動かして、少しずつ可動域を大きくしていきます。

☐ 手関節背屈・手指伸展

方法：肘をテーブルにつけ、もう片方の手で、ゆっくりと手関節・手指を伸ばしていきます。

⚠ 注意：肩関節の内旋位は意識せず、痛みが生じないように行います。

ポイント！ 体幹は伸展位のまま、前方に倒します。

## ② 下肢

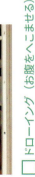

☐ 股・膝関節屈曲

方法：背臥位で片側の下肢を膝の下から両上肢で抱えるように持ちます。膝を体に引きつけるようにして大殿筋のストレッチを行います。また下肢を抱えた状態で下肢の力を抜くようにして膝の屈曲を行います。

☐ 膝関節伸展

方法：長座位で体幹を前屈し、大腿後面の筋（ハムストリングス）のストレッチを行います。

⚠ 注意：人工股関節術後の場合、過度の股関節の屈曲は脱臼の恐れがあるので注意が必要です。

## ③ 足関節

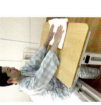

☐ 足関節背屈

方法：立位で椅子や壁など安定したものにつかまり、片側の下肢を後方に引いて、引いた側のアキレス腱を伸張し伸ばしていきます。

ポイント！ つま先の向きは正面を向くようにしましょう。

## ④ 体幹

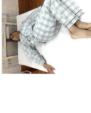

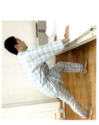
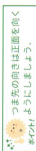

☐ 屈曲

方法：背臥位で両脚を抱えます。抱えた脚を体に引きつけるようにして体幹後面を引き伸ばしていきます。

ポイント！ 枕を高くして行うと効果的です。

☐ 回旋

方法：背臥位で両膝を立てた状態にし、両脚を一側に倒していきます。

☐ ドローイング（お腹をへこませる）

方法：背臥位で両膝を立てた状態にし、息を吸ってお腹を膨らませ、次にゆっくりと息を吐きながらお腹をへこませます。お腹をへこませた状態で10秒間キープします。

※転倒、転落しないよう環境を整えて行いましょう。
※☐の入っている運動を5～10回行いましょう。

© 日本難病学会

Mobilization Assistance Technique

Chapter 5 徹底解説！離床に必須の基礎技術

Section 05 患者さんがひとりでに回復！病棟で簡単にできる運動療法

## A 病棟で運動療法を実施する際のポイント

病棟で早期から運動療法を実施する目的は，離床を円滑に進めるために，①関節拘縮や筋力低下を予防すること，②深部静脈血栓症を予防すること，③合併症を予防すること，などが挙げられます．しかし，やみくもに運動療法を実施すると，症状の悪化を招いてしまったり，運動の効果が得られないことがあります．実施上のポイントに沿って，安全に運動を指導しましょう．

### 実施上のポイント

① 運動機能のスクリーニングを行い，介助量を推察します． ▶詳しくは，P.51 参照
② 各アセスメントを確認して運動負荷を決定します．
③ 呼吸を止めると血圧の変動が生じるため，動作時の呼気を促します．呼気のタイミングが難しい場合には，数を数えてもらうと呼吸を止めずに運動が行えます．
④ 開始当初は，軽い運動から始め，ゆっくり進めることが大切です．自覚症状の悪化や息切れ，むくみ，尿量などを確かめながら，徐々に運動時間を延長していきましょう．
⑤ 離床を第一に考え，"運動補給"としての必要性を判断し，実施することが重要です．

## B 背臥位姿勢での運動

### 上肢

#### 1. バンザイ運動

**適応**
- 上肢の可動域を維持したい患者さん
- 胸郭の柔軟性を維持したい患者さん

**方法**
- 前方で手を組み，肘関節を伸展させたまま頭上まで挙上します．

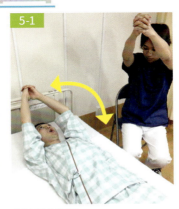

5-1

上肢挙上運動

### ここがポイント

- 深呼吸を合わせる（挙上時に吸気，下垂時に呼気）ことで，呼吸訓練（Silvester法）になります．
- 自動挙上できない場合は挙上を介助しながら促します．

### 注意

- 肩関節に疾患や拘縮のある患者さんの場合は，疼痛が増悪しない範囲で行います．

## 2. プッシュアップ運動

**適応**
- 起き上がり時のプッシュアップが弱い患者さん
- 座位姿勢などで上肢の支持が弱い患者さん

**方法**
- 患者さんの上肢を把持し，患者さんの挙上動作に合わせて介助します．

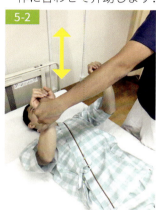

プッシュアップ運動

**ここがポイント**
- 息をとめないように注意しましょう．
- 筋力が強い患者さんには，少しずつ抵抗をかけていきます．またペットボトル（500mL程度）を持ち，拳上する方法であれば患者さん1人でも実施可能です．（使用するペットボトルは，液体を誤飲しないよう，しっかりガムテープ等で固定しましょう）

**注意**
- 抵抗をかけた時に患者さんの手が震えるようであれば抵抗の負荷が高いと判断します．
- 胸骨正中切開を行った患者さんには胸骨離開の可能性があるため禁忌です．

## 3. 肘で床押し運動

**適応**
- 寝返りに介助を要する患者さん
- 体圧を自己分散できない患者さん

**方法**
- 肘を90度に曲げた状態で，肘でベッド面を押すように指示します．
- その際介助者は肩甲骨をベッド面から浮かすように誘導します（5-3）．

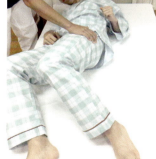

肘で床押し運動

**ここがポイント**
- 動作が難しい場合は，膝を立て，体幹を回旋することで寝返り動作に結びつけます．

**注意**
- 腰や頚部に負担がかかりやすい運動なので，反動を使ったり無理に身体を捻じらないように注意をします．

### 4. 寝返り準備運動

**適応**
- 寝返りに介助を要する患者さん
- 体圧を自己分散できない患者さん

**方法**
- 背臥位がスタートポジションです．そこから寝返る側のベッド柵を，ベッド柵とは反対側の上肢でつかむよう指導します．
- その際，介助者は肩甲骨と骨盤を介助し，寝返る方向へと誘導します（5-4）．

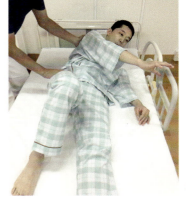

寝返り準備運動

**ここがポイント**
- ベッド柵が近すぎても遠すぎても，運動効果は低下します．届かなさそうで届く位置にベッド柵がくるように，あらかじめ側方移動を行い，距離を調整しておきましょう．

**注意**
- 急な頚部の回旋はめまいや浮遊感など不快な症状の原因となります．ここで離床の芽を摘まないように，粘り強くサポートしましょう．

---

## 下肢・体幹編

### 1. 足関節底・背屈運動

**適応**
- 深部静脈血栓を予防したい患者さん
- 軽度の腓骨神経麻痺等により背屈運動が不十分な患者さん

**方法**
- 足関節の底屈と背屈運動を交互に行います．底屈・背屈それぞれゆっくり3つ数えてもらいましょう．最後に大きくつま先で円を描くように足首を回します（5-5）．

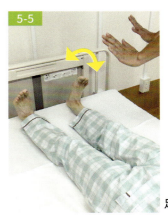

足関節底・背屈運動

**ここがポイント**
- 背屈時は足指を伸展するように，底屈時は足指を屈曲するように運動を行いましょう．
- 足関節の回旋運動は静脈血流速度を最も上げる効果があります[17]．

**注意**
- 脳血管障害，心疾患を有する患者さんでは，下肢の挙上に注意が必要です．
- 腓腹筋の短縮により，背屈運動が十分にできないことがあります．その際は，あらかじめ軽度膝を屈曲させて行います．

## 2. ボールキッキング運動

**適応**

- 下肢の筋力低下を認める患者さん
- 立ち上がり動作が困難な患者さん

**方法**

- 足底をしっかりボールに当て，膝軽度屈曲位より伸展方向に押し付けます（5-6）．
- ボールキッキングは，極力弾力性のあるボールを使用して行います．

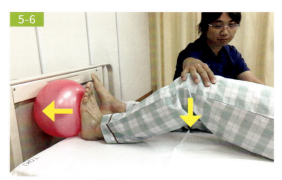

ボールキッキング運動

 **ここがポイント**

- 立ち上がり動作の事前準備として行うと有用です．
- ボールの反動を使って下肢の屈伸をするのではなく，ゆっくり屈伸し，できれば膝は伸ばしきらないようにして，筋収縮時間を長く取ることが鍵になります．

 **注 意**

- 下肢の屈伸運動では腹筋にも力が入るため，上・下腹部術後の患者さんでは疼痛の増悪に注意が必要です．

---

## 3. ヒップアップ運動

**適応**

- 自力で挙上できない患者さん
- 座位姿勢などで支持が弱い患者さん

**方法**

- 患者さんの殿部を下支えし，患者さんの挙上動作に合わせて介助します（5-7）．

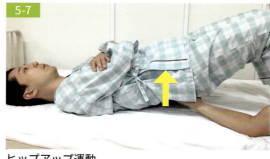

ヒップアップ運動

 **ここがポイント**

- 挙上困難な患者さんは「尻を閉める」イメージから開始します．
- 片足のみしか膝を屈曲できない患者さんは，片側のみでも実施できます．
- 足底にボールを配置した場合では難易度がアップできます．

**注 意**

- 腰部疾患を有する患者さんの場合，無理な挙上を避け，疼痛の生じない範囲で行います．
- この運動は特に息をとめて運動する方が多いので，息を吐きながら行うことを意識しましょう．

## C 座位姿勢での運動

### ヘッドアップ

#### 1. リーチ運動

**適応**
- 端座位が安定しない患者さん
- 座位バランスや持久力を向上させたい患者さん

**方法**
- ヘッドアップ座位の姿勢で，体の前方に置いたオーバーテーブルなどにある対象物に手を伸ばしてきてもらいます．

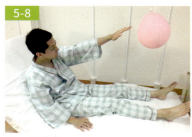

リーチ運動

**ここがポイント**
- 対象物の距離は，ヘッドアップ座位で上肢を伸ばした指先から10cmほど前方に置くところから開始します．対象物を徐々に遠くに配置したり，左右に位置を変えることで使用する筋肉の活動が変化します．
- 対象物の例は紙風船やティッシュなどです．物を置きに行くなど目的を作るとモチベーションが上がります．

**注意**
- リーチ努力をしすぎた結果，ベッドから転落することがないよう配慮が必要です．
- 腹部に創のある患者さんが強い痛みを訴える場合は禁忌です．

### 端座位

#### 1. ピーナッツボール運動

**適応**
- 端座位が自立しない患者さん
- 座位バランスや持久力を向上させたい患者さん

**方法**
- ベッドサイドで端座位をとった際に，背面にピーナッツボールを設置し，そこにもたれます．そこから起き上がり端座位に戻ったり，再びもたれたりと反復して練習します．

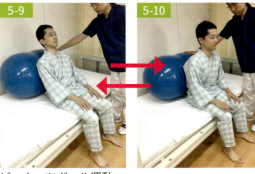

ピーナッツボール運動

**ここがポイント**
- ベッド座面高が高すぎて，足が床に接地していないと，端座位姿勢は不安定となります．足底が床につくよう，ベッド座面高を調整して下さい．

**注意**
- 端座位になった際に前方や側方にバランスを崩すことが考えられます．転倒転落には十分配慮しましょう．
- 意識が清明でない患者さんは禁忌です．

## 2. 膝上げ・膝伸ばし運動

### 適応
- 下肢の筋力低下により起立動作に支障をきたしている患者さん
- 起立性低血圧の予防・改善を目的に，静脈還流の促進を必要とする患者さん

### 方法
- 膝上げ運動：端座位より片側の股関節を屈曲させます（5-11）．
- 膝伸ばし運動：端座位より足関節を背屈させた状態で，片側下肢の膝を伸展させます（5-12）．

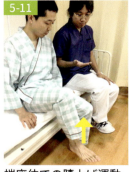

端座位での膝上げ運動

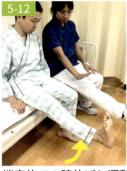

端座位での膝伸ばし運動

### ここがポイント
- この運動を行うことで起立動作にどの程度介助を要するか予測することができます．
  ▶ 詳しくは，P.51 参照

### 注意
- 脳血管障害を有する患者さんや，座位保持が不安定な患者さんでは，下肢の運動に伴いバランスを崩すことがあるので，注意が必要です．

---

## D 立位姿勢での運動

### 立 位

#### 1. 背伸び運動・スクワット運動

### 適応
- 立位バランスを向上させたい患者さん
- 歩行を自立させたい患者さん

### 方法
- 介助，もしくはベッド柵などの固定物を把持して行います．
- 立ち上がる際は固定物を引っぱって立つのではなく，押すようにして立ち上がります．

- 立位姿勢で踵をゆっくりあげます（5-14）．（背伸び運動）
- 立位姿勢で膝の屈伸をゆっくり行います（5-15）．（スクワット運動）

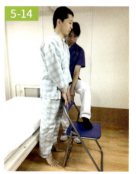

背伸び運動

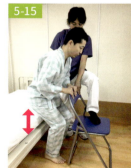

スクワット運動

### ここがポイント
- 立位時に膝を伸ばしきらずに，少し曲げた状態の運動をすることで，歩行時の膝の使い方を学習することができます．

### 注意
- 過負荷とならない回数から始めましょう．
- この運動で筋力や持久力を評価しておくと，次のステップである歩行を行う際に『どの位の介助』で『どの位歩かせる』のか目安となります．

# ____様 病棟リハビリメニュー

© 日本離床学会

## 背臥位

### □ バンザイ
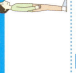
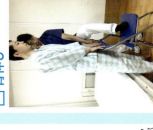

**方法**：前方で手を組み、肘関節を伸展させた状態で、頭の上まで挙上します。

**ポイント！**：深呼吸を合わせることで、呼吸訓練にもなります。

**注意**：肩関節に疾患や拘縮のある患者さんが自動挙上できない場合は、他動的に挙上の介助を行います。自動挙上できない場合は、疼痛の増悪しない範囲で行います。

### □ 底屈・背屈
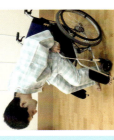

**方法**：背屈時は足指を伸展するように、底屈時は足指を屈曲するように運動を行います。

**ポイント！**：足関節の動きをスムーズにするため、クッション等により膝を軽く挙上させます。

## ヘッドアップ

### □ リーチ
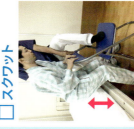
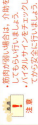

**方法**：体の前方に置いたオーバーテーブルなどにある対象物に手を伸ばしてもらいます。

**ポイント！**：対象物の距離は、上肢を伸ばした指先から落下する転落の原因になる可能性がある配慮が必要です。

**注意**：リーチ努力をしすぎた結果、ベッドから転落することがないよう配慮が必要です。腹部に痛みのある患者さんや、腹部に強い抵抗感を訴える場合は禁忌です。

### □ ヒップアップ
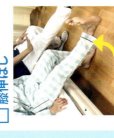
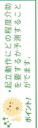

**方法**：患者さんの殿部を支え、挙上困難な患者さんは「尻を持ち上げる」イメージから始めます。片側のみしか屈曲できない患者さんは、片側のみでも実施できます。

**ポイント！**：挙上運動を有効に効果的に進めるためには、下肢を屈曲させて、イメージから始めます。

**注意**：腰部疾患を有し無理な挙上ができない患者さんは、疼痛の生じない範囲で行います。

## 座位

### □ 膝上げ
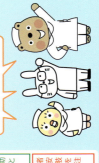

**方法**：端座位より片側の股関節を屈曲させます。

**ポイント！**：端座位より片側の股関節を屈曲させます。

### □ 膝伸ばし
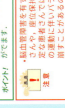
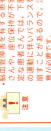

**方法**：端座位より足関節の膝を伸展させた状態で、片側下肢の膝関節を伸展させます。

**ポイント！**：足立動作などの程度介助を必要とするかを予測することができます。

**注意**：脳血管障害を有する患者さんや、座位を保持が不安定な患者さんでいるバランスを崩すことがあるので、注意が必要です。

## 車いす

### □ プッシュアップ
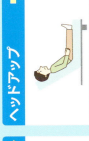
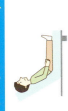

**方法**：両手でアームレストを把持し、背部をバックレストから離し、殿部を浮かすように体を持ち上げます。

**ポイント！**：長時間座位は褥瘡の原因になります。除圧サイズを兼ねたエクササイズになるので、適宜行います。

**注意**：必ずフットレストを上げ、足底が床に接地しない状態で行いましょう。前方へ転倒しないように、注意が必要です。

## 立位

### □ 背伸び

### □ スクワット

**方法**：介助、もしくはベッド柵などの固定物を把持して行います。

**方法**：介助者は患者さんの固定物を把持してもらい行いましょう。バイタルサインをチェックしてから安全に行いましょう。

**注意**：筋力が弱い場合は、介助をしてもらい行いましょう。バイタルサインをチェックしてから安全に行いましょう。

---

## Let's 運動補給

※息は止めずにゆっくりと行うと効果的です。
※転倒、転落しないよう環境を整えて行いましょう。
※□の入っている運動を5～10回行いましょう。

5-05
病棟で簡単にできる運動療法

211
**Mobilization**
**Assistance Technique**

## 文献

**1章**

1) 曷川元 編著：実践！早期離床完全マニュアル, 慧文社, 東京, 2007.
2) 堺哲郎, 武藤輝一：早期離床の問題, 外科治療6：184-187, 1962.
3) Restrepo RD, Braverman J：Current challenges in the recognition, prevention and treatment of perioperative pulmonary atelectasis. Expert Rev Respir Med 9：97-107, 2015.
4) Thompson JB et al：Role of the transverse abdominal incision and early ambulation in the reduction of postoperative complications. Arch Surg 59：1267-1277, 1949.
5) van Kaam AH et al：Reducing atelectasis attenuates bacterial growth and translocation in experimental pneumonia. Am J Respir Crit Care Med 169：1046-1053, 2004.
6) Broug-Holub E et al：Alveolar macrophages are required for protective pulmonary defenses in murine Klebsiella pneumonia: elimination of alveolar macrophages increases neutrophil recruitment but decreases bacterial clearance and survival. Infect Immun 65：1139-1146, 1997.
7) Suesada MM et al：Effect of short-term hospitalization on functional capacity in patients not restricted to bed.Am J Phys Med Rehabil 86：55-62, 2007.
8) Gunnarsson L et al：Influence of age on atelectasis formation and gas exchange impairment during general anaesthesia. Br J Anaesth. 66：423-432, 1991.
9) Lindberg P et al：Atelectasis and lung function in the postoperative period. Acta Anaesthesiol Scand, 36：546-553, 1992.
10) Palmer KN et al：Hypoxaemia after partial gastrectomy. Thorax 20：73-75, 1965.
11) Herridge MS et al：Functional disability 5 years after acute respiratory distress syndrome.N Engl J Med 364：1293-1304, 2011.
12) Fan E, Needham DM et al：Physical complications in acute lung injury survivors: a two-year longitudinal prospective study. Crit Care Med 42：49-59, 2014.
13) 山崎元：微小重力環境下の循環動態と心機能, 臨床スポーツ医学22：1485-1489,2005.
14) Jacobson BF et al：The BEST study--a prospective study to compare business class versus economy class air travel as a cause of thrombosis. S Afr Med J. 93：522-528, 2003.
15) Schellack G et al：Air travel and the risk of venous thromboembolism, S Afr Pharm 80：23-27, 2013.
16) Venemans-Jellema A, Schreijer AJ et al：No effect of isolated long-term supine immobilization or profound prolonged hypoxia on blood coagulation. J Thromb Haemost. 12：902-909, 2014.
17) Cvirn G et al：Bed rest does not induce hypercoagulability. Eur J Clin Invest. 45：63-69, 2015.
18) Hillegass E et al：Role of Physical Therapists in the Management of Individuals at Risk for or Diagnosed With Venous Thromboembolism: Evidence-Based Clinical Practice Guideline. Phys Ther. 96：143-166, 2016.
19) Kawaler E et al：Learning to predict post-hospitalization VTE risk from EHR data. AMIA Annu Symp Proc：436-445, 2012.
20) 二川健：寝たきりや無重力による筋萎縮のメカニズム解明とその栄養学的治療法の開発, 日本栄養・食糧学会誌70；2017：3-8
21) Ikemoto M, Nikawa T, et al：Space shuttle flight (STS-90) enhances degradation of rat myosin heavy chain in association with activation of ubiquitin-proteasome pathway. FASEB J. 15：1279-1281, 2001.
22) Cescon C et al：Short term bed-rest reduces conduction velocity of individual motor units in leg muscles. J Electromyogr Kinesiol. 20：860-867, 2010.
23) Arentson-Lantz EJ：Fourteen days of bed rest induces a decline in satellite cell content and robust atrophy of skeletal muscle fibers in middle-aged adults. J Appl Physiol. 120：965-975, 2016.
24) Bottinelli R et al：Myofibrillar ATPase activity during isometric contraction and isomyosin composition in rat single skinned muscle fibres. J Physiol. 481：663-675, 1994.
25) Kortebein P et al：Functional impact of 10 days of bed rest in healthy older adults. J Gerontol A Biol Sci Med Sci. 63：1076-1081, 2008.
26) Pišot R et al：Greater loss in muscle mass and function but smaller metabolic alterations in older compared with younger men following 2 wk of bed rest and recovery. J Appl Physiol. 120：922-929, 2016.
27) Hermans G, Gosselink R, et al：Acute outcomes and 1-year mortality of intensive care unit-acquired weakness. A cohort study and propensity-matched analysis. Am J Respir Crit Care Med. 190：410-420, 2014.
28) Bolton CF：Neuromuscular manifestations of critical illness. Muscle Nerve.32：140-63,2005
29) Hermans G,et al：Metabolic aspects of critical illness polyneuromyopathy.Crit Care Med.37：S391-397, 2009.
30) Teener JW,et al：Dysregulation of sodium channel gating in critical illness myopathy. J Muscle Res Cell Motil.27：291-6, 2006.
31) Puthucheary ZA,et al：Acute skeletal muscle wasting in critical illness. JAMA.310：1591-1600, 2013.
32) Parry SM, Puthucheary ZA：The impact of extended bed rest on the musculoskeletal system in the critical care environment. Extrem Physiol Med. 4；2015:16. doi: 10.1186/s13728-015-0036-7
33) Lipnicki DM, Gunga HC：Physical inactivity and cognitive functioning: results from bed rest studies. Eur J Appl Physiol. 105：27-35, 2009.
34) Liu Q et al：Effects of prolonged head-down bed rest on working memory. Neuropsychiatr Dis Treat. 11：835-842, 2015.
35) Soavi C et al：Age-related differences in plasma BDNF levels after prolonged bed rest. J Appl Physiol. 120：1118-1123, 2016.
36) Stuart CA et al：Bed-rest-induced insulin resistance occurs primarily in muscle. Metabolism.37：802-806, 1988.
37) Dirks ML et al：One Week of Bed Rest Leads to Substantial Muscle Atrophy and Induces Whole-Body Insulin Resistance in the Absence of Skeletal Muscle Lipid Accumulation. Diabetes. 65：2862-2875, 2016.
38) Lee HY et al：Targeted expression of catalase to mitochondria prevents age-associated reductions in mitochondrial function and insulin resistance. Cell Metab.12：668-674, 2010.
39) Suzuki T et al：ER Stress Protein CHOP Mediates Insulin Resistance by Modulating Adipose Tissue Macrophage Polarity. Cell Rep.18：2045-2057, 2017.
40) 若林秀隆編著：リハビリテーションQ&A, 中外医学社, 東京, 2013.
41) Heacox HN：Excretion of Zinc and Copper Increases in Men during 3 Weeks of Bed Rest, with or without Artificial Gravity. J Nutr.147：1113-1120, 2017.
42) Wasserman K et al: Interaction of physiological mechanisms during exercise, J Apple Psysiol.22：71-85, 1967.
43) Álvarez EA et al: Occupational therapy for delirium management in elderly patients without mechanical ventilation in an intensive care unit: A pilot randomized clinical trial. J Crit Care.37：85-90, 2017.
44) Schweickert WD et al: Early physical and occupational therapy in mechanically ventilated, critically ill patients: A randomised controlled trial. Lancet. 373：1874-1882, 2009.
45) José A, Dal Corso S：Inpatient rehabilitation improves functional capacity, peripheral muscle strength and quality of life in patients with community-acquired pneumonia: a randomised trial. J Physiother. 62：96-102, 2016.
46) Schaller SJ, et al: Early, goal-directed mobilisation in the surgical intensive care unit: a randomised controlled trial. Lancet.388：1377-1388, 2016.
47) Engel HJ et al：Physical therapist-established intensive care unit early mobilization program: quality improvement project for critical care at the University of California San Francisco Medical Center. Phys Ther. 93：975-985, 2013.
48) Titsworth WL et al：The effect of increased mobility on morbidity in the neurointensive care unit.J Neurosurg. 116：1379-1388, 2012.
49) Lai CC et al：Early Mobilization Reduces Duration of Mechanical Ventilation and Intensive Care Unit Stay in Patients With Acute Respiratory Failure. Arch Phys Med Rehabil.98：931-939, 2017.
50) Corcoran JR et al：Early rehabilitation in the medical and surgical intensive care units for patients with and without mechanical ventilation: An interprofessional performance improvement project. PM R. 9：113-119, 2017.
51) Ely EW et al: Delirium as a predictor of mortality in mechanically ventilated patients in the intensive care unit. JAMA. 291:1753-1762, 2004.
52) Needham DM et al: Early physical medicine and rehabilitation for patients with acute respiratory failure: a quality improvement project. Arch Phys Med Rehabil. 91: 536-542, 2010.
53) Clemmer, T. Sedation, Delirium, and Mobility in ICU Patients.Institute for Healthcare Improvement:2011.http://www.ihi.org/Topics/SedationDelirium-

Mobility (2018年9月19日アクセス)

54) Devlin JW, Needham DM et al: Clinical Practice Guidelines for the Prevention and Management of Pain, Agitation/Sedation, Delirium, Immobility, and Sleep Disruption in Adult Patients in the ICU. Crit Care Med.46: e825-e873, 2018.
55) Jolley SE et al: Point Prevalence Study of Mobilization Practices for Acute Respiratory Failure Patients in the United States. Crit Care Med. 45: 205-215, 2017.
56) Hickmann CE et al: Teamwork enables high level of early mobilization in critically ill patients. Ann Intensive Care. 80, 2016. doi: 10.1186/s13613-016-0184-y.
57) Lee H et al: Safety profile and feasibility of early physical therapy and mobility for critically ill patients in the medical intensive care unit: Beginning experiences in Korea. J Crit Care. 30: 673-677, 2015.
58) Hopkins RO et al: Physical therapy on the wards after early physical activity and mobility in the intensive care unit. Phys Ther. 92:1518-1523, 2012.
59) Gruther W et al: Can early rehabilitation on the general ward after an intensive care unit stay reduce hospital length of stay in survivors of critical illness?: A randomized controlled trial. Am J Phys Med Rehabil.96: 607-615: 2017.
60) Vitacca M et al: Does 6-Month Home Caregiver-Supervised Physiotherapy Improve Post-Critical Care Outcomes?: A Randomized Controlled Trial. Am J Phys Med Rehabil. 95: 571-579, 2016.
61) Hickmann CE et al: Impact of Very Early Physical Therapy During Septic Shock on Skeletal Muscle: A Randomized Controlled Trial. Crit Care Med.46: 1436-1443, 2018.
62) Gattinoni L, Prone-Supine Study Group: Effect of prone positioning on the survival of patients with acute respiratory failure. N Engl J Med. 345: 568-573, 2001.
63) Guerin C et al: Effects of systematic prone positioning in hypoxemic acute respiratory failure: a randomized controlled trial. JAMA. 292: 2379-2387,2004.
64) Sud S, Guérin C, Gattinoni L et al: Prone ventilation reduces mortality in patients with acute respiratory failure and severe hypoxemia: systematic review and meta-analysis. Intensive Care Med. 36: 585-599, 2010.
65) Mora-Arteaga JA et al: The effects of prone position ventilation in patients with acute respiratory distress syndrome. A systematic review and metaanalysis. Med Intensiva. 39: 359-372, 2015.
66) Munshi L, Hodgson CL, Fan E et al: Prone Position for Acute Respiratory Distress Syndrome. A Systematic Review and Meta-Analysis. Ann Am Thorac Soc. 14(Supplement_4): S280-S288, 2017.
67) Fan E et al: An Official American Thoracic Society/European Society of Intensive Care Medicine/Society of Critical Care Medicine Clinical Practice Guideline: Mechanical Ventilation in Adult Patients with Acute Respiratory Distress Syndrome. Am J Respir Crit Care Med. 195: 1253-1263, 2017.
68) Kotani T et al: Electrical impedance tomography-guided prone positioning in a patient with acute cor pulmonale associated with severe acute respiratory distress syndrome. J Anesth.30: 161-165, 2016.

## 2章

1) Cejudo P, et al: Exercise training in patients with chronic respiratory failure due to kyphoscoliosis: a randomized controlled trial. Respir Care 59: 375-382, 2014.
2) Cahalin LP: Cardiovascular and pulmonary assessment. Cardiovascular and Pulmonary Physical Therapy. An Evidence-based Approach. New York, NY: McGraw-Hill:221-272,2004.
3) Singer M, et al: The Third International Consensus Definitions for Sepsis and Septic Shock (Sepsis-3). JAMA 315: 801-810, 2016.
4) Freund Y, et al: Prognostic Accuracy of Sepsis-3 Criteria for In-Hospital Mortality Among Patients With Suspected Infection Presenting to the Emergency Department. JAMA 317: 301-308, 2017.
5) Dellinger RP,et al: Surviving sepsis campaign: international guidelines for management of severe sepsis and septic shock: 2012. Crit Care Med 41: 580-637, 2013.
6) Engel HJ, et al: Physical therapist-established intensive care unit early mobilization program: quality improvement project for critical care at the University of California San Francisco Medical Center. Phys Ther 93: 975-985, 2013.
7) Gosselink R, et al: Physiotherapy for adult patients with critical illness: recommendations of the European Respiratory Society and European Society of Intensive Care Medicine Task Force on Physiotherapy for Critically Ill Patients. Intensive Care Med 34: 1188-1199, 2008.
8) Hodgson CL, et al: Expert consensus and recommendations on safety criteria for active mobilization of mechanically ventilated critically ill adults. Crit Care 18: 658, 2014.
9) Hanekom S, et al: The development of a clinical management algorithm for early physical activity and mobilization of critically ill patients: synthesis of evidence and expert opinion and its translation into practice. Clin Rehabil 25: 771-787, 2011.
10) Acute Respiratory Distress Syndrome Network: Ventilation with lower tidal volumes as compared with traditional tidal volumes for acute lung injury and the acute respiratory distress syndrome. N Engl J Med 342: 1301-1308, 2000.
11) Chabot F, et al: Reactive oxygen species in acute lung injury. Eur Respir J 11: 745-757, 1998.
12) Brooks G: Physical therapy associated with primary prevention, risk reduction, and deconditioning. Cardiovascular and Pulmonary Physical Therapy. An Evidence-Based Approach. NY McGraw-Hill:425-456, , 2004.
13) Kortebein P: Rehabilitation for hospital-associated deconditioning. Am J Phys Med Rehabil 88: 66-77, 2009.
14) McCool FD : Nonpharmacologic airway clearance therapies: ACCP evidence-based clinical practice guidelines. Chest 129: 250S-259S, 2006.
15) Chang AT, et al: Ventilatory changes following head-up tilt and standing in healthy subjects. Eur J Appl Physiol 95: 409-417, 2005.
16) American Thoracic Society; Infectious Diseases Society of America: Guidelines for the management of adults with hospital-acquired, ventilator-associated, and healthcare-associated pneumonia. Am J Respir Crit Care Med 171: 388-416, 2005.
17) Thomas PJ : Is there evidence to support the use of lateral positioning in intensive care? A systematic review. Anaesth Intensive Care 35: 239-255, 2007.
18) Kayambu G1, et al: Physical therapy for the critically ill in the ICU: a systematic review and meta-analysis. Crit Care Med 41: 1543-1554, 2013.
19) Burtin C,et al: Early exercise in critically ill patients enhances short-term functional recovery. Crit Care Med 37: 2499-2505, 2009.
20) Tipping CJ , et al: The ICU Mobility Scale Has Construct and Predictive Validity and Is Responsive. A Multicenter Observational Study. Ann Am Thorac Soc 13: 887-893, 2016.
21) Hodgson C, et al: Feasibility and inter-rater reliability of the ICU Mobility Scale. Heart Lung 43: 19-24, 2014.
22) Nohria A et al:Clinical assessment identifies hemodynamic profiles that predict outcomes in patients admitted with heart failure. J Am Coll Cardiol.41:1797-1804,2003.
23) 近藤圭一,他:胸痛.講義録呼吸器学.メジカルビュー社,97 2004.
24) 葛川元,他:フィジカルアセスメント完全攻略Book.慧文社,135-138,2014.
25) 関洲二:鎮痛と鎮静.術後患者の管理改訂新版.金原出版,129-130,2000.
26) 緩和医療ガイドライン委員会:がん疼痛の薬物療法に関するガイドライン2014年版.金原出版,18-22,2014.
27) Harrington KD:New trends in the management of lower extremity metastases.Clin Orthop Relat Res .169:53-61.1982
28) Mirels H:Metastatic disease in long bones. A proposed scoring system for diagnosing impending pathologic fractures.Clin Orthop Relat Res. 249:256-64.1989.
29) Fisher CG,et al:A novel classification system for spinal instability in neoplastic disease: an evidence-based approach and expert consensus from the Spine Oncology Study Group.Spine35:1221-1229,2010.
30) 大森まいこ,他:骨転移の診療とリハビリテーション.医歯薬出版,94-95,110,127,2015.
31) 岩下成人 福井聖:痛みと脳機能・脳器質変化.最新医学72:590-594,2017.
32) Hashmi JA:Shape shifting pain:chronification of back pain shifts brain representation from nociceptive to emotional circuits.Brain135:2751-68,2013.
33) 小山なつ:痛みと鎮痛の基礎知識.技術評論社,222-296,2016.
34) 日本疼痛学会:痛みの集学的診療 痛みのコアカリキュラム.真興交易,75-78,2016.
35) 濱口眞輔:痛みの評価法.日臨麻会誌31:460-569,2011.
36) Payen J-F, et al: Assessing pain in critically ill sedated patients by using a behavioral pain scale. Crit Care Med 29: 2258-2263, 2001.

37) Medical Research Council (Great Britain); University of Edinburgh. Department of Surgery. Aids to the examination of the peripheral nervous system. London; H.M. Stationery office: 1-61,1976.
38) Assessment protocol of limb muscle strength in critically ill patients admitted to the ICU: The Medical Research Council Scale. http://download.lww.com/wolterskluwer_vitalstream_com/PermaLink/CCM/A/CCM_42_4_2013_09_20_VANPEE_12-02363_SDC1.pdf(閲覧2018年9月19日).
39) Common Toxicity Criteria, Version2.0 Publish Date April 30, 1999.http://ctep.cancer.gov/protocolDevelopment/electronic_applications/docs/ctcv20_4-30-992.pdf・JCOGホームページhttp://www.jcog.jp/(2018年8月1日アクセス)
40) Mahoney FI, Barthel D. Functional evaluation: the Barthel Index. Maryland State Med Journal 14:61-66.1965.
41) Shumway-Cook A,et al.Predicting the Probability for Falls in Community-Dwelling Older Adults Using the Timed Up & Go Test.Physical Therapy 80:896-903,2000.
42) Riker RR, et al. Continuous infusion of haloperidol controls agitation in critically ill patients. Crit Care Med. 22:433-40,1994.
43) Sessler CN, et al: The Richmond Agitation-Sedation Scale: validity and reliability in adult intensive care unit patients. Am J Respir Crit Care Med 166: 1338-1344, 2002.
44) 日本集中治療医学会J-PADガイドライン作成委員会：日本版・集中治療室における成人重症患者に対する痛み・不穏・せん妄管理のための臨床ガイドライン. 日集中医誌 21:539-579,2014.
45) Shehabi Y,et al;SEDCOM(Safety and Efficacy of Dexmedetomidine Compared With Midazolam)Study Group. Delirium duration and mortality in lightly sedated, mechanically ventilated intensive care patients.Crit Care Med38:2311-2318 2010.
46) Pisani MA,et al: Days of delirium are associated with 1-year mortality in an older intensive care unit population.Am J Respir Crit Care Med 180:1092-1097,2009.

### 3 章

1) 道又元裕, 他 :ICU3年目ナースのノート. 日総研出版 : 5, 2013.
2) Chappell D, Jacob M, Hoffmann-Kiefer K, et al. : A rational approach to perioperative fluid management. Anesthesiology 109 : 723-740, 2008.
3) Chappell D, et al. : Antithrombin reduces shedding of the endothelial glycocalyx following ischaemia / reperfusion, Cardiovasc Res 83 : 388-396, 2009.
4) Myburgh JA, et al. : Resuscitation fluids. M Engl J Med 369 : 1243-1251, 2013.
5) Becker BF, et al : Therapeutic strategies targeting the endothelial glycocalyx : acute deficits, but great potential. Cardiobasc Res 87 : 300-310, 2010.
6) Shires T, et al : Acute change in extracellular fluids associated with major surgical procedures. Ann Surg 154 : 803-810, 1961.
7) Ciocon JO,et al:Raised leg exercises for leg edema in the elderly.Angiology Jan;46(1):19-25,1995.
8) Painter P : Physical functioning in end-stage renal disease patients : Update 2005. Hemodial Int 9 : 218-235, 2005.
9) Kong CH, et al. : The effects of exercise training during hemodialysis on solute removal. Nephrol Dial Transplant 14 : 2927-31, 1999.
10) Cheema B, et al.: Progressive exercise for anabolism in kidney disease (PEAK) : a randomized controlled trial of resistance training during hemodialysis. J Am Soc Nephrol 18 : 1594-1601, 2007.
11) Cheema B, et al : Randomized controlled trial of intradialytic resistance training to target muscle wasting in esrd : The progressive exercise for anabolism in kidney disease (PEAK) Study. Am J Kidney Dis 50 : 574-584, 2007.
12) Moore GE, et al.: Cardiovascular response to submaximal stationaly cycling during hemodialysis. Am J Kid Dis 31 : 631-637, 1998.
13) 西尾 治吉 : 離床する前に確認しておきたい 体水分!In Out Balance, 実践!早期離床 第一版, 慧文社 ,2007.
14) 宮尾秀樹:加温加湿器は乾燥機?.Lisa(2):40-45,1995.
15) Restrepo RD, et al:Humidification during invasive and noninvasive mechanical ventilation: 2012. Respir Care57(5):782-788,2012.
16) Demoule A, et al. Benefits and risks of success or failure of noninvasive ventilation. Intensive Care Med.32:1756-65, 2006.
17) Carrillo A, et al. Non-invasive ventilation in community-acquired pneumonia and severe acute respiratoryfailure. Intensive Care Med.38:458-66,2012.

18) 曷川元:看護リハビリに活かす呼吸ケアと早期離床ポケットマニュアル,丸善:2009.
19) Vaughan Williams EM. Classification of antiarrhythmic drugs. In: Symposium on Cardiac Arrhythmias. Sweden: Astra : 449-472,1970.
20) Yong M, Kaste M : Association of characteristics of blood pressure profilesand stroke outcomes in the ECASS-II trial. Stroke. 39: 366–372, 2008.
21) Ahmed N, Wahlgren N, et al : Relationship of blood pressure, antihypertensive therapy, and outcome in ischemic stroke treated with intravenous thromb- bolysis: retrospective analysis from Safe Imple- mentation of Thrombolysis in Stroke-International Stroke Thrombolysis Register (SITS-ISTR). Stroke 40: 2442–2449, 2009.
22) 日本高血圧学会高血圧治療ガイドライン作成委員会 編 : 高血圧治療ガイドライン 2014 . ライフサイエンス 出版 ,2014.

### 4 章

1) Major ME, et al: Surviving critical illness: what is next? An expert consensus statement on physical rehabilitation after hospital discharge. Crit Care.20:354,2016.
2) AVERT Trial Collaboration group, et al:Efficacy and safety of very early mobilisation within 24 h of stroke onset (AVERT): a randomised controlled trial. Lancet.386:46-55,2015.
3) 高橋哲也:ベッドサイドでの患者評価-心疾患ー.PTジャーナル.40:555-564,2006.
4) 日本集中治療医学会早期リハビリテーション検討委員会:集中治療における早期リハビリテーション ～根拠に基づくエキスパートコンセンサス～. 日集中医誌.24:255-303,2017.
5) Bernhardt J,et al:Prespecified dose-response analysis for A Very Early Rehabilitation Trial (AVERT). Neurology.86:2138-45,2016.
6) Schaller SJ, et al: Early, goal-directed mobilisation in the surgical intensive care unit: a randomised controlled trial. Lancet.388 :1377-1388, 2016.
7) Jolley SE et al:Hospital-level factors associated with report of physical activity in patients on mechanical ventilation across Washington St
8) 日本集中治療医学会J-PADガイドライン作成委員会:日本版・集中治療室における成人重症患者に対する痛み・不穏・せん妄管理のための臨床ガイドライン. 日集中医誌 .21:539-579,2014.
9) 竹中克,他:身体活動と不活動の健康影響-心血管系ー, 第一出版;168-180,1998.
10) Hough C,et al:Manual muscle strength testing of critically ill patients: feasibility and interobserver agreement.Crit Care. 2011;15(1):R43. doi: 10.1186/cc10005.
11) Jonghe BD et al: Paresis acquired in intensive care unit A prospective multicenter study,JAMA.288:2859-2867,2002.
12) Teener JW,et al: Dysregulation of sodium channel gating in critical illness myopathy. J Muscle Res Cell Motil.27:291-6,2006.
13) Puthucheary ZA,et al:Acute skeletal muscle wasting in critical illness. JAMA.310(15):1591-600,2013.
14) 安藤太三 他:肺血栓塞栓症および深部静脈血栓症の診断、治療、予防に関するガイドライン（2009年改訂版）:50,2009.
15) 石井政次,他:DVT予防のための大腿静脈流速からみた血流改善の比較.Hip Joint.27:557-559,2001.
16) Aissaoui N,et al:A meta-analysis of bed rest versus early ambulation in the management of pulmonary embolism, deep vein thrombosis, or both.Int J Cardiol.137:37-41,2009.
17) Hillegass E,et al:Role of Physical Therapists in the Management of Individuals at Risk for or Diagnosed With Venous Thromboembolism:Evidence-Based Clinical Practice Guideline.Phys Ther.96:143-66,2016.
18) Bergstrom N,et al:Turning for Ulcer ReductioN:a multisite randomized clinical trial in nursing homes.J Am Geriatr Soc.61(10):1705-13,2013.
19) Morris PE,et al:Standardized Rehabilitation and Hospital Length of Stay Among Patients With Acute Respiratory Failure:A Randomized Clinical Trial. JAMA.315(24):2694-702,2016.
20) 尾崎孝平:人工呼吸器に関する3学会合同プロトコルについて．人工呼吸 Jpn J Respir Care.34:45—50,2017.
21) Linden V,et al:High survival in adult patients with acute respiratory distress syndrome treated by extracorporeal membrane oxygenation, minimal sedation,and pressure supported ventilation.Intensive Care Med.26:1630-7,2000.

22) Schmidt M,et al:Mechanical ventilation during extracorporeal membrane oxygenation.Crit Care.18(1):203,2014.
23) Abrams D,et al:Early mobilization of patients receiving extracorporeal membrane oxygenation:a retrospective cohort study.Crit Care.18(1):R38,2014.
24) 一般社団法人日本集中治療医学会, 一般社団法人日本呼吸療法医学会, 一般社団法人日本呼吸器学会3学会・2委員会合同:ARDS診療ガイドライン2016.
25) Extracorporeal life support: The ELSO red book. 5th Edition.:741-764,2017.
26) Barbaro RP, et al:Association of hospital-level volume of extracorporeal membrane oxygenation cases and mortality. Analysis of the extracorporeal life support organization registry. Am J Respir Crit care Med.191(8):894-901,2015.
27) Zanni JM,et al:Rehabilitation therapy and outcomes in acute respiratory failure:an observational pilot project.J Crit Care.25(2):254-62,2010.
28) McWilliams D,et al:Enhancing rehabilitation of mechanically ventilated patients in the intensive care unit:A quality improvement project.J Crit Care.30(1):13-8,2015.
29) Pronovost P,et al:Translating evidence into practice: a model for large scale knowledge translation . BMJ.337:963-965,2008.
30) Honiden S,et al:Barriers and Challenges to the Successful Implementation of an Intensive Care Unit Mobility Program:Understanding Systems and Human Factors in Search for Practical Solutions.Clin Chest Med.36:431-40,2015.
31) Eakin MN,et al:Implementing and sustaining an early rehabilitation program in a medical intensive care unit:A qualitative analysis.J Crit Care.30(4):698-704,2015.

## 5章

1) 斎竹一子 他:ベッドサイドリハビリテーション実践ガイド.Nursing Mook71.株式会社学研メディカル秀潤社;98-103,2012.
2) Badger DW : Work Practices Guide for Manual Lift- ing. US Department of Health and Human Services, Public Health Service, Centers for Disease Control, National Insti- tute for Occupational Safety and Health, Division of Biomedical and Behavioral Science: 124-125,1981.
3) W.S. Marras, et al :A comprehensive analysis of low-back disorder risk and spinal loading during the transferring and repositioning of patients using different techniques: Ergonomics. 42(7) :904-926,1999.
4) 勝平純司 他:移乗補助具の使用,種類,使用姿位の違いが移乗介助動作時の腰部負担に与える影響. 人間工学Vol.46, 2(10) :157-165,2010:
5) Breslin EH: The pattern of respiratory muscle recruitment during pursed-lips breathing in COPD. Chest 101: 75-78, 1992.
6) Marques, A, Bruton, A, Barney, A. Are crackles an appropriate outcome measure for airway clearance therapy? Respiratory Care 57: 1468–1475,2012.
7) Patterson, JE, Bradley, JM, Hewitt, O. Airway clearance in bronchiectasis: A randomized crossover trial of active cycle of breathing techniques versus Acapella®. Respiration 72: 239–242,2005.
8) Yiallouros PK, Papadouri T, Karaoli C, et al. First outbreak of nosocomial Legionella infection in term neonates caused by a cold mist ultrasonic humidifier. Clin Infect Dis 57: 48-56, 2013.
9) 千住秀明:呼吸リハビリテーション入門.神陵文庫;1997.
10) 眞渕敏:早わかり呼吸理学療法.メディカ出版;2004.
11) 宮川哲夫:動画でわかるスクイージング　安全で効果的に行う排痰のテクニック.中山書店;2005.
12) 佐野裕子:呼吸リハビリテーション　基礎概念と呼吸介助手技.学習研究社;2006.
13) 伊藤直栄,石川葉他編:外科術後の肺理学療法.図解理学療法技術ガイド第2版. 文光堂;596-602,2001.
14) Martí JD et al: Effects of manual rib cage compressions on expiratory flow and mucus clearance during mechanical ventilation. Crit Care Med.41:850-856, 2013.
15) Gonçalves EC et al:Effects of chest compression on secretion removal, lung mechanics, and gas exchange in mechanically ventilated patients: a crossover, randomized study. Intensive Care Med.42:295-296, 2016.
16) Gehan A et al: Effectiveness of Passive Range of Motion Exercises on Hemodynamic parameters and Behavioral pain Intensity among Adult Mechanically Ventilated Patients. IOSR-JNHS. Volume 4, Issue6,Ver I:47-59,2015.
17) D.H.Sochart , et al: The Jornal of Bone And Joint Surgery,81B(4):700-704,1999
18) 畠川 元:実践! 早期完全マニュアル.慧文社.2007.

# 索 引

## あ行

| | |
|---|---|
| 亜鉛 | 20,161 |
| アシドーシス | 35,127,128,129,130 |
| アデノシン三リン酸（ATP） | 22 |
| アドレナリン | 45,94,95 |
| アニリン系 | 143 |
| アミラーゼ | 67,68 |
| アラーム | 78,79,82,110,118,119,162,164 |
| アルカローシス | 30,127,130 |
| アンモニア | 67,68 |
| 意識障害 | 57,58,60,69,72,74,141,148,153,192 |
| 異常呼吸音 | 32 |
| 胃ろう（PEG） | 85 |
| インスピロンネブライザー | 113 |
| インスリン製剤 | 149,150 |
| インフォームドコンセント | 62,157 |
| うっ血性心不全 | 134,135,137 |
| 運動耐容能 | 15,110,158 |
| 栄養 | 20,62,70,72,106,161 |
| 栄養障害 | 69,72,73,108 |
| 栄養輸液製剤 | 106 |
| エピネフリン | 94 |
| 横隔膜 | 12,13,29,33,34,131,132,134,141 |
| オートファジー（Autophasy） | 24 |
| オピオイド受容体 | 144 |
| オピオイド鎮痛薬 | 143 |

## か行

| | |
|---|---|
| 咳嗽 | 47,50,82,118,119,138,142,163,191,192 |
| 回路（気道）内圧アラーム | 118 |
| 加温 | 113,114,115,192 |
| 喀痰 | 47,113,115,122,191,192,193 |
| 加湿 | 113,114,115,192 |
| 活性化部分トロンボプラスチン時間 | 66 |
| カテコラミン | 4,87,94,96,167 |
| カフ圧 | 119,162 |
| カフリーク | 119 |
| カリウム | 67,69,75,140,147 |
| カリウムチャネル遮断薬 | 139 |
| カルシウム | 67,69 |
| カルシウムチャネル遮断薬 | 139 |
| 簡易酸素マスク | 111,112 |
| 換気量アラーム | 118 |
| 肝機能 | 73,83 |
| 間質性肺疾患 | 30,34 |
| 関節拘縮 | 21,198,200,205 |
| 関節可動域運動 | 198,199,201,204 |
| 気管カニューレ | 163 |
| 気管呼吸音 | 32 |
| 気管支呼吸音 | 31,32,34 |
| 気管支炎 | 34 |
| 気管支喘息 | 30,95,139,141,142 |
| 気管支拡張薬 | 141 |
| 気管チューブ | 59,115,119 |
| 気胸 | 29,33,46,80,81,131,133,134,136 |
| 機能的残気量 | 40,47,121 |
| 急性呼吸窮迫症候群（ARDS：Acute Respiratory Distress Syndrome） | |
| | 15,25,30,37,120 |
| 急性肺障害（ALI：Acute Lung Injury） | 14 |
| 胸腔ドレーン | 80,82,83,86,134,136 |
| 凝固 | 16,47,65,71,98,147 |
| 胸水 | 33,34,67,73,132,133,134,136 |
| 強制換気 | 116,117,121 |
| 胸痛 | 46 |
| 胸部の体表解剖 | 28 |
| 胸膜炎 | 46 |

| | |
|---|---|
| 胸膜摩擦音 | 34 |
| 去痰薬 | 142 |
| 起立性低血圧 | 13,15,16,75,110,140,158,159,180,186,210 |
| 起立耐性能 | 38 |
| 緊張性気胸 | 134 |
| 口すぼめ呼吸 | 191,192 |
| グリコカリックス | 105 |
| 車椅子 | 158,167,183,184 |
| クレアチニン | 68,74 |
| クレアチンキナーゼ | 67,68 |
| クロール | 67,69 |
| 経口血糖降下薬 | 74,149,150 |
| 経皮的胆道ドレナージ | 82 |
| 経鼻胃チューブ（NGチューブ） | 84 |
| 血圧 | 15,35,42,43,46,87,153,156,158,159 |
| 血液ガスデータ | 118,125 |
| 血液生化学データ | 62,64 |
| 血液透析 | 109 |
| 血管拡張薬 | 79,137,148 |
| 血球 | 64 |
| 血漿 | 64,104,106,140 |
| 血漿増量薬 | 140 |
| 血小板 | 64,65,71,72,74,75,143,147,168 |
| 血清総蛋白 | 67 |
| 血清 | 64 |
| 血清アルブミン | 67 |
| 血清ビリルビン | 68 |
| 血栓溶解薬 | 147 |
| 血糖 | 20,70,149,160 |
| 血糖値 | 20,70,73,74,149 |
| 抗アレルギー薬 | 142 |
| 抗炎症薬 | 61,142,143,144 |
| 抗血小板薬 | 147,148 |
| 抗コリン薬 | 61,141 |
| 抗凝固薬 | 147 |
| 抗脳浮腫薬 | 148 |
| 後負荷 | 87,91,95,96 |
| 抗不整脈薬 | 61,99,139,167 |
| 呼吸数 | 29,30,35,40,41,48,70,72,158,163,165,167 |
| 呼吸性 | 29,30,81,93,127,128,129,130 |
| 呼吸パターンの異常 | 30 |
| 呼吸法 | 141,157,191 |
| 呼吸補助筋 | 29,40,41,167 |
| 骨髄飾薬 | 47 |
| 高流量システム | 111,113 |

### さ行

| | |
|---|---|
| サイトカイン | 14,36,110 |
| サードスペース | 105 |
| 細胞外液 | 104,106,107,140 |
| 細胞間質ゲル | 105 |
| 細胞内液 | 104,106,140 |
| 左室拡張末期径 | 91 |
| 左室駆出率 | 91,92 |
| 左室収縮末期径 | 91 |
| 左室内径短縮率 | 91 |
| サルコペニア | 20 |
| 酸塩基平衡 | 75,107,127,128,129,130 |
| 酸素解離曲線 | 126 |
| 酸素消費量 | 41,47,59,113,157,198 |
| 酸素飽和度 | 37,126 |
| 酸素療法 | 111,113,125 |
| 刺激伝導系 | 97,98 |
| 持続的血液濾過透析 | 109,110 |
| 自発換気 | 116,117,121 |
| 自発覚醒トライアル | 162,163 |
| 縦隔ドレーン | 80,82 |
| 術後疼痛 | 46,47 |
| 出血時間 | 65 |

| | |
|---|---|
| 出血傾向 | 65,66,71,72,148,168,199 |
| 食道炎 | 46 |
| ショックの5P | 44 |
| シリンジポンプ | 76,78,79 |
| 心エコー | 46,89,91 |
| 心筋梗塞 | 44,46,102,167 |
| 神経障害性疼痛 | 49,144 |
| 人工呼吸 | 120 |
| 人工呼吸管理 | 19,37,39,113,135 |
| 人工呼吸器関連肺炎 | 39 |
| 腎臓 | 68,74,75,88,107,127 |
| 人工鼻 | 114,115 |
| 心室細動 | 101,139 |
| 心室性期外収縮 | 100,139,153,156 |
| 心室頻拍 | 100,101,139 |
| 腎機能 | 68,72,74,75,88,103,105,107,109 |
| 心的外傷後ストレス障害 | 59 |
| 心電図 | 43,46,97,158 |
| 心囊ドレーン | 82 |
| 心拍数 | 43,88,89 |
| 心拍出量 | 43,45,87,93,98,139 |
| 深部静脈血栓症（DVT：Deep Vein Thrombosis） | 15,16,21,108,160,198,205 |
| 心不全 | 42,92,95,137,138 |
| 心房細動 | 98,99,139 |
| 心房性期外収縮 | 99 |
| 心房粗動 | 99,139 |
| 心膜炎 | 46 |
| 水分摂取量 | 89 |
| 水泡音 | 32,34 |
| 睡眠障害 | 47,60,62 |
| ステロイド薬 | 142 |
| スワンガンツカテーテル | 93 |
| 正常呼吸パターン | 29 |
| 正常呼吸音 | 31,32 |
| 赤血球 | 64,65,68,70,71,74 |
| 前傾側臥位 | 25,26,176,177,196 |
| 全身性炎症性反応症候群 | 70 |
| 前負荷 | 87,91,93 |
| せん妄 | 21,23,44,57,60,61,62 |
| 総コレステロール | 67,69 |
| 挿管チューブ | 115,118,119,135,163,164,165 |
| 阻害因子 | 137,152,157,160,198 |
| 側臥位 | 25,31,39,41,134,179,181 |

### た行

| | |
|---|---|
| 体位ドレナージ | 25,39,45,95 |
| 体位変換 | 25,26,28,39,42,72,78,86,124,161,166,168,174 |
| 体液 | 35,39,42,66,88,103,104,105,107,109,159 |
| 体温 | 42,43,70,84,103,115,158,172 |
| 代謝性 | 127,128,129,130 |
| 体重 | 55,72,73,88,96,103,104,107,144,158,161,167 |
| 代償反応 | 43,128,129,130 |
| 大動脈解離 | 46 |
| 体性痛 | 47 |
| 脱水 | 15,65,88,93,103,106,107,140,148,192 |
| 多職種 | 23,56,60,110,155,156,169,170,171,172 |
| タニケット | 17 |
| 段階的離床 | 40,41,45,159 |
| 短縮版マギル痛み質問表日本語版 | 50 |
| 断続性ラ音 | 32 |
| たんぱく質 | 17,19,20,24,64,67,72 |
| チーム医療 | 171 |
| 中心静脈圧（CVP） | 16,78,93 |
| 中心静脈カテーテル | 78 |
| 中性脂肪 | 67,69 |
| 聴診 | 28,30,31,32,33,34,35,41 |

| | |
|---|---|
| 鎮静 | 11,18,19,23,26,57,58,60,62,118 |
| 鎮静薬 | 59,145,163,166,167 |
| 鎮痛補助薬 | 49,143,144 |
| 鎮痛薬 | 46,47,48,49,50,61,82,83,143,144,145,163 |
| 痛覚伝導路 | 143 |
| 低栄養 | 62,161 |
| ディコンディショニング | 38,40,41,119 |
| 低張性電解質液 | 106,140 |
| 低流量システム | 111 |
| テオフィリン薬 | 141 |
| デクスメデトミジン | 145,146 |
| 転移性骨腫瘍(骨転移) | 47 |
| 電解質 | 67,75,106,140 |
| 電解質補正液 | 106 |
| 疼痛 | 42,46,47,48,49,50,143,144,152,157,199 |
| 透析療法 | 109 |
| トータルフェイスマスク | 122 |
| 等張性電解質液 | 106,140 |
| 動脈圧モニター | 77,92 |
| 徒手的呼吸介助手技 | 191,193,194,195,196,197 |
| ドパミン塩酸塩 | 45,94,95,96 |
| ドブタミン塩酸塩 | 45,94,95,96 |
| トランスサイレチン | 67 |
| 努力性肺活量(FVC) | 14,15 |
| ドレナージ | 80,82,83,86 |

## な行

| | |
|---|---|
| 内臓痛 | 47,49 |
| ナトリウム | 67,69,75,107,108,140 |
| ナトリウムチャネル遮断薬 | 139 |
| 乳酸脱水素酵素 | 67,68 |
| 尿 | 103,107 |
| 尿量 | 45,72,86,89,103,107 |
| 尿素窒素 | 67,68,74,75 |
| 尿比重 | 86,103,107 |
| 認知機能 | 19,60,61 |
| 認知症 | 61 |
| ネーザルマスク | 122 |
| 捻髪音 | 32,34 |
| 脳性ナトリウム利尿ペプチド | 68 |
| 脳保護薬 | 148 |
| 脳由来神経栄養因子(BDNF:Brain-derived neurotrophic factor) | 19 |
| ノーリア分類 | 45,96 |
| ノルアドレナリン | 45,95 |
| ノルエピネフリン | 95 |

## は行

| | |
|---|---|
| 肺炎 | 14,33,60,129,133,139,164,193 |
| 肺気腫 | 33,34 |
| 敗血症 | 18,24,35,36,95,109,130,166 |
| 肺血栓塞栓症 | 160 |
| 肺水腫 | 34,103,105,129,135 |
| 梅毒 | 66 |
| ハイフローセラピー | 113,119 |
| 肺胞呼吸音 | 31,32,33 |
| 廃用症候群 | 13 |
| 肺葉別の触診 | 30,31 |
| バケットハンドルモーション | 29 |
| 播種性血管内凝固症候群 | 65,72 |
| バスキュラーカテーテル | 110 |
| 白血球 | 64,65,71,143 |
| ハッフィング | 191,192 |
| 鼻カニュラ | 111,112 |
| 腓骨神経麻痺 | 53,207 |
| 非ステロイド性抗炎症薬 | 143 |
| 非麻薬性鎮痛薬 | 144 |
| 病勢・臨床経過 | 36,40 |
| 病態把握 | 36,38,40 |

| | |
|---|---|
| 病棟リハビリ | 211 |
| 貧血 | 62,64,65,71,75,126,149 |
| 頻呼吸 | 30,112,118,153,156,100 |
| 腹臥位 | 25,26,38,39,41,176,178,179,197 |
| 腹臥位療法 | 38 |
| 副雑音 | 32 |
| 浮腫 | 73,75,103,105,107,108,142,144,148,149,161 |
| フィジカルアセスメント | 28,34,40,41,45,52 |
| フィブリノーゲン | 66,71 |
| フィブリン・フィブリノーゲン分解産物 | 66 |
| 不感蒸泄 | 103,104 |
| フルフェイスマスク | 122 |
| プロトコル | 54,155,156 |
| プロトロンビン時間 | 65 |
| プロポフォール | 145,146 |
| ヘッドアップ | 10,20,21,39,40,154,156,158,180,182,209,211 |
| ヘマトクリット(Ht) | 16,65 |
| ヘモグロビン | 64,68,70,126 |
| ヘモグロビンA1c | 70 |
| ベンゾジアゼピン系 | 60,145 |
| ベンチュリーマスク | 113 |
| 膀胱留置カテーテル | 86 |
| 房室ブロック | 43,88,98,101,102,138,139 |
| ポジショニング | 39,156,158,176,178,180 |
| 発作性上室頻拍 | 99 |
| ポンプハンドルモーション | 29 |

## ま行

| | |
|---|---|
| マグネシウム | 70,75,140 |
| マクロファージ | 14 |
| 末梢循環不全 | 35,88 |
| 末梢静脈カテーテル | 76,77 |
| 麻薬性鎮痛薬 | 144 |
| ミダゾラム | 145,146 |
| ミトコンドリア | 20 |
| ミネラル | 20 |
| 無気肺 | 13,14,29,33,131-134 |
| 無呼吸アラーム | 118 |
| モチベーション | 57,62,142,156 |
| モビライゼーション | 37,40 |
| 問診 | 49,180,199 |

## や行

| | |
|---|---|
| 薬物 | 60,68,84,98,99,129,137,142 |
| 輸液 | 76,78,79,106,140,159 |
| 輸液療法 | 106,140 |

## ら行

| | |
|---|---|
| ライズタイム | 121 |
| ラトリング | 30 |
| リザーバーマスク | 112 |
| 離床チーム | 171 |
| 離床の開始基準 | 37 |
| 離床の中止基準 | 153,154,168 |
| 離床レベル | 55,154,156 |
| 離床計画 | 70,72,131,152,153,155 |
| リスク管理 | 37,152,153,157 |
| 利尿薬 | 107,137 |
| リラクゼーション | 157,199 |
| 臨床推論 | 29,36,37 |
| レチノール結合蛋白 | 67 |
| 連続性ラ音 | 32 |

## わ行

| | |
|---|---|
| ワッサーマンの歯車 | 20,22,35,36,161 |

## A
A/C: Assist Control ventilation ······················ 117
ABCDEF ····················································· 62
ACBT:Active Cycle of Breathing Techniques ······ 47,191,192
ACE阻害薬 ················································ 138
Alb ······················································ 62,67,72
ALT(GPT) ·············································· 68,73
Analgesia First Sedation ································ 60
APTT ············································· 65,66,71,168
ARB ························································ 138
ARDS: Acute Respiratory Distress Syndrome ······ 15,25,37,42,169
AST(GOT) ············································ 68,73
Awake ECMO ······································· 166,167

## B
BI: Barthel Index ········································· 56
BPS: Behavioral Pain Scale ····························· 50
BUN ·················································· 68,74,75

## C
Ca ·················································· 69,75,139
CAM-ICU: Confusion Assessment Method in ICU ······ 61,62
CHDF ····················································· 110
CK/CPK ···················································· 68
Cl ························································· 67,69
CMV ················································· 117,121
$CO_2$ ナルコーシス ·································· 40,112
COPD: Chronic Obstructive Pulmonary Disease ······ 29,110,127,141,142,100
CPAP ················································· 117,121
Cr ························································ 68,75
CRP ······················································ 66,70
CVP ·················································· 16,78,93

## E
ECMO: Extracorporeal Membrane Oxygenation ······ 166,167,168,169
End-Feel (最終域感) ·································· 199,200
EPAP ······················································ 121

## F
FDP ························································· 66
Fg ·························································· 65
$F_IO_2$ ········································· 41,125,168
FRS: Wong-Baker Face Rating Scale ················· 50

## G
GABA神経系 ········································· 143,144
GCS: Glasgow Coma Scale ·························· 57,58
GLU ························································· 70

## H
Hb ·················································· 62,64,71
HbA1c ·················································· 70,74
HBV ······················································· 66
$HCO_3$ ·································· 125,128,129,130
HCV ······················································· 66
HD ··················································· 109,110
HDLコレステロール ·································· 69
HF p EF ··················································· 92
HF r EF ··················································· 92
HIV ························································ 66
Ht ·············································· 16,64,65,71

## I
ICDSC: Intensive Care Delirium Screening Checklist ······ 61,62
ICU MRC score-J ································· 54,159
ICU-AW: Intensive-Care Unit Acquired Weakness ······ 17,18,19,21,24,38,51,54,
159,160,166
IMS: Intensive Care Unit Mobility Score ········· 41,55
IPAP ······················································ 121

## J
JCS: Japan Coma Scale ····························· 57,58

## L
LDH ························································ 68
LDLコレステロール ·································· 69

## M
Mg ···················································· 70,75

## N
Mingazzini試験 ········································ 53
Mirels Score ············································· 48
MRC ·············································· 54,159,166

## N
Na ············································· 69,75,108,139
$NH_3$ ················································· 67,68
NPPV ································· 113,120,121,123,124
NRS: Numeric Rating Scale ···························· 50
NSAIDs ·············································· 47,143

## P
P/F比 ·············································· 25,125,126
$PaCO_2$ ·············································· 125,126
$PaO_2$ ················································ 125,126
patient centered evidence ····························· 39
PC ··················································· 116,117
PDAS (疼痛～尺度) ···································· 50
PEEP: Positive End Expiratory Pressure ······ 37,115,117,118,119,121,
164,167,178
pH ······································ 35,125,127,128,129,130
Physical Evaluation ································ 162,166
PLASMA sequence ·································· 162
PS:Performance Status ································· 56
PS:Pressure Support ·································· 117
PT ·························································· 65
PTSD: Post Traumatic Stress Disorder ············· 59

## Q
QOL: Quality of Life ···················· 15,24,48,49,50,152,198
qSOFA: quick Sequential Organ Failure Assessment ··· 35

## R
RASS: Richmond Agitation Sedation Scale ······ 40,59,162,163,167
RBC ························································ 64
RBP ······················································ 67,72
refilling (リフィリング) ·························· 104,105
ROM: Range of Motion ················ 167,198,200,201,202,203

## S
S／Tモード ············································· 121
SAS: Sedation-Agitation Scale ························ 59
SAT: Spontaneous Awakening Trial ·········· 60,162,163
Sedation ········································ 58,59,60,62
SIMV ················································ 117,121
SINS: Spinal Instability Neoplastic Score ··········· 48
$SpO_2$ ································· 14,37,40,41,46,88,126,153,
156,157,163
SRE: Skeletal Related Evants ···················· 47,48,49
Suctioning ········································ 162,164
Sモード ················································· 121

## T
TP ······················································ 62,67
TTR/PA ················································ 67,72
TUG:Timed Up and Go test ·························· 56
Tモード ················································· 121

## U
Upright Position ········································ 39

## V
VAS: Visual Analog Scale ················· 49,50,153,156,200
Vaughan-Williams分類 ······························ 139
VC ··················································· 116,117

## W
WBC ······················································· 64

## ギリシャ文字
$\alpha_1$ 作用 ········································· 94,95
$\beta_1$ 作用 ·········································· 94,95
$\beta_2$ 作用 ·········································· 94,95
$\beta_2$ 刺激薬 ········································· 141
$\beta$ 遮断薬 ······················ 42,43,61,89,138,139,159
$\gamma$ -GTP ········································ 68,73
$\gamma$ (ガンマ)計算 ······························ 94,96

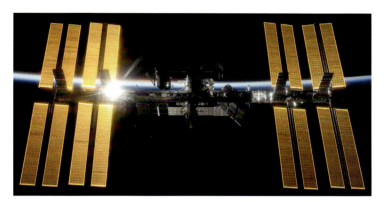

国際宇宙ステーション（ISS）と輝く地球
〜新たな時代の幕開け〜
（写真提供 JAXA / NASA）

## 本書利用上のご注意

### 本書利用上のご注意

- 本書は，医療に携わる皆さんが効率的に知識を得られるよう構成されていますが，患者さんの症状・病態によって全て適応となるとは限りません．実際の臨床場面では，患者さんの病態を的確に見極め，医療者個々の判断で離床を行ってください．
- 被写体が個人と特定できる写真はすべてモデルを使用しています．また全ての写真は本人・病院・企業の承諾を得て掲載しています．

### 付属のDVD使用上のご注意

- 本書の付属DVDは，DVD-videoの規格によるものです．再生にはDVD-video対応の機器をご使用ください．DVD-videoに対応した機器でも，その環境により再生できない場合がございますが，弊社での動作保証は致しかねますので，予めご了承ください．
- このDVDの無断掲載を禁じます．
- このDVDは国外で再生できません．

### 著者プロフィール

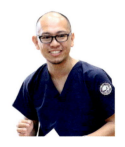

**曷川　元／Katsukawa Hajime**

　埼玉県所沢市出身．ICU・救命センターでの臨床経験と宇宙医学の接点から離床こそが，寝たきりの患者を救う最良の手段であると確信．国内だけでなく，世界の仲間と共に離床の啓発活動に尽力している．現，日本離床学会理事長・世界離床ネットワーク アジア太平洋事務局長．ユーモアを交えてわかりやすく解説する独特の講義スタイルは，医療スタッフのみならず，一般の方からも絶賛され，多くのファンを集めている．

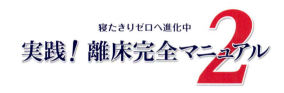

寝たきりゼロへ進化中
実践！離床完全マニュアル2

| 発　行　日 | 2018年11月30日　初版発行 |
| --- | --- |
| | 2019年8月31日　初版第二刷発行 |
| 編　　　著 | 曷川　元 |
| 編 集 補 助 | 黒田　智也 |
| 編 集 協 力 | 日本離床学会 |
| | 〒102-0073 |
| | 東京都千代田区九段北1-2-12 プラーレルビル2F |
| | https://www.rishou.org/ |
| 発　売　元 | （株）慧文社 |
| | 〒174-0063　東京都板橋区前野町4-49-3 |
| | TEL：03-5392-6069　FAX：03-5392-6078 |
| 印刷・製本 | 大日本印刷株式会社 |
| デ ザ イ ン | 品川　幸人 |
| イラスト・図版 | ささきみお，品川　幸人 |

- 本書の内容についてのお問い合せは日本離床学会まで，その他のお問い合せは慧文社までご連絡いただけますよう，お願いいたします．

　詳しくはホームページをご覧ください．
　https://www.rishou.org/
　日本離床学会　検索

- 本書内容の無断転載，複製，複写（コピー），翻訳を禁じます．複写を希望される場合は，そのつど事前に許諾を得てください．

表紙写真提供（一部）
Sergey Nivens, 8x10, naonao／PIXTA（ピクスタ）

ISBN978-4-86330-194-8

JASRAC　R-1871570

© 2018 Japanese Society for Early Mobilization Printed in Japan.